脊椎
手術合併症回避のポイント

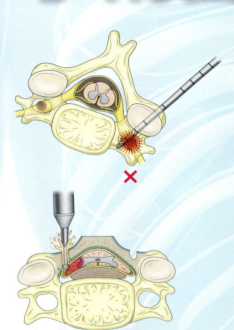
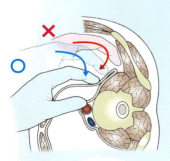
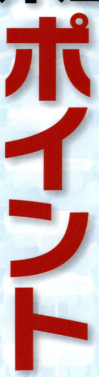
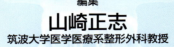
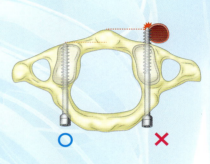
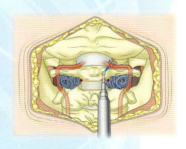
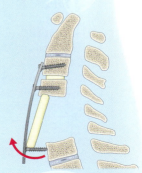

編集
山崎正志
筑波大学医学医療系整形外科教授

MEDICAL VIEW

本書では，厳密な指示・副作用・投薬スケジュール等について記載されていますが，これらは変更される可能性があります。本書で言及されている薬品については，製品に添付されている製造者による情報を十分にご参照ください。

Avoiding Complications in Spine Surgery：Knack and Pitfalls
(ISBN978-4-7583-1868-6 C3047)

Editor : Masashi Yamazaki

2019. 5. 20 1st ed

©MEDICAL VIEW, 2019
Printed and Bound in Japan

Medical View Co., Ltd.
2-30 Ichigayahonmuracho, Shinjuku-ku, Tokyo, 162-0845, Japan
E-mail ed@medicalview.co.jp

序文

このたび『脊椎手術合併症回避のポイント』を刊行することとなった。脊椎手術では神経損傷・麻痺，血管損傷，高位誤認，硬膜損傷など，重篤な合併症が生じる可能性を常に抱えている。したがって，脊椎手術に臨む術者には，術中・術後にたとえこれらの合併症に遭遇しても，状況を冷静に判断し，その場で可能な最善の対応をとることが求められる。

合併症の情報を事前に知っているのと知らないとでは大きな違いが生じる。術中・術後に，いつ合併症が起きても対応できる知識と技術をもっていることは，良好な予後に直結する重要なポイントである。本書では，多種多様な術中・術後の合併症を個別に取り上げ，その特徴，対処法と予防法について解説する構成とした。

小職が本書の企画を出版社から打診された際，「千葉・筑波脊椎手術手技講習会」で取り上げた手術から若手執刀医が行う頻度の高い術式を選び，〈頚椎〉〈胸椎・胸腰椎〉〈腰椎〉〈脊柱変形〉〈脊髄〉の章に分けて構成する案を提示し，実際にその形で編集が進んだ。

「千葉・筑波脊椎手術手技講習会（当初は千葉脊椎手術手技講習会）」は，平成18年10月に高橋和久先生（現千葉大学名誉教授，当時千葉大学整形外科助教授）と小職（当時同講師）が中心になって立ち上げた会である。当時の千葉大学整形外科教室では，多くの先生方が脊椎外科を専門に活動していた。また，脊椎脊髄外科診療が脊柱変形，腰椎，頚椎脊髄の3グループに分かれて運営されていた点が，わが国では類をみない特徴であった。教室では脊椎外科がより細分化されて専攻され，新しい手術手技の開発，導入が盛んに行われ，国内外の学会，研究会において活発に報告がなされていた。

しかしながら，手術を行ううえでの実際の手順，コツ，本当に注意すべき点などは，学会発表を聞いても分からないことが多く，論文を読んでも，本当に知りたい箇所の記載には，なかなか遭遇しないのが実情である。高橋先生および小職が危惧したのは，若い先生方のなかには，教室で行われている最新の手術手技の概要は知っているが，実際に手術を見たことがない，あるいは，具体的な手術のポイントが分からない，という方がいるかもしれないということであった。このようなことから，実際の手術手技をなるべく生の形で伝える講習会を定期的に行い，教室の若い先生方と知識を共有してレベルアップをはかる必要があると考え，「千葉脊椎手術手技講習会」の企画に到った。初回から講師の先生方には，動画をまじえた手術手技に特化したプレゼンテーションをお願いした。

本講習会は年に1度開催され，小職が筑波大学に赴任したのを契機に「千葉・筑波脊椎手術手技講習会」と名称を変更した。当初の千葉大学の手術の流儀に筑波大学の流儀が融合し，視野の広い講習会に発展してきているように思う。本書には，この「千葉・筑波脊椎手術手技講習会」のエッセンスが詰め込まれていると自負している。ぜひご熟読いただき，読者の先生方の知識および技術の整理・向上にお役立ていただければ幸甚である。

最後に，快く執筆を引き受けていただいた千葉大学および筑波大学整形外科の先生方に深謝いたします。また，本書の企画・編集にご尽力いただいたメジカルビュー社整形外科編集部の松原かおるさんに御礼を申し上げる次第です。

平成31年4月吉日

山崎正志

目次

脊椎手術合併症回避のポイント

トラブル＆メルクマール　頚椎

頚椎椎弓形成術（片開き）————————牧　聡，山崎正志　2

- *1* 術後の頚部痛（軸性疼痛） ... 2
- *2* 不適切な除圧幅 ... 5
- *3* 頭尾側での除圧不足 ... 7
- *4* 骨溝開削時の硬膜外静脈叢損傷・髄液漏 ... 9
- *5* ヒンジ骨折 ... 11
- *6* 脊髄の後方移動不足 ... 13
- *7* C5 麻痺 ... 15

頚椎後方固定術
－椎弓根スクリュー，外側塊スクリュー ———安部哲哉，山崎正志　19

- *1* 椎弓根スクリューの逸脱 ... 19
- *2* 椎弓根スクリュー挿入時の椎骨動脈損傷 ... 25
- *3* 外側塊スクリューによる外側塊の破壊 ... 29

頚椎椎孔周囲スクリュー ————————————新籾正明　32

- *1* 固定スクリューの脱転 ... 32
- *2* 椎孔周囲骨硬化症例でのスクリュー挿入困難 ... 35

環軸椎後方固定術 ————————————————山崎正志　38

- *1* C1 外側塊スクリュー挿入時の動静脈損傷 ... 38
- *2* C2 椎弓根スクリュー・C1-C2 関節貫通スクリュー挿入時の
  椎骨動脈損傷 ... 45

後頭骨頚椎後方固定術 ————————————山崎正志　52

- *1* 術後の嚥下障害 ... 52
- *2* 後頭骨スクリュー挿入時の硬膜損傷，髄液漏，静脈洞損傷 ... 55
- *3* C1 後弓切除時の動静脈損傷，硬膜損傷，脊髄障害 ... 60

頚椎椎間孔拡大術 ——————————————國府田正雄　66

　1 神経根損傷 66

　2 出血 68

頚椎前方除圧固定術 ——————————————相庭温臣　70

　1 食道・後咽頭壁損傷 70

　2 椎骨動脈損傷 73

　3 術後の気道狭窄 76

　4 術後の嚥下障害・嗄声 77

頚椎後縦靱帯骨化症 前方法 ——————————門田　領　80

　1 除圧操作に伴う出血 80

　2 術後の髄液漏 84

　3 移植骨の脱転（長範囲固定における腓骨移植） 88

頚椎前方椎弓根スクリュー ——————————新籾正明　93

　1 スクリューの椎弓根外逸脱 93

　2 移植骨設置位置の不良 95

首下がりに対する頚胸椎矯正固定術 ————國府田正雄　98

　1 不適切な矯正角度 98

　2 術後の嚥下障害 100

　3 C5 麻痺 102

脊髄空洞症を伴うキアリ I 型奇形に対する後頭下減圧術 —佐久間　毅　105

　1 展開時の静脈叢損傷 105

　2 不適切な骨切除範囲 108

　3 硬膜形成における難渋 110

トラブル & メルクマール　胸椎・胸腰椎

胸椎・胸腰椎前方除圧固定術 ———————— 小谷俊明　114
1 展開時の肺・胸膜損傷 …………………………… 114
2 開胸した際の術後呼吸トラブル ………………… 116
3 椎体スクリュー挿入の大血管損傷 ……………… 119

胸椎・胸腰椎後方除圧術 ———————— 船山　徹　121
1 高位誤認 …………………………………………… 121
2 除圧中の MEP 振幅低下 ………………………… 123
3 硬膜損傷 …………………………………………… 125

胸椎・胸腰椎後方除圧固定術 ———————— 船山　徹　128
1 椎弓根スクリューの逸脱（脊柱管内および椎体外）… 128
2 椎弓根スクリューの術後バックアウト ………… 131
3 術後の硬膜外血腫 ………………………………… 133

骨粗鬆症性椎体骨折に対する BKP 手術 ——— 船山　徹　136
1 セメントの椎体外逸脱 …………………………… 136
2 術後早期の矯正損失 ……………………………… 138
3 術後早期の隣接椎体骨折 ………………………… 140

化膿性脊椎炎に対する PED ———————— 安部哲哉　144
1 血管損傷による後腹膜血腫 ……………………… 144
2 術後の痙攣発作 …………………………………… 147
3 外筒や鉗子による臓器・大血管損傷 …………… 148

腫瘍脊椎骨全摘術 ———————— 國府田正雄　152
1 分節動脈損傷 ……………………………………… 152

2 インストゥルメンテーション破損 154

3 硬膜損傷 156

4 術後の硬膜外血腫 158

トラブル & メルクマール　腰椎

腰椎前方固定術 ——————————————— 大鳥精司　162

1 腰椎部の大血管損傷 162

2 腹膜損傷，腹壁瘢痕ヘルニア，逆行性射精 166

側方進入腰椎前方固定術（OLIF）————————— 折田純久　169

1 展開時の腹膜損傷 169

2 分節動静脈損傷 173

3 尿管損傷 176

4 ケージ挿入時の終板損傷 178

側方進入腰椎前方固定術（XLIF）————————— 安部哲哉　182

1 後腹膜腔における下行結腸・上行結腸の損傷 182

2 腰神経叢損傷，動脈損傷 184

3 前方線維輪（ALL）損傷，終板損傷 186

経大腰筋側方アプローチを応用した椎体置換術 —— 佐久間　毅　189

1 分節動静脈損傷 189

2 不適切なケージ設置 191

腰椎椎間板ヘルニア摘出術（Love 法）————————— 折田純久　194

1 硬膜外静脈叢からの出血 194

2 硬膜損傷 197

3 不適切な開窓幅 199

4 前方線維輪（ALL）の穿破 202

腰部脊柱管狭窄症に対する後方除圧術 ──── 青木保親　204

1 硬膜損傷 ──── 204
2 椎間関節損傷 ──── 207

腰椎後方除圧術（MED）──── 青木保親　210

1 Tubular retractor の不適切な設置（高位誤認含む）──── 210
2 硬膜損傷 ──── 212
3 術後の硬膜外血腫 ──── 215

腰椎後側方固定術（PLF）──── 宮下智大　218

1 高位誤認 ──── 218
2 横突起骨折 ──── 220
3 経筋膜的椎弓根スクリューのトラブル ──── 222

腰椎後方椎体間固定術（TLIF）──── 辰村正紀　226

1 椎弓根スクリューの不適切な設置 ──── 226
2 不適切なケージ設置 ──── 228
3 不十分な椎間孔除圧 ──── 231

CBT 法 ──── 宮下智大　234

1 スクリューの逸脱 ──── 234
2 骨孔周囲骨折 ──── 237
3 ロッド連結困難 ──── 239

S2 Alar Iliac Screw を用いた脊椎後方固定 ──── 赤澤　努　242

1 不適切な S2 Alar Iliac Screw の挿入点と挿入方向 ──── 242
2 スクリューの逸脱 ──── 243

トラブル & メルクマール　脊柱変形

成人脊柱変形に対する変形矯正術（後方骨切り，LLIF）── 小谷俊明　248

- *1* 骨切り時の出血 ……………………………………………… 248
- *2* 矯正時の神経障害 ………………………………………… 250
- *3* 不適切な矯正角度 ………………………………………… 253
- *4* 椎弓根スクリューのルースニング …………………… 257

側弯症に対する後方矯正固定術 ──────── 赤澤　努　262

- *1* 椎弓根スクリューの逸脱 ………………………………… 262
- *2* 術中脊髄モニタリングの波形変化 …………………… 264

トラブル & メルクマール　脊髄

硬膜内髄外腫瘍摘出術 ──────────── 古矢丈雄　268

- *1* 大きな硬膜欠損 …………………………………………… 268
- *2* 術後の髄液漏，低髄圧症状 …………………………… 271
- *3* 神経鞘腫摘出術後の神経脱落症状 ………………… 273

くも膜嚢腫の手術 ──────────────── 古矢丈雄　276

- *1* 硬膜外くも膜嚢腫における交通孔の同定困難 …… 276
- *2* 難治性硬膜内くも膜嚢腫に対する再手術での難渋 … 278
- *3* 仙骨部嚢胞性病変の手術 ……………………………… 280

癒着性くも膜炎に伴う脊髄空洞症に対するシャント術 ── 古矢丈雄　284

- *1* 空洞‐くも膜下腔シャント術のシャント不全 …… 284
- *2* 隔壁を有する病変への対処 …………………………… 288

索引 ──────────────────────────── 292

脊椎手術合併症回避のポイント

執筆者一覧

●編集

山崎正志　　筑波大学医学医療系整形外科教授

●執筆者（掲載順）

牧　　聡　　千葉大学大学院医学研究院整形外科学

山崎正志　　筑波大学医学医療系整形外科教授

安部哲哉　　筑波大学医学医療系整形外科講師

新籾正明　　地方独立行政法人総合病院国保旭中央病院整形外科部長

國府田正雄　筑波大学医学医療系整形外科准教授

相庭温臣　　沼津市立病院第二整形外科部長

門田　領　　沼津市立病院整形外科

佐久間　毅　聖隷佐倉市民病院整形外科副部長 兼 せぼねセンター長

小谷俊明　　聖隷佐倉市民病院整形外科院長補佐

船山　徹　　筑波大学医学医療系整形外科講師

大鳥精司　　千葉大学大学院医学研究院整形外科学教授

折田純久　　千葉大学大学院医学研究院先端脊椎関節機能再建医学講座特任准教授

青木保親　　千葉大学大学院医学研究院総合医科学講座特任教授,

　　　　　　東千葉メディカルセンター整形外科部長

宮下智大　　松戸市立総合医療センター 脊椎脊髄センター センター長

辰村正紀　　筑波大学附属病院水戸地域医療教育センター・

　　　　　　茨城県厚生連総合病院水戸協同病院整形外科講師

赤澤　努　　聖マリアンナ医科大学整形外科学病院教授

古矢丈雄　　千葉大学医学部附属病院整形外科講師

トラブル & メルクマール 頚椎

トラブル & メルクマール 頸椎

頚椎椎弓形成術（片開き）
(Cervical en-block open door laminoplasty)

1 術後の頚部痛（軸性疼痛）

なぜ起こるのか

頚椎椎弓形成術後の頚部痛（いわゆる軸性疼痛）の要因として，頚部伸筋群への手術侵襲があげられる。特に，C2 および C7 棘突起へ付着する筋群の関与が大きいとされる。

著者らは，伊藤式 en-block 椎弓形成術を施行しているが[1]，当初は C3-C7 椎弓形成術が標準術式とされていた（図1 参照）。原法では C3-C7 椎弓をしっかりと展開することを重視したため，C2 に付着する筋群をある程度切離した。また，strut に使用するために C7 棘突起を切除する必要があった。この手術侵襲が，術後の頚部痛を発生しやすくしていたと考えられる。

起こさないために

■ C2 および C7 へ付着する筋群を可能なかぎり温存する[2]。
■ C7 椎弓を切除せずに，C3-C6 椎弓形成術を原則として選択する[3]。
■ Strut としては C7 棘突起から採型する自家骨に代わり，HA スペーサーを使用する[3]。
■ Strut として椎弓形成用プレートを用いる選択肢もある。自家骨，HA スペーサーを使用する場合と比べて，開大側の椎間関節の展開を，より少なくすることができる。
■ C2 付着筋群の温存をより容易とするために，C3 を椎弓切除とする選択もある。
■ 筋萎縮を防ぐために，術後の頚椎カラーは原則として装着させない。

起きてしまったら

◆ 頚部・肩甲骨周囲筋群の筋拘縮を緩和させる目的で，運動療法を指導する。
◆ 肩甲骨内転（両側の肩甲骨を引き合わせるように内転させる）を意識させる運動プログラムが効果的である。

オペ時のメルクマール

● 伊藤式 en-block 椎弓形成術（原法：C3-C7）：C2 および C7 棘突起へ付着する筋群への侵襲が大きく，術後の頚部痛が発生しやすい（図1）

C3-C7 椎弓を一塊として片開き式に浮上する。切除した C6 および C7 棘突起を採型して，C4 および C6 浮上椎弓に strut として固定する。

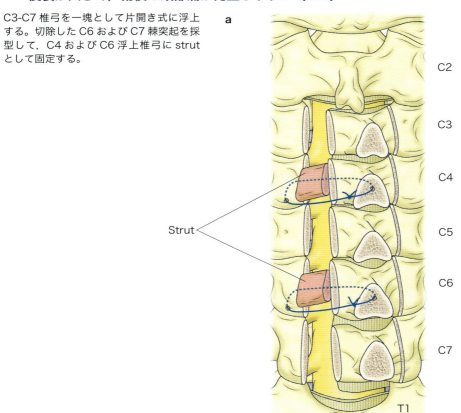

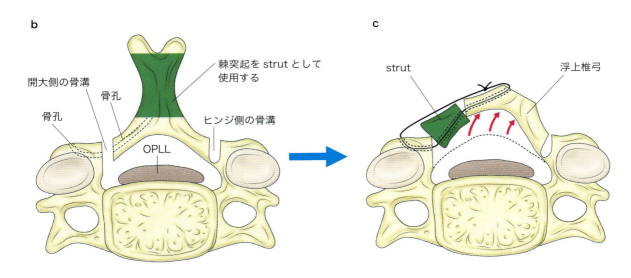

頚椎椎弓形成術（片開き）

オペ時のメルクマール

🔴 伊藤式 en-block 椎弓形成術（改良法：C3-C6）：C2 および C7 へ付着する筋群を可能なかぎり温存することで，術後の頸部痛が発生しにくくなる（図2）[3]

a，b：C7 椎弓を切除せずに，C3-C6 椎弓形成術を原則とする。Strut としては自家骨に代わり，HA スペーサーを使用する。

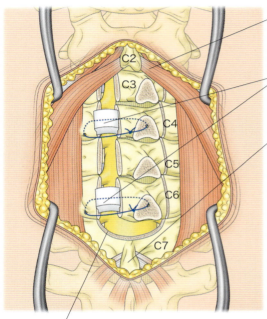

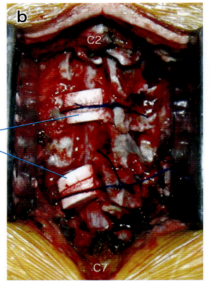

- C2 に付着する筋群は可能な限り温存する
- HA スペーサー（Strut）
- C7 に付着する筋群は可能な限り温存する
- C7 椎弓の頭側を部分椎弓切除する

c：CT 水平断像（術後1年）。HA スペーサー（*）と浮上椎弓，外側塊との癒合が確認できる。浮上椎弓のヒンジ側の骨溝もリモデリングされている。

🔴 椎弓形成用プレートを用いた椎弓形成術（片開き）：開大側の椎間関節への侵襲を，より少なくすることができる（図3）

a：HA スペーサーに比して，より小さな展開でプレートの設置が可能である。

b：CT 水平断像（術後1年）。プレートの適切な設置，浮上椎弓のヒンジ側骨溝のリモデリングが確認できる。

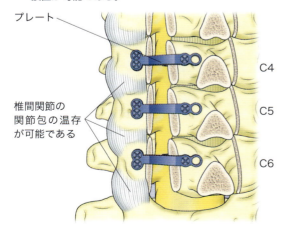

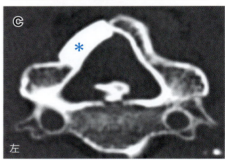

- プレート
- 椎間関節の関節包の温存が可能である
- ヒンジ側椎弓のリモデリング

2 不適切な除圧幅

なぜ起こるのか

中下位頚椎の後方には，除圧幅を決めるための指標に乏しい．

自分の感覚だけを頼りに，いきなりエアトームを使用して骨溝の開削を始めてしまうと，適切な除圧幅での骨溝を作製することができない．

起こさないために

- 詳細に観察すると，椎弓と外側塊の移行部の特徴的な形態（いわゆる変曲点）を捉えることができる．この変曲点を指標とすることで，適切な除圧幅で骨溝を作製することができる．
- 著者らは，いきなりエアトームを用いることはせず，電気メスで骨溝作製予定部位に印をつけ，正確な除圧幅であることを目視で確認したうえで，骨溝の開削を始めるようにしている．
- エアトームによる開削も，最初は背側の皮質骨に留め，両側の骨溝の位置が適切であることを確認したうえで，深部（海綿骨，腹側の皮質骨）の開削を進めるようにする．

起きてしまったら

◆ 不適切な除圧幅で開削すると，合併症発生のリスクが高まる．術中に開削の幅が狭い，あるいは広すぎると判断されれば，適宜，骨溝の位置を修正して適切な除圧幅にする．

オペ時のメルクマール

● 骨溝作製時：椎弓の尾側が外側塊の尾側に移行する部位のくぼみ（いわゆる変曲点）が，骨溝作製の指標として一般に用いられる（図4）

a：椎弓と外側塊の移行部に骨溝を作製する．

b：エアトームを使用する前に，電気メス（凝固モード）で骨溝作製予定部位の表面を線状に焼灼して印をつけておくと，正確な幅で骨溝の開削を始めることができる．

c：開削の最初の段階では，スチールバーで，骨溝作製部位の背側皮質骨のみを開削するに留める．ここで，開削の幅が狭いあるいは広すぎると判断されれば，適宜，骨溝の位置を補正する．適切であると判断されれば，本格的に海綿骨，続いて腹側の皮質骨へと開削を進める．

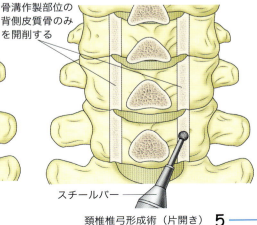

頚椎椎弓形成術（片開き）

オペ時のメルクマール

🔴 除圧幅の作製時：除圧幅は脊髄の幅より広いことが大原則である。不適切な除圧幅により合併症発生のリスクが生じる（図5）

POINT エアトームによる神経根損傷も生じ得る合併症である。ダイヤモンドバーによる開削の際に生じる熱が，神経根障害を引き起こす可能性もある。

a：適切な除圧幅
通常は，骨溝が脊髄の幅より2〜3mm外側に作製され，除圧幅は20mm前後となることが多い。簡便な方法として，20mmノミを椎弓に当てて，幅を確認する方法もある。
エアトームは海綿骨まではスチールバーを使用し，腹側の皮質骨の開削はダイヤモンドバーを用いるのが安全である。

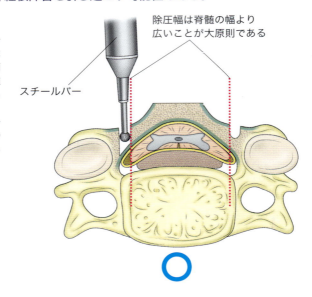

b：狭すぎる除圧幅
除圧不足となり，本来の目的が達成できない。圧迫を受けて逃げ場のない脊髄に向かってエアトームを進めることになる。脊髄障害のリスクも否定できない。

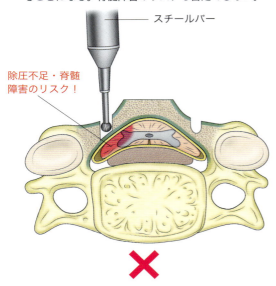

c：広すぎる除圧幅
椎骨動脈に向かってエアトームが進んでいく。椎骨動脈の走行が背側にシフトしているような症例では，椎骨動脈損傷のリスクもある。

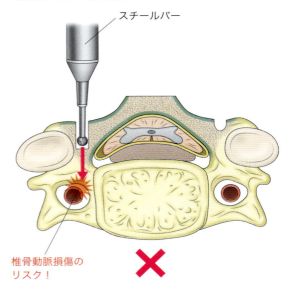

3 頭尾側での除圧不足

なぜ起こるのか

当初はC3-C7椎弓形成術が標準術式とされていた。しかし、術後の頚部痛対策としてC7棘突起およびそれに付着する筋群の温存、C2付着筋群の温存が重要視されるようになったため、現在ではC3-C6椎弓形成術を選択することが多い[2,3]。

C2/3およびC6/7に脊髄圧迫病変が存在する場合は、必要に応じてC2とC7にドーム状椎弓切除を追加することで脊髄の除圧を完成させる必要がある。しかし、ドーム状椎弓切除が不十分であると、頭尾側での除圧不足が生じることになる。

起こさないために

- 術前の画像検査で、C2とC7へのドーム状椎弓切除の骨切除範囲を詳細に検討しておく。
- 除圧直後にエコーを行い、頭尾側の除圧が十分かをリアルタイムに確認する。

起きてしまったら

- エコー所見で除圧不足の箇所にドーム状椎弓切除を追加する。
- 再度エコーを行い、圧迫が解除されていることを確認する。

オペ時のメルクマール

● C2およびC7ドーム状椎弓切除時：骨溝の腹側皮質骨が残った状態でドーム状椎弓切除を行うようにする。C3-C6椎弓を浮上させてしまうと、浮上椎弓がエアトーム操作の邪魔になる（図6）

C2およびC7棘突起に付着する筋群を極力温存してドーム状椎弓切除を行う。そのためには、術者は覗き込む姿位でエアトーム操作を行う必要がある。術者の立ち位置を、自由に変えられるような工夫が必要である。著者らは麻酔器の位置を患者の右下肢側方として、患者の頭部周囲を術者が自由に移動できるようにしている。

ドーム状椎弓切除の外縁が骨溝の外縁とつながるイメージで開削を進めると、エアトームの操作がやりやすく、除圧の範囲も決めやすい。

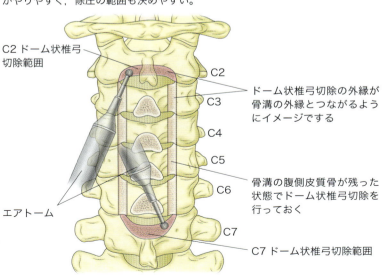
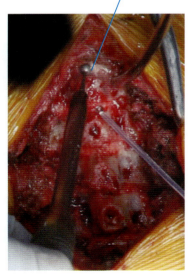

頚椎椎弓形成術（片開き） **7**

オペ時のメルクマール

● **C2深部の除圧操作時：深部でケリソン鉗子を使用すると脊髄を圧迫するリスクがある（図7）**

a：C2棘突起に付着する筋群を極力温存するためには，覗き込みの形で開削を行うことになる。

b：腹側皮質骨の開削はダイヤモンドバーを用いて行うが，バーが球状であることから，先端に削り残しが生じてしまう。この削り残しの骨を完全に切除しないと，十分な除圧が得られないことが多い。

c：削り残しの骨の切除（特に深部の操作）には，鋭匙を用いるのが安全で効果的である。

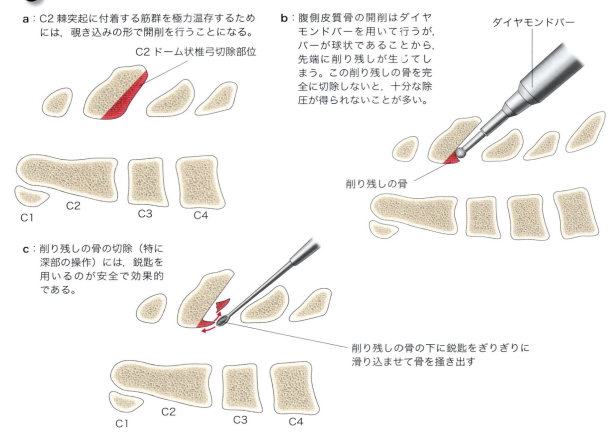

● **術中エコーによる除圧の確認時：C2下縁，C7上縁の脊髄除圧の状況をエコーの矢状断像を用いて確認する（図8）**

術中エコー矢状断像で脊髄除圧を確認する（黄矢印）。除圧不足と判断されれば，ドーム状椎弓切除を追加する。

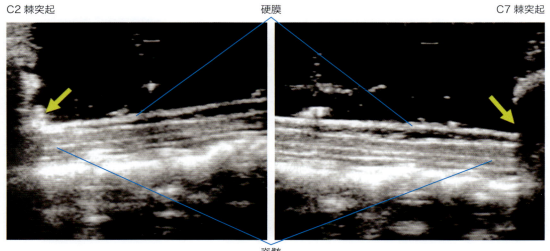

4 骨溝開削時の硬膜外静脈叢損傷・髄液漏

なぜ起こるのか

開大側の骨溝を開削する際に，エアトームを用いて内側骨皮質を抜いて脊柱管内に入り，脊柱管内でエアトームが回転することで生じる。

エアトームのバーの一部（先端）が脊柱管内に入っても，術者の手の感覚としてはまだ骨を開削しているように感じてしまうことがあり，注意を要する。

脊柱管狭窄が著しいと硬膜外静脈叢が怒張していることが多く，静脈が損傷しやすいうえに，激しい出血を呈することがある。

バーが硬膜に接した状態でエアトームの操作を続けていると，硬膜損傷・髄液の漏出を引き起こす恐れがある。ダイヤモンドバーでは軟部組織は保たれると一般にいわれているが，高速回転を続けると硬膜損傷を生じ得るので注意を要する。

起こさないために

- スチールバーで脊柱管内に入るのは非常に危険であり，内側骨皮質がある程度薄くなった段階でダイヤモンドバーに早めに切り替えるのが賢明である。
- ダイヤモンドバーで内側皮質骨を薄くしていくが，完全に開削して皮質骨をエアトームで抜くような操作は避ける。
- 骨膜を一層残すようなイメージでエアトーム操作は終了する。
- ペンフィールドにて内側皮質骨の最後の一層（骨膜）を抜くようにすると，硬膜損傷・硬膜外静脈叢および硬膜の損傷のリスクが格段に減る。
- 硬膜が透見できるまで皮質骨を薄くしておけば，ペンフィールドの先端で容易に最後の一層を抜くことができる。
- 椎弓の構造をよく理解し，エアトームでの削りが船底型にならないように注意する。

起きてしまったら

- ◆ 硬膜外静脈叢からの出血は，コラーゲン止血薬，サージカルコットンを用いて止血する。出血が落ち着くまで，他の部位の処置を行い，止血を待つ。
- ◆ 髄液漏が生じた場合は，最終的に硬膜を縫合する必要がある。

オペ時のメルクマール

● **エアトームによる内側骨皮質の開削時：内側骨皮質を完全に抜いて脊柱管内に入ってしまうと，硬膜外に存在する静脈叢を損傷する可能性がある（図9）**

脊柱管内に入ってもさらにエアトームの操作を続けていると，硬膜損傷・髄液の漏出を引き起こす恐れがある。

硬膜外静脈叢の損傷リスクが大！
硬膜損傷・髄液の漏出の可能性も否定できない

エアトームで内側骨皮質を完全に抜いて脊柱管内に入ってしまう

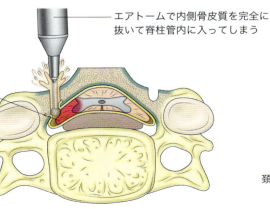

オペ時のメルクマール

● 骨溝開削の操作時：骨膜を一層残すようなイメージでエアトーム操作を終了するのが安全である（図10）

a：ダイヤモンドバーで内側皮質骨を薄くしていくが，完全に開削して皮質骨をエアトームで抜くような操作は避ける。ペンフィールドにて内側皮質骨の最後の一層（骨膜）を抜くようにすると，硬膜外静脈叢および硬膜の損傷のリスクが格段に減る。

b：硬膜が透見できるまで皮質骨を薄くしておけば，ペンフィールドの先端で容易に最後の一層を抜くことができる。

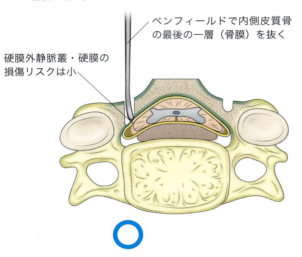
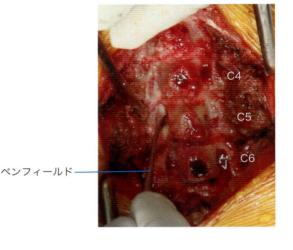

● 骨溝開削部の構造の理解と適切なエアトーム操作：一般に，外側皮質骨，海綿骨はスチールバーで，内側皮質骨はダイヤモンドバーで開削するのが効果的かつ安全といわれている（図11）

a：骨溝開削部の矢状面構造を後方からみた場合，外側（背側）皮質骨，海綿骨，内側（腹側）皮質骨の三層構造になっている。特に注意を要する構造として，関節面を挟んで厚く硬い皮質骨が縦方向に走行している（いわゆる縦方向皮質骨）ことがあげられる。

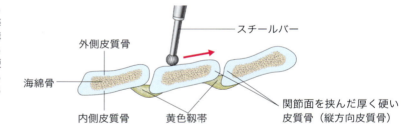

b：内側皮質骨を船底状に開削してしまうと，残った縦方向皮質骨が椎弓をしっかり固定しているため，椎弓の微細な動きが術者に伝わらない。内側皮質骨を抜いた感触がないため，エアトームの先端が脊柱管内へ入ってしまうリスクが出てくる。

c：縦方向皮質骨を含めて内側皮質骨を平坦に開削するように心がけるべきである。この方法であれば，硬膜が透見できるまで皮質骨を薄くすることが可能であり，安全性が高まる。ヒンジ側の骨折（後述）も生じにくくなる。

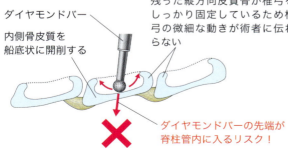
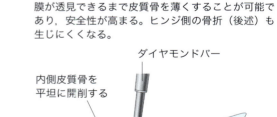

5 ヒンジ骨折

なぜ起こるのか

椎弓を浮上させる際，ヒンジとなる内側皮質骨が骨折することが少なからずある。

浮上椎弓が腹側に大きく落ち込むと，脊髄を圧迫して脊髄障害を引き起こす可能性がある（図12参照）。

エアトームでヒンジ側の内側皮質骨を削りすぎてしまうことが，骨折発生の最大の要因である（図13a参照）。

起こさないために

- 船底状の開削を行うと，椎弓の微細な動きが術者に伝わりにくくなり，船底に相当する皮質骨を削りすぎてしまうことが往々にしてある。平坦状の開削を心がけるべきである（図11b）。
- 内側皮質骨をダイヤモンドバーで平坦状に，少しずつ薄くしていくが（図11c），この際，有鉤摂子などで椎弓の微細な動きを触知しながら，ヒンジ側の開削を進める。
- 少しでも椎弓の動きが感じとれたら，それ以上の開削は行わないようにする。
- 助手と協力して，椎弓の浮上の操作を慎重に行う。

起きてしまったら

- 開大側にしっかりしたstrutを設置し，浮上椎弓が落ち込まないようにする。
- ヒンジ側用の補強プレートを設置する。
- 浮上椎弓の落ち込みが避けられないようならば椎弓切除へ術式を変更する。

オペ時のメルクマール

椎弓浮上の操作時：ヒンジ骨折と脊髄障害のリスクがある（図12）

椎弓を浮上させる際にヒンジとなる内側皮質骨が骨折することが，少なからずある。
浮上椎弓が腹側に大きく落ち込むと，脊髄を圧迫して脊髄障害を引き起こす可能性がある。

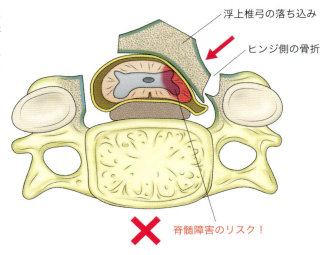

頚椎椎弓形成術（片開き）

オペ時のメルクマール

🔴 **ヒンジ側の骨溝開削時：エアトームでヒンジ側の内側皮質骨を削り過ぎてしまうことが，骨折発生の最大要因である（図13）**

a：船底状の開削を行うと（図11b 参照），椎弓の微細な動きが術者に伝わりにくくなり，船底に相当する皮質骨を削り過ぎてしまうことが往々にしてある。平坦状の開削を心がけるべきである。

b：内側皮質骨をダイヤモンドバーで平坦状に，少しずつ薄くしていくが，この際，有鉤摂子などで椎弓の微細な動きを触知しながら，ヒンジ側の開削を進める。少しでも椎弓の動きが感じ取れたら，それ以上の開削は行わないようにする。

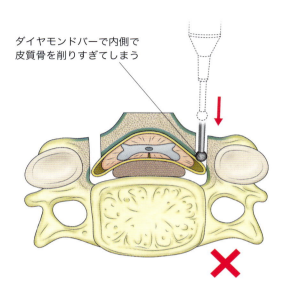

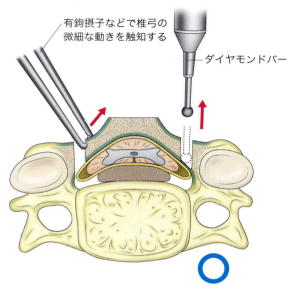

🔴 **椎弓浮上の操作時：助手が単鉤2本を用いて少しずつ椎弓を浮上し，その際，術者は椎弓浮上の妨げとなる軟部組織の切除や癒着剥離などを行う。決して強引に椎弓の浮上を行ってはならない（図14）**

a：除圧範囲のすべての椎弓について，ヒンジ側の骨溝開削処置を行った後に椎弓浮上の操作に移る。

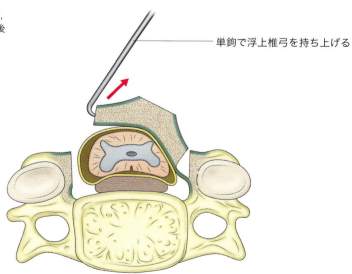

（図14 つづき）

b, c：C5 および C6 の椎弓を浮上させていくと，C5-C6 の黄色靱帯が突っ張ってくる。ケリソン鉗子を用いて黄色靱帯を切離すると，その後の浮上は楽に行えるようになる。

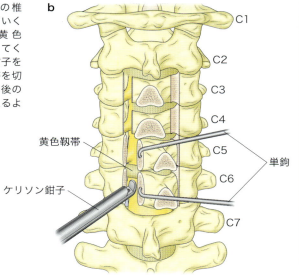

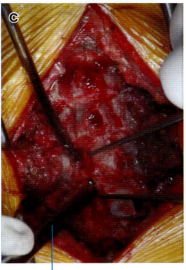

オペ時のメルクマール

6 脊髄の後方移動不足

なぜ起こるのか

椎弓形成術では脊髄を後方に移動させることによる間接的な除圧を目指す。したがって，当然のことながら，術後に脊髄の後方移動が不十分な場合は成績が不良となる。

その要因としては，術前の不十分な評価および不適切な術式選択である。後弯が著しい例，脊髄前方圧迫の著しい例に対して椎弓形成術を選択してしまうと脊髄の後方移動不足が生じる。

起こさないために

- 術後にどの程度の脊髄後方移動が生じ得るかを，術前に適切に評価，予測する必要がある。
- 従来から，頚椎の後弯角，前方圧迫の程度，骨化占拠率などが評価の指標として提示されてきたが，計測が煩雑であり，実際の臨床現場では実用性に欠ける。著者らは術式選択の基準として K-line を提唱して用いている[3,4]。
- K-line の利点は，その簡便性にある。すなわち，頚椎アライメントと前方圧迫要素を1本の線で評価できる。
- K-line は頚椎の後縦靱帯骨化症（ossification of the posterior longitudinal ligament：OPLL）の術式選択の基準として多くのデータが蓄積され，現在，広く普及している。しかし，開発当初のコンセプトとしては頚椎症性脊髄症もその適応としており，実際に評価可能である。
- K-line(-) 例に対して椎弓形成術のみを行っても脊髄後方移動が不十分であり，術後成績が不良である。したがって，K-line(-) 例に対しては，前方除圧固定術あるいは後方除圧固定術を選択すべきである[3,4]。

起きてしまったら

- 前方除圧固定術を追加し，脊髄前方からの圧迫を解除する。
- 長範囲前方除圧固定＋術後ハローベスト固定が必要な例で，どうしてもハローベストが装着できない例では，後方インストゥルメンテーション固定＋前方除圧固定を選択することもある。

頚椎椎弓形成術（片開き） **13**

オペ時のメルクマール

🔴 **K-line の定義：頚椎単純 X 線立位側面像中間位で，C2 および C7 の脊柱管の中点を結んだ線を K-line と定義する．（図 15）**[3,4]

OPLL の場合は，骨化巣の頂点が K-line を超えない場合を K-line(+)，K-line を超える場合を K-line(-) とする．著者らは，骨化巣の頂点が K-line 上にある場合は K-line(-) に分類している（いわゆる On line 型）．
OPLL 以外でも，脊髄前方圧迫要素の頂点を測定の対象として，K-line 分類を施行することが可能である．

a：K-line(+)

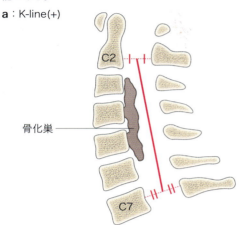

骨化巣

b：K-line(-)

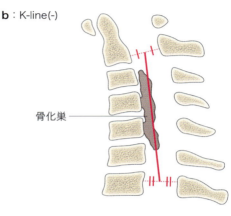

骨化巣

🔴 **K-line 測定時の注意：まれに頚椎単純 X 線立位側面像と CT 矢状断再構築像（背臥位）の K-line 評価が一致しないことがある（図 16）**[3,4]

> **Point** 著者らは，65 例の頚椎 OPLL 症例で X 線と CT での K-line 分類を比較した結果，4 例（8％）で評価の不一致を認めた[5]．

OPLL 症例でしばしばみられる太く短い首の患者（いわゆる猪首）では，頚椎単純 X 線立位側面像で肩の影が下位頚椎と重なってしまい，K-line が測定できないことが多い．そのような症例では，CT 矢状断再構築像（背臥位）で K-line を測定することになる．大部分の例では，X 線と CT での K-line 分類は一致する．しかし，まれに両者の評価が一致しないことがあるので，CT での評価の際は，このことを念頭に置く必要がある．

a：頚椎単純 X 線立位側面像 K-line(+)

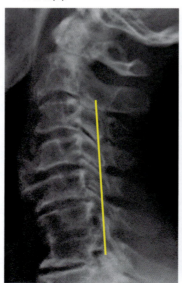

b：頚椎 CT 矢状断再構築像 K-line(-)（赤矢頭：骨化巣の頂点）

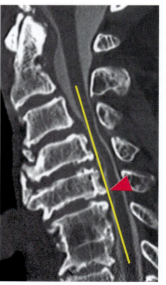

a と **b** は同一症例の K-line 分類を示しているが，評価が分かれた．

オペ時のメルクマール

● **K-line による術式選択時の注意：K-line(-) で椎弓形成術を選択すると脊髄の後方移動不足が危惧される（図17）**[3,4]

頚椎 OPLL 症例 3 例の K-line 分類を示す。

a：K-line(+)。椎弓形成術で脊髄の除圧が得られると考える。

b, c：K-line(-)。椎弓形成術では脊髄の後方移動不足が危惧される。前方除圧固定術あるいは後方除圧固定術を選択すべきである。
（赤矢頭：骨化巣の頂点）

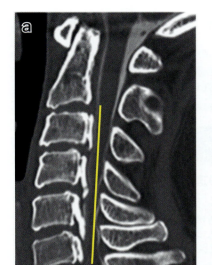
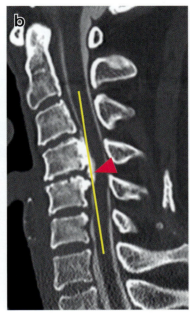
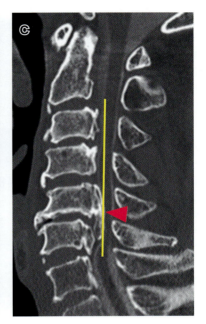

7 C5 麻痺

なぜ起こるのか

椎弓形成術が特にトラブルなく終了し、脊髄症状が改善しているにも関わらず、術後に肩の外転や肘の屈曲などの上肢の運動麻痺が発生することがある。C5 領域以外の運動麻痺が発生することもあるが、総じて「C5 麻痺」として論じられている。

片開き椎弓形成術における術後 C5 麻痺の発生頻度は 2.3～9.6％ といわれている[6]。発生要因としては多くの説があるが、「脊髄障害説」と「神経根障害説」に大別される[7]。

「脊髄障害説」では、急激な脊髄除圧に伴い、脊髄の虚血・再灌流障害が起こり、脊髄髄節（前核細胞）が障害されるとする報告がある。

「神経根障害説」では、脊髄の後方移動に伴う神経根の牽引が麻痺を引き起こすとする報告がある。また、ハイスピードバーでの骨開削に伴う熱の発生が、神経根を直接障害するという説もある。

ひとつの要因で C5 麻痺の全例を説明することはできない。症例ごとにその発生要因は異なると考えるべきである。著者らは、C5 麻痺の主な発生要因として「double lesion 説」を提唱している[7]。

起こさないために	起きてしまったら
■ 危険因子を有する例では，予防的な椎間孔拡大術の追加を考慮する。 ■ ハイスピードバー（ダイヤモンドバー）で神経根近傍の骨開削を行う際は，冷却した生理食塩水でのイリゲーションを十分に行う。 ■ 除圧幅が広くなりすぎると，神経根障害の可能性が高まる。適切な除圧幅をとるように努める。	◆ 脊髄・神経根を圧迫している因子があるか，CTおよびMRI検査を急ぎ施行して調べる。 ◆ 何らかの圧迫因子が確認されれば，それを解除するための手術を検討する。 ◆ 圧迫因子を確認できない場合は，拘縮予防の可動域訓練を行いつつ，麻痺の回復を待つ。大部分の例では，麻痺は自然回復する。 ◆ 著者らは，最近，ロボットスーツHALを用いた機能回復治療を導入しており，麻痺の回復に効果をあげている[8]。

オペ時のメルクマール

● 脊髄の後方移動に伴う神経根牽引への対策：椎間孔拡大術の追加により効果が期待できる（図18）

a：除圧前

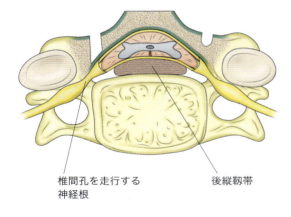

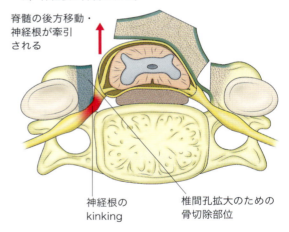

b：除圧後に脊髄の後方移動が起こり，それに伴い神経根が牽引される。椎間孔の入口付近の神経根がkinkingすることにより，神経根が障害される。

c：椎間孔拡大術を追加することにより，神経根のkinkingは軽減する。

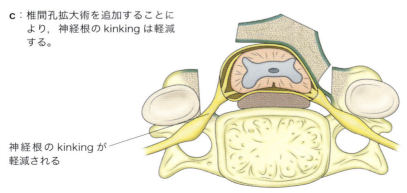

オペ時のメルクマール

● 著者らによる C5 麻痺の要因「double lesion 説」：術前から C5 髄節の前角細胞に障害を有する患者に椎弓形成術が行われた際に，C4-5 高位の椎間孔領域で C5 神経根に第 2 の障害が加わり，術後 C5 麻痺が発生するという説である（図19）[7]

POINT 危険因子として，① MRI での C5 髄節高位の髄内異常所見，② C4-5 椎間孔狭窄があげられる。

第 1 の障害は，C5 前角細胞に生じる（脊髄障害）。C5 前角細胞は C4-C5 椎間高位ではなく，C3-C4 椎間高位付近にあるので注意を要する。

第 2 の障害は，椎間孔（C4-C5）で神経根に生じる。除圧前から前角細胞が圧迫を受けて軽度（不顕性）の障害が存在している症例では，椎間孔で神経根が障害を受けると，C5 麻痺を発生しやすいと考えられる。

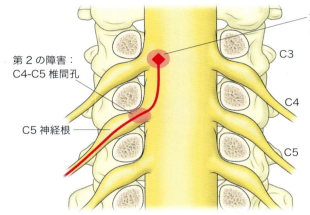

術前画像診断での C5 麻痺の危険因子
① MRI で C3-C4 高位の脊髄圧迫所見。MRI T2 強調矢状断像で C3-C4 高位の髄内高信号所見。
② CT 3 次元再構築像で C4-C5 椎間孔の狭小化。
①②の所見が同時に存在する症例では，術後 C5 麻痺が発生する可能性が高いと考えるべきである。

● 椎間孔拡大術を行う部位を同定する時：notch を基準に椎弓根の位置を同定し，隣接する椎弓根の間を開削する（図20）

外側塊の外縁で，椎間関節の尾側に notch が確認できる。この notch は椎弓根とほぼ同じ高位にあるので，notch を基準に，椎弓根の位置を同定し，隣接する椎弓根の間を開削することで，適切に椎間孔拡大術を行うことができる。

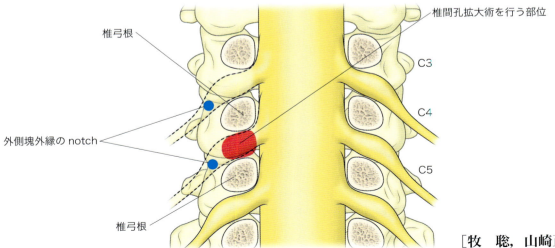

［牧　聡，山崎正志］

文献

1) Itoh T, Tsuji H. Technical improvements and results of laminoplasty for compressive myelopathy in the cervical spine. Spine 1985；10：729-36.

2) 山崎正志. 頚椎後方アプローチ. 整形外科サージカルアプローチ，井樋栄二，野原裕，松末吉隆編，メジカルビュー社，東京. p.171-84, 2014.

3) 山崎正志，古矢丈雄，新籾正明，ほか. 頚椎後縦靭帯骨化症に対する手術治療の最新の進歩. 脊椎脊髄 2013；26(3)：181-9.

4) 国府田正雄，古矢丈雄，牧聡，ほか. 頚椎後縦靭帯骨化症に対する術式選択の指標：K-line. 臨整外 2018；53：661-7.

5) Iijima Y, Furuya T, Ota M, et al. The K-line in the cervical ossification of the posterior longitudinal ligament is different on plain radiographs and CT images. J Spinal Surgery (in press).

6) Gu Y, Cao P, Gao R, et al. Incidence and risk factors of C5 palsy following posterior cervical decompression：A systematic review. PLoS One. 2014；9(8).

7) Hashimoto M, Mochizuki M, Aiba A, et al.C5 palsy following anterior decompression and spinal fusion for cervical degenerative diseases. Eur Spine J 2010；19：1702-10.

8) Kubota S, Abe T, Koda M,et al. Application of a newly developed upper limb single-joint hybrid assistive limb for postoperative C5 paralysis：An initial case report indicating its safety and feasibility. J Clin Neurosci 2018；50：268-71.

トラブル & メルクマール 頚椎

頚椎後方固定術
－椎弓根スクリュー，外側塊スクリュー－
（Cervical posterior fusion：pedicle screw and lateral mass screw）

1 椎弓根スクリューの逸脱

なぜ起こるのか

頚椎椎弓根スクリューでは，スクリューが椎弓根の皮質骨に嚙みこむことから引き抜き強度に優れ，最小限の固定範囲で強固な固定性が得られる。脱臼整復や後弯矯正など，頚椎アライメントの矯正を目的とする手術に適する[1]。反面，挿入に伴う神経血管系の合併症，特にC3-C6高位では椎骨動脈損傷のリスクが大きく，スクリューの逸脱は何としても避けねばならない。

椎弓根スクリューの挿入点，挿入角度が不適切な場合に椎弓根からの逸脱が生じる（図1）。

挿入点および（当初の）挿入角度が正確であっても，プロービングの際にプローブに押されて椎体が回旋すると，挿入角度に狂いが生じる（図2）[2]。

椎弓根の径がスクリュー径より小さい場合は逸脱が必至であり，椎弓根スクリューの挿入は不可能である。

椎弓根内部が骨硬化していると，挿入が極めて困難となる。

図1 椎弓根スクリューの逸脱を生じる挿入点・挿入角度

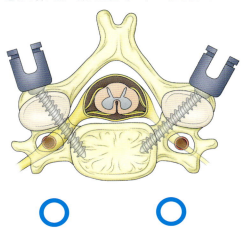

a：適切な挿入点・挿入角度（45°）の椎弓根スクリュー

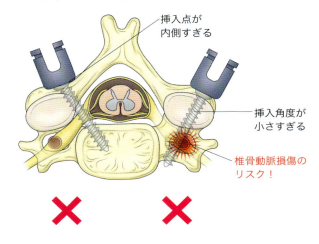

b：逸脱する挿入点・挿入角度の椎弓根スクリュー
①挿入角度は適切だが，挿入点が内側すぎる。スクリューは内側に逸脱し，神経損傷のリスクがある。
②挿入点は適切だが，挿入角度が小さい。スクリューは外側に逸脱し，椎骨動脈損傷のリスクがある。

挿入点が内側すぎる

挿入角度が小さすぎる

椎骨動脈損傷のリスク！

図2 椎体の回旋に伴う椎弓根スクリューの外側逸脱

a：挿入点および当初の挿入角度は適切であったが，プロービングの際にプローブに押されて椎体が回旋した。

b：この状態でプロービングを続けるとスクリューは外側に逸脱し，椎骨動脈損傷のリスクがある。

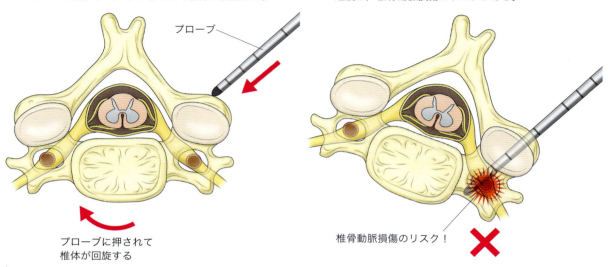

起こさないために

- 術前計画で，画像検査によって椎弓根の形態を正確に評価する。椎弓根径が3.5mm以下の場合は椎弓根スクリューの挿入を断念する。椎弓根内部が骨硬化している場合は，極力，椎弓根スクリュー以外のアンカーを選択するように努める。
- 椎間関節外側のnotch (lateral vertebral notch)を目印にスクリュー挿入孔を作製する。続いて，透視によって椎弓根軸射像の描出し，作製した挿入孔が椎弓根軸射像の正中に位置していることを確認する。もしも，正中から外れていれば，挿入孔の位置を微調整する必要がある。
- 水準器付き角度計を用いて適切な挿入角度（通常は45°）でプロービングを行う。正中の皮切のみでは頚部の筋肉の抵抗が強く，正確に45°外側に振ってスクリューを挿入することがしばしば困難となる。この場合は，外側に別皮切を加える[1〜3]。

起きてしまったら

- 術中・術後のX線像では逸脱を正確に評価できないことが多い。逸脱が疑われる例では，術後早期にスクリュー設置位置をCTで確認する必要がある。
- 軽度の椎弓根の穿破は臨床的には問題にならないことが多いので，経過をみる。
- 穿破が重度で，術後に脊髄障害・神経根障害を認めた場合は，速やかに抜去と再設置の手術を検討する。
- 頭側（椎間板）への逸脱では，スクリューの固定性が不良となるため，中・長期的にスクリューの弛みの原因となる。特に，固定頭尾側端の椎体でのスクリュー逸脱例では慎重な経過観察が必要である。

オペ時のメルクマール

術前計画時：椎弓根の形態を評価する（図3）

Point CTのMPR画像で，椎弓根の太さおよびスクリューの挿入角度を評価する。太さが3.5mm以下であれば椎弓根スクリューの挿入は不可能である。

a：頚椎脱臼骨折例。

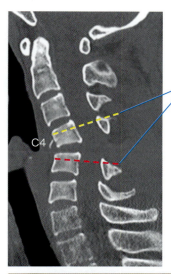

椎弓根軸に沿ったCT画像は必須である

b：椎弓根の最も太い領域を描出する（青丸）。本例では椎弓根の太さは3.5mm以上であり，椎弓根スクリューの挿入は可能である。

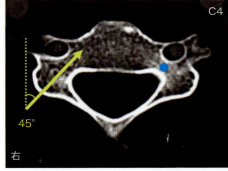
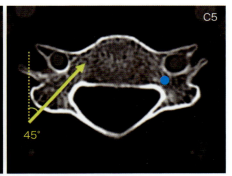

c：脳性麻痺に伴う頚髄症例。椎弓根内部が骨硬化していると，椎弓根スクリューの挿入が困難となる（赤丸）。

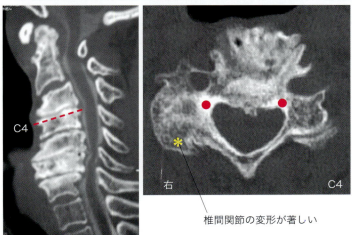

椎間関節の変形が著しい

頚椎後方固定術－椎弓根スクリュー，外側塊スクリュー－　21

オペ時のメルクマール

● 側面透視像の撮像時：正確な側面透視が得られると椎弓根が明瞭に描出される[1]（図4）

> **POINT** 水平補正に際しては決してCアームを回旋させず，手術台を回旋させて調整を行うことがポイントである．このことによりCアームの水平位が厳密に保たれ，水準器付き角度計の精度も増す．

a～d：中下位頚椎の側面透視が可能になるように患者の頭側からCアームを設置する．左右の椎間関節にへらをあて，その先端が一致するように調整して正確な側面透視像を得る．

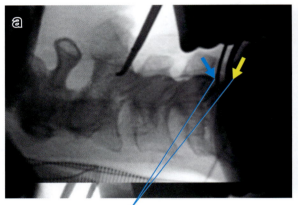
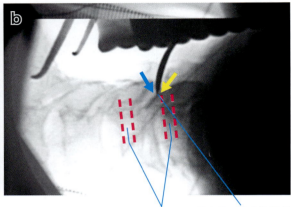

2本のへらの先端が完全に一致するように調整する　　椎弓根スクリューの挿入路　　2本のへらの先端が完全に一致している

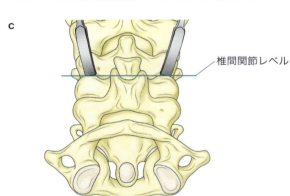
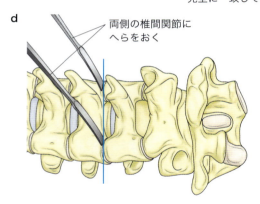

椎間関節レベル　　両側の椎間関節にへらをおく

● 椎弓根スクリュー挿入孔の作製時：椎間関節外側のnotchを同定し，通常はその4mm内側を挿入点とする（図5）

後正中からアプローチし，椎弓の外側まで展開する．ハイスピードバーで小口を作製し，スクリュー挿入孔を作製する．

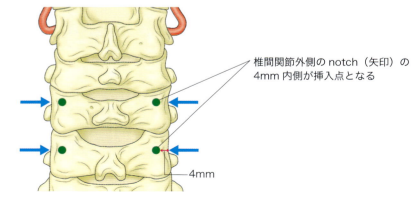

椎間関節外側のnotch（矢印）の4mm内側が挿入点となる

4mm

オペ時のメルクマール

● **透視による椎弓根軸射像の描出時：C アームを 45°傾けても，必ずしも軸射像を正確に描出できないことがしばしばある．これは透視の方向と椎弓根の長軸の方向が必ずしも一致していないためである（図6）**

POINT C アームの方向をさらに矢状面で調整することにより，正確な椎弓根の軸射の描出が可能となる（図6a, b）。

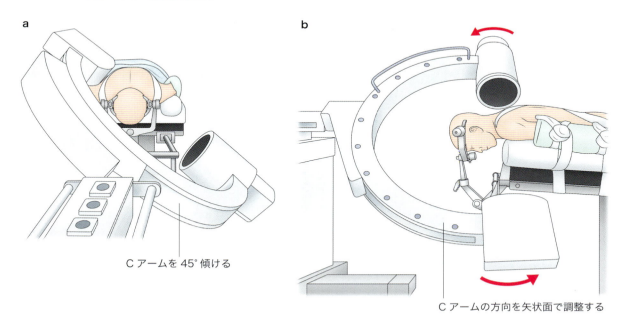

a　C アームを 45°傾ける

b　C アームの方向を矢状面で調整する

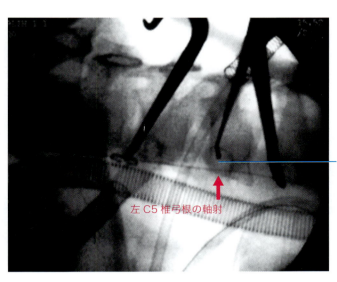

c：椎間関節外側の notch を目印に作製したスクリュー挿入孔が，透視による椎弓根軸射像の正中に位置していることを確認したうえで，スクリュー挿入操作に移る．もしも正中から外れていれば，挿入孔の位置を微調整する必要がある．

左 C5 椎弓根の軸射

スクリュー挿入孔が椎弓根軸射像の正中に位置していることを確認する

頚椎後方固定術―椎弓根スクリュー，外側塊スクリュー― 23

> **オペ時のメルクマール**

- **椎弓根軸射像の評価時：症例ごと（頚椎症変化の程度の違い）により，透視による椎弓根軸射像の位置，形態が異なるので注意する（図7）**

a：頚椎脱臼骨折例。

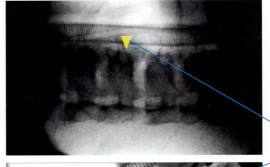

b：脳性麻痺に伴う頚髄症例。

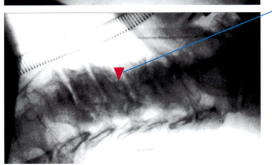

頚椎症変化の程度の違いにより，椎弓根軸射像の位置，形態が異なる

- **プロービング・スクリュー挿入時：正中の皮切のみでは，頚部の筋肉の抵抗が強く，正確に45°外側に振ってスクリューを挿入することがしばしば困難となる。この問題は，外側に別皮切を加えることで解決できる（図8）**

  POINT 椎弓切除・形成などの除圧術を併用する際は，まずスクリューの挿入孔を作製し，続いて除圧操作を行う。挿入孔を作製する前に除圧を行ってしまうと，外側塊の正確な形状を把握できなくなり，正確な挿入点が決定できなくなる。

①挿入孔にプローブを挿入し，水準器付き角度計を用いてプローブを正確に45°外側に倒す。
②続いて，側方透視をみながらプローブの方向が椎弓根に一致するように調整し，プロービングを行う。
③スクリューの挿入方向が決まったら，それに最も適した箇所に別皮切を作製する。ただし，この方法ではタップ操作を行う際に筋組織を巻き込んでしまい，手術進行の障害となる。これには，細いシースを設置することで対処できる。

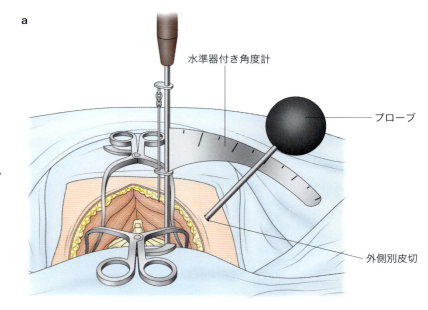

（図8 つづき）
b

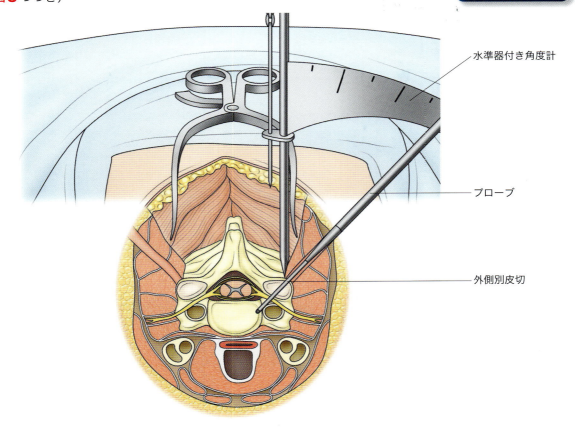

水準器付き角度計
プローブ
外側別皮切

2 椎弓根スクリュー挿入時の椎骨動脈損傷

なぜ起こるのか

　椎弓根スクリューが外側に逸脱して挿入されると，横突起孔内で椎骨動脈損傷が生じ得る。

　外側逸脱してもプロービングのみであれば椎骨動脈周囲の静脈叢を損傷しても椎骨動脈そのものの血管壁が破れて大量出血をきたす可能性は低い。しかし，タッピングまで行うと鋭的な刃によって動脈壁が破れるリスクが増す。

　術中に大量出血をきたすことなくスクリューが横突起孔内に逸脱し，術後の画像検査で椎骨動脈の圧迫が判明することがしばしばある。この場合は，椎骨動脈が内膜損傷をきたしている可能性がある。

　成書による椎骨動脈損傷の定義については，血管狭窄のみの軽度のものから，仮性動脈瘤形成，血管の閉塞・切断という重度のものまで分類されている（表1）[4]。

　椎骨動脈損傷は，術中の大量出血のみならず，術中・術後の小脳梗塞や脳梗塞，さらには致死的な脳幹梗塞などの合併症を引き起こす可能性がある。

表1 椎骨動脈の損傷程度と脳梗塞の発生頻度・対策

血管造影で25%以上の狭窄を認めた場合は，脳梗塞の発生頻度が高くなるため，抗凝固療法を開始する。

Grade I	Grade II	Grade III	Grade IV	Grade V
血管壁の不整と血腫に伴う25％未満の狭窄	内膜損傷と血腫に伴う25％以上の狭窄	仮性動脈瘤	血管の閉塞	動脈切断
脳梗塞の発生頻度				
6%	38%	27%	28%	100%
抗凝固療法			経過観察	

(文献4より改変)

起こさないために

- 術前の画像検査で，椎骨動脈の骨内・骨外走行を詳細に把握しておく。
- 椎骨動脈損傷のリスクが高いと判断された箇所には，椎弓根スクリューの挿入を計画せず，他のアンカー（外側塊スクリュー，椎孔周囲スクリューなど）を検討する。
- 椎弓根スクリューが挿入可能と判断された場合でも，最大限の注意を払って慎重にスクリューの挿入を行うべきである。

起きてしまったら

- タップ操作中に椎骨動脈損傷による大量出血が明らかになった場合は，骨ろうで栓をするか，スクリューを挿入することで止血が得られることが多いとされる。これらの操作でバイタルサインに著変をきたさなければ，とりあえず，除圧・固定の手術を完遂させるのがよいとされる。
- 術後は速やかに（可能なら術中も）脳血管治療専門医に相談する。椎骨動脈造影による血流評価が必要となる場合が多い。
- 椎骨動脈の血流が残っている場合は，血栓形成のリスクを減らすため，損傷側の椎骨動脈の塞栓術を選択する場合がある。
- 椎骨動脈の血流が途絶えている場合は，かえって血栓形成のリスクが低下し，経過観察となる場合多い。
- 急性発症のみならず，内膜損傷に伴い遅発性に脳梗塞を生じる可能性もあるので注意を要する。抗凝固療法について，脳血管治療専門医と相談する。

オペ時のメルクマール

● **術前の椎骨動脈評価時①**：頸椎の脱臼骨折では，片側の椎骨動脈が閉塞している例が少なからず存在する[5]。椎骨動脈閉塞のスクリーニングは，MR angiography を用いて行うことができる（図9a～c）

> **POINT** 手術に際して椎骨動脈の走行を詳細に評価するには，CT angiography の3次元像が有用である（図9d～f）。

C4 脱臼骨折陳旧例
a：術前の頸椎X線側面像。
b：術前の MR angiography では，右側の椎骨動脈は頭側まで確認できるが(矢頭)，左側は途絶している(矢印)。
c：術前の CT angiography 3次元像。左側の椎骨動脈がC5横突起孔付近(青矢印)で閉塞しているのがわかる。本例に対しては，右側のみ椎弓根スクリューの挿入を計画した。
d：術後の頸椎X線側面像。
e, f：術後のCT水平断像では，左側C4, C5 椎弓根スクリューは適切に挿入されている。

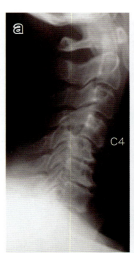
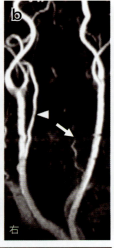
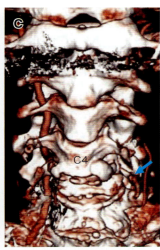
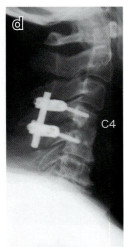
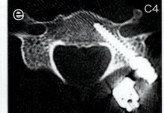
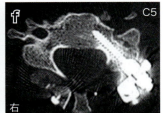

　手術計画は，椎骨動脈が残存している側には通常，椎弓根スクリューは挿入しない。もし残存する椎骨動脈を損傷すると，脳幹の虚血に伴う重篤な障害が起きる可能性がある。
　脱臼骨折の整復後に，頻度は少ないが，一度閉塞した椎骨動脈が再開通したとの報告がある。再開通に伴い血栓が剥離し，小脳梗塞や脳幹梗塞を生じる可能性を否定できない。整復操作を行う際には，これらの合併症が発生する可能性をあらかじめ患者・家族に説明し，承諾を得ておく必要がある。

オペ時のメルクマール

● **術前の椎骨動脈評価時②：CTの水平断像で横突起孔を含んだスライスが作製できれば，椎骨動脈の走行異常をある程度はスクリーニングできる（図10a, b）**

> **Point** C7横突起孔は，通常は椎骨動脈が通らないため萎縮しているが，これが大きな孔として存在する場合は椎骨動脈がC7から進入している可能性が高い[6]。
>
> **Point** 逆にC6横突起孔は，通常は大きな孔であるが，これが萎縮している場合は椎骨動脈がC5から進入している可能性が高い[7]。

左椎骨動脈骨外走行異常例

a, b：術前のCT angiography 3次元像で，左椎骨動脈がC7横突起から進入しているのがわかる（黄矢印）。
c：術後の頚椎X線側面像。
d：術後のCT水平断像。本例では，C7左側椎弓根を触知して（黄矢印）慎重に椎弓根スクリューを挿入した。大きな左C7横突起孔（黄矢頭）は異常所見である。

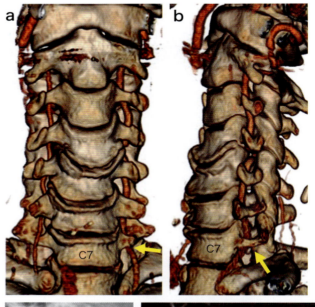

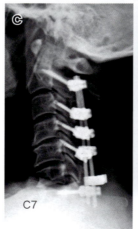

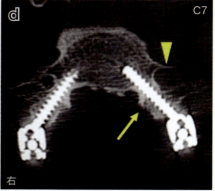

> 　大部分の例（93％と報告されている）で，椎骨動脈はC6高位で横突起孔に進入する。しかし，まれにC7高位で横突起孔に進入する例[6]や，逆に，C4あるいはC5高位で横突起孔に進入する例も存在する[7]。前者ではC7椎弓根スクリュー挿入のリスクが高くなり，後者ではC5, C6椎弓根スクリューが容易に挿入可能であるため，術式選択にも大きく影響する。

3 外側塊スクリューによる外側塊の破壊

なぜ起こるのか

　外側塊スクリューは，椎弓根スクリューと比べて挿入に伴う神経血管系の合併症，特に椎骨動脈損傷のリスクが少なく，手技が圧倒的に容易である。このため安易に選択され，使用される傾向にある。

　しかし，骨粗鬆症などで外側塊が脆弱な場合，固定性および引き抜き強度が劣る。また，脱臼整復や後弯矯正など，頚椎アラインメントの矯正を目的とする手術には適さない。

　わが国の患者，特に高齢女性の頚椎のサイズは欧米人に比して小さく，欧米の成書を鵜呑みにしてスクリューを挿入すると外側塊を破壊しやすい。

　著者らは当初，外側塊の中央を挿入点としていたが，挿入時にスクリューが外側に cut out してしまう例を数例経験した。

　挿入角度を大きくすると神経・血管損傷のリスクが減るため，往々にして大きな挿入角度をとってしまう。しかし，30°以上振って挿入すると，外側塊の外側の cut out が生じやすくなる。

　特に C3 は外側塊が小さく，挿入に際しては注意を要する。

起こさないために

- ■ 正確な側面透視像を得る。これにより水準器付き角度計の精度が増す（後述）。
- ■ 骨粗鬆症などで外側塊が脆弱な場合は使用を避ける。
- ■ 固定上下端の椎体への使用は極力避けるようにする。
- ■ 外側塊外縁まで十分に展開することにより，外側塊の形状を正確に把握できるようになる。外側塊の中央からやや内側尾側に挿入点をとることで，外側塊破壊のリスクが減り，安定した固定性が得られるようになる。

起きてしまったら

- ◆ 外側塊が破壊された場合，当該椎体への外側塊スクリューの再挿入はほぼ不可能である。以前は，固定範囲の延長を検討する方針としていた。しかし，最近ではサルベージとして椎孔周囲スクリューが有用であることがわかり，著者らも椎孔周囲スクリューを愛用している[8,9]。

オペ時のメルクマール

● **外側塊スクリュー挿入時**：著者らは，外側塊の中央から 1mm 内側，1mm 尾側の点を挿入点，挿入方向は外側に向けて 25°振り，頭尾側方向は椎間関節と平行としている（図11）

30°以上振って挿入すると，外側塊の外側の cut out が生じやすくなる．逆に，15°以下にすると椎骨動脈・神経根損傷のリスクが高まる．

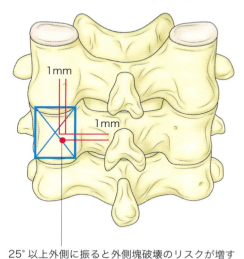

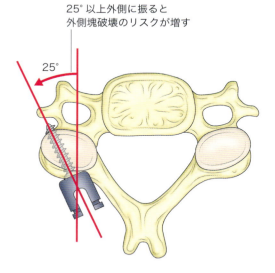

● **ドリル挿入角度の決定時**：ドリルを外側向けて 25°正確に振り，椎間関節の方向と一致するまで尾側に倒す（図12）

①水準器付き角度計を用いてドリルを外側向けて 25°正確に振る．
②①の位置から，側方透視をみながらドリルの方向が椎間関節の方向と一致するまでドリルを尾側にまっすぐ倒す．
これにより正確な挿入角度の決定が可能となる．

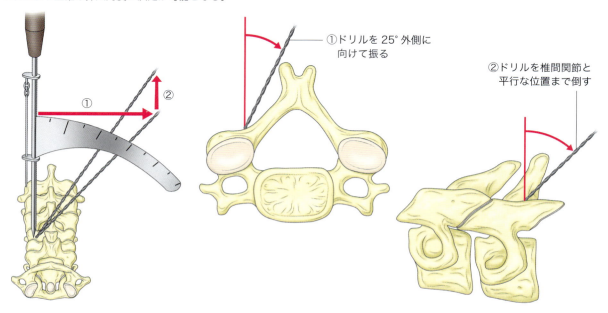

● スクリュー挿入時：ドリル挿入は14mmまで，対側の皮質骨は頚椎用プローブで抜く（図13）

> **POINT** デプスゲージにて深度を測定し，bicorticalとなるようにスクリュー長を決定する。タップを切った後，スクリューを挿入する。

a：著者らはストッパーを用いてドリル挿入を14mmまでとしている。

b：対側の皮質骨は，先端がやや鈍で軽度弯曲した頚椎用プローブを用いて抜くようにしている。

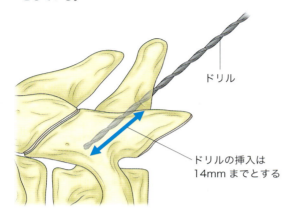
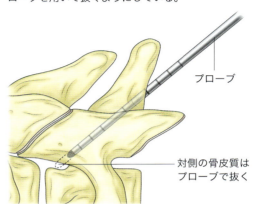

ドリル
ドリルの挿入は14mmまでとする

プローブ
対側の骨皮質はプローブで抜く

　椎弓切除・形成などの除圧術を併用する際は，まずスクリューの挿入孔を作製し，続いて除圧操作を行い，最後にスクリューを挿入する。
　挿入孔を作製する前に除圧を行うと，外側塊の正確な形状を把握できなくなり，正確な挿入点が決定できない。
　除圧の前にスクリューを挿入してしまうと，スクリューヘッドが邪魔になり，除圧操作がやりにくくなる。

［安部哲哉，山崎正志］

文献

1) 山崎正志．中下位頚椎脱臼骨折のpedicle screw fixation．安田和則編．OS NOW Instruction No.28，骨折に対する整復術・内固定術．東京：メジカルビュー社；2014.p.126-36.
2) 山崎正志．頚椎後弯：アテトーゼ型脳性麻痺（CP）に伴う頚髄症．野原裕，鈴木信正，中原進之介編．新脊椎インストゥルメンテーション．東京：メジカルビュー社；2014.p.110-3.
3) 山崎正志．頚椎後方アプローチ．井樋栄二，野原裕，松末吉隆編．整形外科サージカルアプローチ．東京：メジカルビュー社；2014.p.171-84.
4) Cothren CC, Moore EE. Blunt cerebrovascular injuries. CLINICS 2005；60：489-96.
5) Yamazaki M, Okawa A, Akazawa T, et al. Usefulness of 3-dimensional full-scale modeling for preoperative simulation of surgery in a patient with old unilateral cervical fracture-dislocation. Spine 2007；32：E532-E536.
6) Yamazaki M. Okawa A, Furuya T, et al. Cervical kyphosis with myelopathy and anomalous vertebral artery entry at C7 treated with pedicle screw and rod fixation. Acta Neurochir (Wien) 2010；152：1263-4.
7) Yamazaki M, Koshi T, Mannoji C, et al：Traumatic C6-7 subluxation with anomalous course of vertebral arteries treated with pedicle screw/rod fixation. Case report. J Neurosurg Spine 2007；7：65-70.
8) 新籾正明，石川哲大，牧　聡．中下位頚椎後方手術における新しい内固定法：椎孔周囲スクリュー固定の経験．J Spine Res 2014；5：549.
9) 清水知明，安部哲哉，熊谷　洋，ほか．頚椎後方手術に際して椎孔周囲スクリューが有用であった2例．東日本整災会誌 2017；29：37-40.

トラブル & メルクマール 頚椎

頚椎椎孔周囲スクリュー
（Paravertebral foramen screw：PVFS）

1 固定スクリューの脱転

なぜ起こるのか

頚椎椎孔周囲スクリュー（paravertebral foramen screw：PVFS）では，外側塊中央より1mm内側で椎弓根高位をスクリュー挿入点とする．横突孔に達しない長さ10〜14mm，4.5mm径のpolyaxial screwを約20°正中側へ向けて挿入し，スクリュースレッドを椎孔の皮質骨にかみ込ませるように固定する．

PVFSはその固定強度をスクリュースレッドに依存しており，スクリュー長は短い．また，スクリュー挿入方向は矢状面に近い．したがってPVFSをメインに使用してlong fusionを行った場合，スクリューの弛みは脱転に直結する（図1）．

Information
キャダバーを用いた実験において，PVFSは外側塊スクリューと同等以上の引き抜き強度を有していた[1]．
外側塊スクリュー挿入時に外側塊骨折を生じた場合のサルベージとしても有用であることが示されている[1]．

図1 C3-T4後方除圧固定術後のスクリュー脱転例（尾側の固定が強固なlong fusion）

a：C3-T4後方除圧固定術後4週で頭側のスクリューが脱転した（青矢印）．
C3,6に外側塊スクリュー，C4,5にPVFSを使用している．

b：追加手術を施行している．C2まで固定を延長し，脱転部位は椎弓根スクリューに入れ替えた．

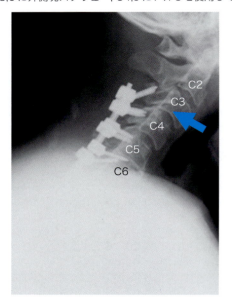
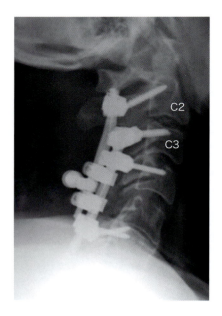

起こさないために	起きてしまったら
■ long fusion 例ではレバーアームが長くなるため，頚椎前屈時に固定頭側端のスクリューに引き抜き力が加わりやすい．外側塊スクリューや椎弓根スクリューの併用により，構造体としての引き抜き強度を高める必要がある． ■ 術後の外固定も重要である．	◆スクリューが脱転した場合は再手術が必要である．通常範囲の延長および固定法の変更が必要になる．

オペ時のメルクマール

● 術前計画時：術前 CT で挿入点から横突孔までの距離を計測する（図2）

> **Point** 多椎間固定の場合，PVFS のみでの固定は避けたほうがよい．
> 特に固定頭側端には PVFS を用いないほうが無難である．

a：椎弓根レベルで外側塊中央 1mm 内側を挿入点（赤丸）とする．黄矢印は挿入点から横突起間の距離を示す．

b：横突孔に達しない長さの 4.5mm 径スクリューを選択する．

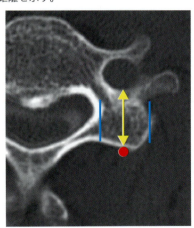

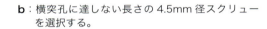

c：椎孔の皮質にかみこむように軽度内側に傾けて挿入する．

d：スクリューの挿入点と挿入方向

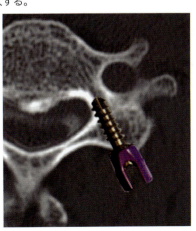

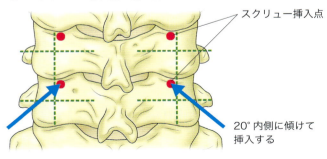

スクリュー挿入点

20°内側に傾けて挿入する

（a～c は文献 6 より）

オペ時のメルクマール

🔴 **スクリュー挿入時：スクリューヘッドが干渉すると弛みを生じることがあるためスクリュー挿入点決定の際は要注意である（図3）**

Point PVFSでは、スクリュースレッドが椎孔周囲の皮質骨にかみ込むことによって固定性を得ている。

Point タッピングやスクリュー設置の際に、空回りしないように注意する。

a：C4レベルに外側塊スクリューの挿入点（●）、C5レベルにPVFSの挿入点（●）を作製しているが、頭側の外側塊スクリューの挿入点が近い。

b：C3-6固定術後X線像
C3,4は外側塊スクリュー、C5,6はPVFSを使用している。頚椎前弯のためC4外側塊スクリューとC5 PVFSのスクリューヘッドが干渉している。
頚椎前弯の強い症例や小柄な症例では、頭側に挿入した外側塊スクリューと挿入部が近くなることがある。

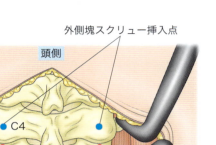
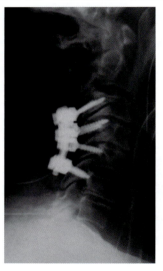

🔴 **ロッド連結時：スクリュー引き抜きに注意する（図4）**

Point 変形矯正を要する手術でのPVFS使用は慎重にすべきである。

ロッドを連結する際、PVFSに引き抜き力が加わってルースニングをきたさないように注意する。

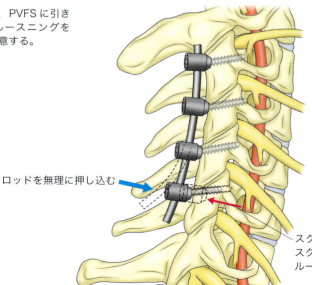

ロッドを無理に押し込む

スクリュー挿入方向が矢状面に近いためスクリューに引き抜き力が加わりやすく、ルースニングを起こす可能性がある

トラブル＆メルクマール 頚椎

2 椎孔周囲骨硬化症例でのスクリュー挿入困難

なぜ起こるのか

　PVFSでは骨強度の高い椎孔周囲〜椎弓根基部へスクリュースレッドをかませることにより固定性を得ているが[1]，しばしば椎孔周囲の骨硬化が著しい症例が存在する（図5a）。著者らは通常，4.5mm径のスクリューを用いているが，挿入トルクが強くなる骨硬化症例に対しては，力を加えすぎる可能性があり，脊髄へのダメージを引き起こしうる（図5b）。

Information
　頚椎椎弓根の内側骨皮質は厚く[2] 椎弓根周囲は骨密度も高い[3] と報告されている。
　スクリューは外径が大きいほど引き抜き強度が強い[4,5]。外径が大きいスクリューを椎弓根内側骨皮質にかませて固定性を得るのがPVFSのコンセプトである。

起こさないために
- 術前CTにて椎孔周囲の骨硬化の有無を確認しておく。
- 骨硬化が著しい場合は，PVFS以外選択肢を検討しておく。
- スクリュー設置操作前に除圧を行い，スクリュー挿入操作中は力を加えることによって生じる頚椎のたわみ具合を確認する。
- 操作中，脊髄モニタリングは必須である。

起きてしまったら
◆スクリュー挿入操作中に頚椎のたわみ具合が強い場合や，脊髄モニタリングで異常を示す場合は，PVFSに固執せずに他の固定法への変更を考慮する。

図5 椎孔周囲骨硬化症例
a：左椎孔周囲の骨硬化が著明である（青矢印）。

b：PVFSを挿入したが，術後神経症状の悪化をきたした。スクリュー設置の際に力を加えすぎて脊髄にダメージが加わった可能性がある。

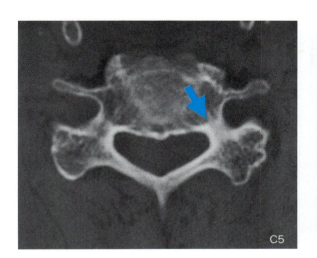
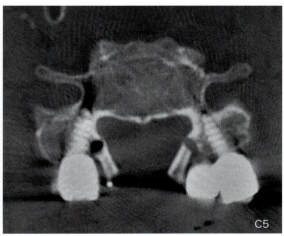

オペ時のメルクマール

● **術前CT検査時：椎孔周囲の骨硬化の有無を確認し，骨硬化が強い症例では椎孔よりやや離れた部位への挿入を考慮する（図6）**

　POINT 術前CTで，椎孔周囲の骨皮質にスクリュースレッドをかみ込ませた設置を計画し，スクリュー挿入位置，挿入角度，スクリュー長を決定しておく。

通常，頚椎椎弓根の内側骨皮質は厚いことが多く（青矢印），椎孔周囲の骨密度は高い傾向にある。椎弓根の内側は硬膜外腔であり，ここに神経根はない（赤矢頭）。脊髄そのものは椎弓根内壁と接していないため，椎弓根内側皮質骨にスクリュースレッドをかみ込ませることは可能である（神経損傷のリスクは高くない）。

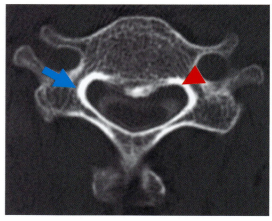

（文献6より）

● **骨孔作製のドリリング時：骨硬化が強い場合は細めのドリルから開始し，徐々に太くしていく（図7）**

　POINT 手動でドリリングができないほど骨硬化が強い場合は，エアトームでの骨孔作製を行うこともある。しかし，その後のタッピングやスクリュー挿入も困難が予想されるため，手動のドリリングができない時点で他の固定法への変更を考慮する。

エアトームで挿入点に小孔をあけ，術前計測した長さ，角度でドリリングを行う。矢状軸より約20°内側へ傾けてドリリングおよびタッピングをする。

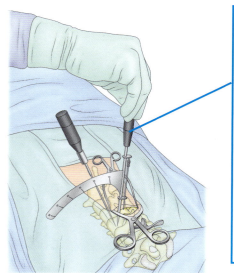
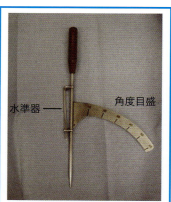

千葉大式脊椎角度計。水準器と角度目盛がついている。なるべく正確に挿入するため使用している。

（文献6より）

36　トラブル＆メルクマール 頚椎

● タッピングおよびスクリュー挿入時：骨硬化症例ではタッピングやスクリュー設置の際に空回りしやすいため注意する（図8）

> **POINT** スクリュー挿入操作中に頚椎のたわみ具合が強い場合や，脊髄モニタリングで異常を示す場合は，PVFSに固執せずに他の固定法へ変更する．

PVFSではスクリュースレッドが椎孔周囲の皮質骨にかみ込むことによって固定性を得ているため，空回りしてしまうと固定性が得られなくなる．

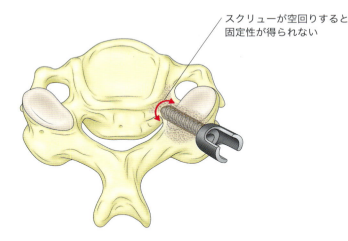

スクリューが空回りすると固定性が得られない

［新籾正明］

文献

1) Maki S, Aramomi M, et al. Paravertebral foramen screw fixation for posterior cervical spine fusion : biomechanical study and description of a novel technique. J Neurosurg Spine 2017；27：415-20.
2) Karaikovic EE, Daubs MD, et al. Morphologic characteristics of human cervical pedicles. Spine 1997；22：493-500.
3) Anderst WJ, Thorhauer ED, et al. Cervical spine bone mineral density as a function of vertebral level and anatomic location. Spine J 2011；11：659-67.
4) Chapman JR, Harrington RM, et al. Factors affecting the pullout strength of cancellous bone screws. J Biomech Eng 1996；118：391-8.
5) Zhang QH, Tan SH, et al. Investigation of fixation screw pull-out strength on human spine. J Biomech 2004；37：479-85.
6) 新籾正明，山崎正志．頚椎前方椎弓根スクリューを用いた多椎間頚椎前方固定術．日脊椎脊髄病会誌 2009；20：834-40.

トラブル & メルクマール 頸椎

環軸椎後方固定術
(Atlanto-axial posterior fixation)

1 C1外側塊スクリュー挿入時の動静脈損傷

なぜ起こるのか

C1外側塊スクリューの挿入法には，C1外側塊の背面から挿入するGoel/Harms法と，C1後弓経由でスクリューを挿入するTan法があり（図1）[1,2]，両挿入法ともに動静脈損傷のリスクを伴う。

C1外側塊スクリューの挿入点近傍では，椎骨動脈がC1後弓の頭側をかすめるように上行し，尾側には静脈叢が存在するため，挿入孔作製時に椎骨動脈，静脈叢を損傷するリスクがある（図1）。

C1後弓頭側の椎骨動脈溝を架橋状の骨が覆っているponticulus postics（arcuate foramenともよぶ）の例では，椎骨動脈をレトラクターでガードすることができないため，Tan法を行うのは危険である（図2）[1,2]。

椎骨動脈の骨外走行異常（fenestrationあるいはpersistent 1st intersegmental artery）の例では，Goel/Harms法の挿入点が椎骨動脈の近傍に位置する。そのためGoel/Harms法を行うと椎骨動脈損傷のリスクが大きい（図3）[3]。

体格の小さな患者に対して，Goel/Harms法を原法どおりに施行しようとすると，C1-C2の静脈叢およびC2神経根を尾側に大きくレトラクトする必要がある。その際に静脈叢を高率に損傷し，止血に難渋する（図4）。

Goel/Harms法では，Tan法に比してスクリュー経路が短く，かつ経路に海綿骨領域が多く含まれるため固定力に劣る。特に骨粗鬆症の著しい例では，注意を要する。したがって，Goel/Harms法のスクリューはC1前弓の骨皮質を貫通させるべきである。しかし，内頸動脈がC1前弓に近接して存在する例では，スクリュー挿入に際して内頸動脈損傷のリスクがある（図5）[4]。

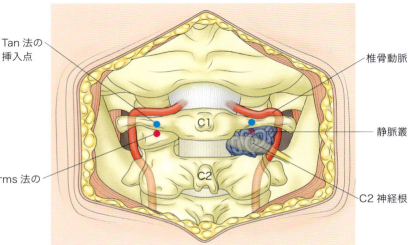

図1 C1外側塊スクリューの挿入点と椎骨動脈・静脈叢損傷のリスク

Tan法の挿入点（青丸）は椎骨動脈に近い。
Goel/Harms法の挿入点（赤丸）は静脈叢に覆われている。

図2 Ponticulus postics 例に対する C1 外側塊スクリュー挿入のリスク

Tan 法は椎骨動脈損傷のリスクが高く，本例には選択すべきではない。

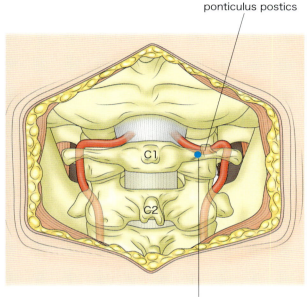

ponticulus postics

Tan 法の挿入点

図3 Persistent 1st intersegmental artery 例に対する C1 外側塊スクリュー挿入のリスク

Goel/Harms 法は椎骨動脈損傷のリスクが高く，本例には選択すべきではない。

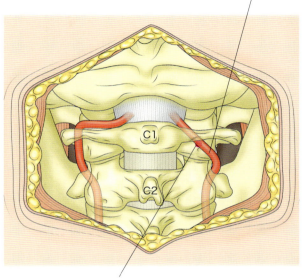

persistent 1st intersegmental artery

Goel/Harms 法の挿入点

図4 Goel/Harms 法原法における C1-C2 静脈叢損傷のリスク

原法では C1-C2 静脈叢および C2 神経根を尾側に大きくレトラクトしないと術野を展開できないため，この操作で静脈叢を高率に損傷し，止血に難渋する。

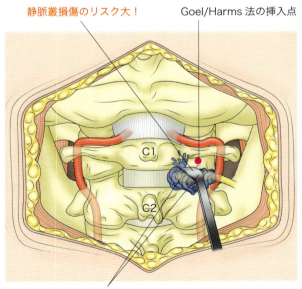

静脈叢損傷のリスク大！　　Goel/Harms 法の挿入点

ペンフィールドで静脈叢，C2 神経根が尾側に大きくレトラクトされている

1 C1 外側塊スクリュー挿入時の動静脈損傷

環軸椎後方固定術　39

図5 Goel/Harms法（Notch法）における内頚動脈損傷のリスク

C1前弓は前方に凸の形態を呈する。したがって，スクリュー先端がC1外側塊の前壁を貫通する至適位置は，側方透視でみると先端がC1前弓の中央付近にあたる。C1前弓の前壁までスクリュー先端を進めると，C1外側塊では前方にかなり逸脱した設置となってしまう。内頚動脈がC1前弓に近接して存在する例では，スクリューによる内頚動脈損傷のリスクがある。

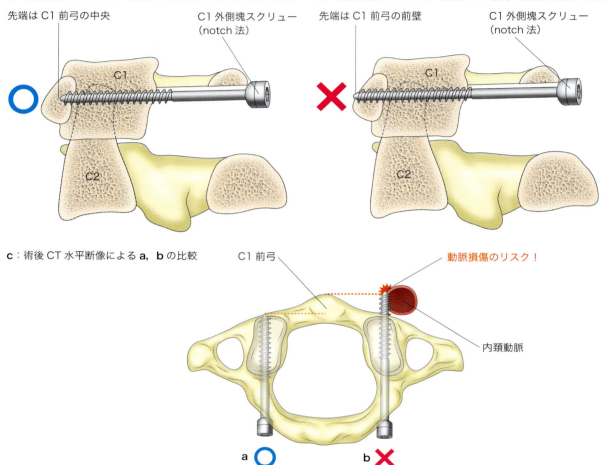

a：側面透視でスクリュー先端がC1前弓の中央に位置する例
b：側方透視でスクリュー先端がC1前弓の前壁に位置する例
c：術後CT水平断像によるa，bの比較

起こさないために

- 術前の画像検査で，症例ごとの椎骨動脈の走行およびC1の骨形態をあらかじめ把握しておく必要がある。
- 挿入孔をエアトームで作製する際は，ペンフィールドにて頭側の椎骨動脈，尾側の静脈叢をガードし，万一の血管損傷に備える。
- C1-2の静脈叢を尾側に大きくレトラクトする操作を避ける。

起きてしまったら

◆ 椎骨動脈損傷に関しては，次項「**後頭骨頚椎後方固定術 3 C1後弓切除時の動静脈損傷，硬膜損傷，脊髄障害**」と同様である。
◆ 静脈叢損傷にて静脈叢を損傷した場合，通常はbipolar coagulatorでの止血は困難である。コラーゲンシート，止血綿で圧迫を続け，圧迫止血の間に反対側の手術操作を行いつつ止血を待つ。出血を繰り返すことがあるが，その場合も辛抱強く圧迫止血で対処するのが望ましい。

オペ時のメルクマール

● 術前の造影 CT 3 次元像の評価時：C1 後弓の骨性要素と椎骨動脈の位置関係を詳細に把握する（図6）

C1 後弓の中央部分から外側に移行する領域の形態（いわゆる変曲点）を基準に椎骨動脈の位置を同定することができる．椎骨動脈の位置が分かりにくい場合は，ドップラーエコーを使用する[3]．

3D CTA

椎骨動脈　　　　　　　　　変曲点

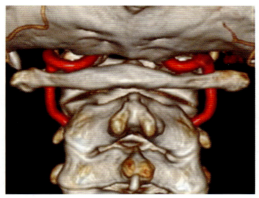
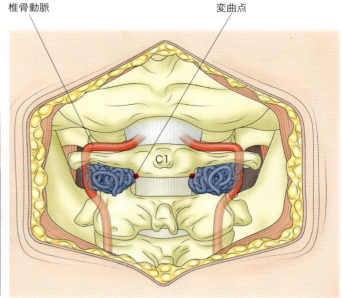

● MR angiography (MRA) 単独の評価時：骨性要素の評価ができないため，本術式の術前検査としては不十分である（図7）

Point 腎機能障害やアレルギーなどの理由で造影剤が使用できない症例では，MRA+CT の fusion 画像を作製することで対応できる[5]．

本例では腎機能障害が著しく造影剤が使用できなかった．そこで，医用画像解析ワークステーションを使用して MRA+CT の fusion 画像を作成した．Fusion 画像で右側椎骨動脈の走行異常 (Persistent 1st intersegmental artery) が明瞭に描出されている．

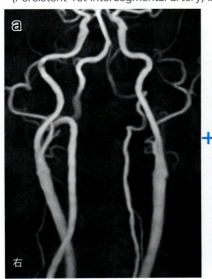
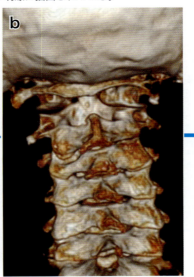
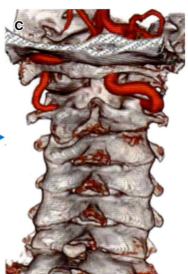

a　　　　　　　　　　　　b　　　　　　　　　　　　c

右

オペ時のメルクマール

🔴 **Ponticulus postics の例に対するスクリュー挿入時：Tan 法による挿入は禁忌であり，Goel/Harms 法を選択すべきである（図8）**

3D CTA

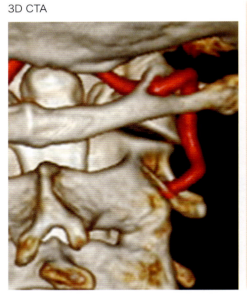
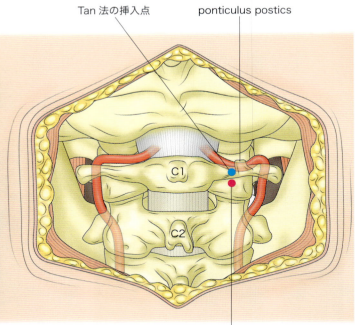

Tan 法の挿入点　　ponticulus postics

Goel/Harms 法の挿入点

🔴 **Fenestration あるいは persistent 1st intersegmental artery の例に対するスクリュー挿入時：Goel/Harms 法の選択は避ける（図9）**

症例ごとに，C1 後弓下ワイヤリングなどの適切な術式を検討するべきである。

3D CTA

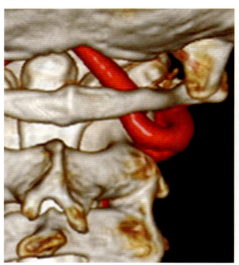
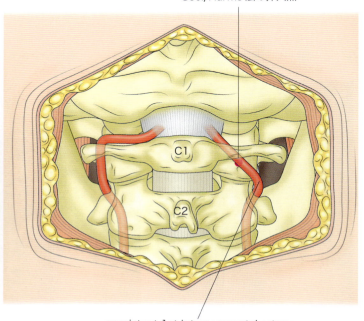

Goel/Harms 法の挿入点

persistent 1st intersegmental artery

42　トラブル＆メルクマール 頚椎

オペ時のメルクマール

● Goel/Harms法による挿入孔作製時：C1-2静脈叢を尾側にレトラクトする必要があるが，この操作は静脈叢が怒張した例では容易ではない（図10）

Point C1外側までの骨膜下に展開することで，椎骨動脈は比較的容易に頭側にレトラクトできる。

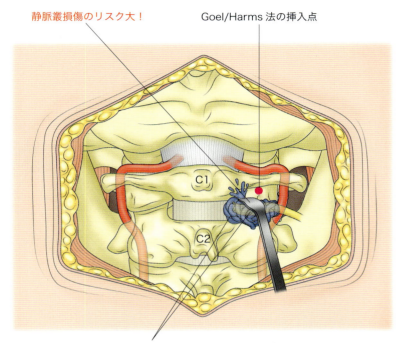

a
静脈叢損傷のリスク大！
Goel/Harms法の挿入点
ペンフィールドで静脈叢，C2神経根が尾側に大きくレトラクトされている

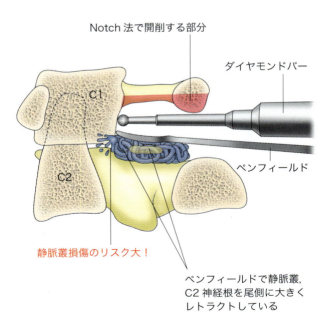

b：ダイヤモンドバーで挿入孔を作製する際にはさらに静脈叢を尾側にレトラクトする必要があり，特に静脈が怒張している場合この操作は容易ではない。

Notch法で開削する部分
ダイヤモンドバー
ペンフィールド
静脈叢損傷のリスク大！
ペンフィールドで静脈叢，C2神経根を尾側に大きくレトラクトしている

環軸椎後方固定術

オペ時のメルクマール

● Goel/Harms 法によるスクリュー挿入点作製時：C1 後弓の尾側に notch を作製することにより C1-2 の静脈叢をさほどレトラクトしなくても C1 外側塊にスクリュー挿入することが可能で，静脈叢損傷のリスクも格段に下がる（図11）

直接 C1 外側塊の背面に挿入孔を作製する原法では，C1-2 の静脈叢を大きく尾側にレトラクトする必要があり，C1-2 静脈叢損傷がほぼ必発である（図4，図10b）。

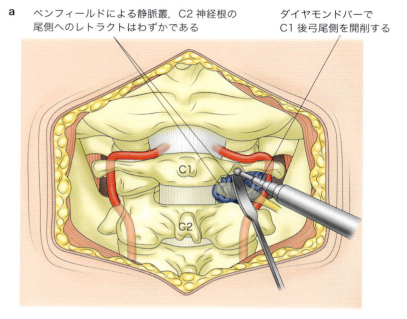

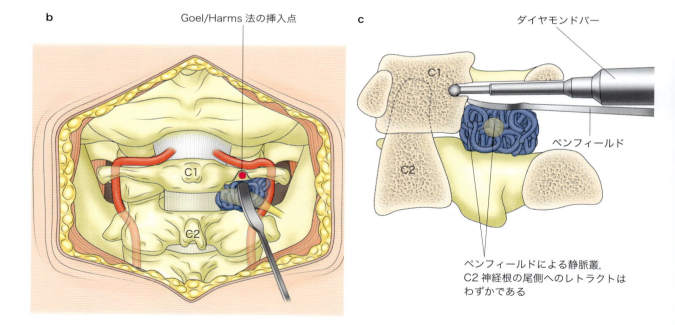

オペ時のメルクマール

● **Tan法によるスクリュー挿入点作製時**：挿入孔をエアトームで作製する際はペンフィールドで頭側の椎骨動脈，尾側の静脈叢をガードし，万が一の血管損傷を避ける（**図12**）

POINT C1-2の静脈叢を尾側に大きくレトラクトする操作は避ける。

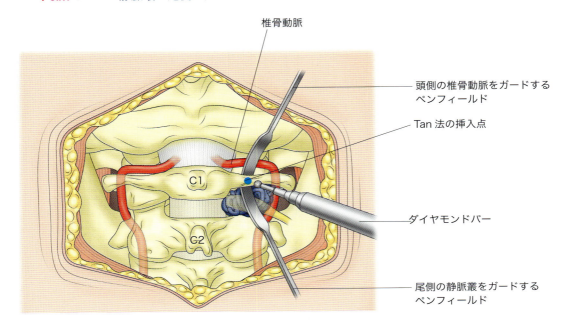

2 C2椎弓根スクリュー・C1-C2関節貫通スクリュー挿入時の椎骨動脈損傷

なぜ起こるのか

　C2椎弓外側には横突起孔が存在し，そこは椎骨動脈の骨外への出口である。症例によっては横突起孔が脊柱管寄りに位置しているため（high-riding VA例ではその傾向が強い），無造作にC2椎弓の外側を展開すると椎骨動脈を損傷する危険がある（**図13**）[7]。

　椎骨動脈のC2骨内での走行がhigh-riding VAの頻度は約20％とされる[2]。仮に，C1-C2関節貫通スクリューがC2下関節突起の尾側端正中付近からC1/2関節の正中付近に向かって，そして側面透視ではC1前弓の中央に向かって挿入された場合，通常の椎骨動脈の骨内走行であれば，動脈損傷は生じない。しかし，high-riding VAの場合，C2椎弓根の最峡部で椎骨動脈損傷が生じる可能性が高い（**図14**）[1]。

　C2椎弓根の内縁を直視できることから，C2椎弓根スクリューはC1-C2関節貫通スクリューに比べて安全に挿入可能であるといわれている。しかし，解剖学的な検討では，high-riding VAに対しては，C2椎弓根スクリューもC1-C2関節貫通スクリューも同等に椎骨動脈損傷のリスクがあるとの報告もある。特に，high-riding VA例に対してC2椎弓尾側から椎弓根スクリューを挿入すると椎骨動脈損傷を生じる危険性が大きい（**図15**）[1]。

図 13 C2 椎弓の外側の展開と椎骨動脈損傷のリスク

C2 椎弓根スクリューの挿入点は横突起孔の近傍である．電気メスで外側に向かって不用意に展開を進めると椎骨動脈を損傷するリスクがある．

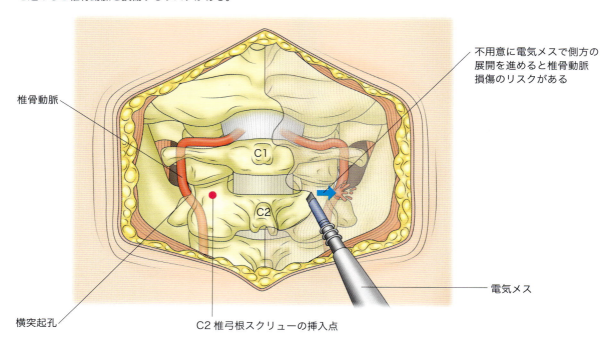

図 14 C1-C2 関節貫通スクリュー挿入における椎骨動脈損傷のリスク

C2 下関節突起の尾側正中を挿入点とし，側面透視で C1 前弓の中央に向かって挿入しても，正常走行の椎骨動脈であれば動脈損傷は生じない．しかし，high-riding VA の場合，C2 骨内で椎骨動脈損傷が生じる可能性が高い．

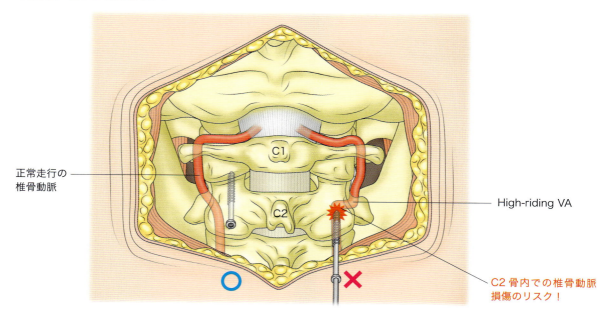

図15 C2椎弓根スクリュー挿入における椎骨動脈損傷のリスク

High-riding VA例に対してC2椎弓尾側からスクリューを挿入すると，椎骨動脈損傷を生じるリスクが大きい。

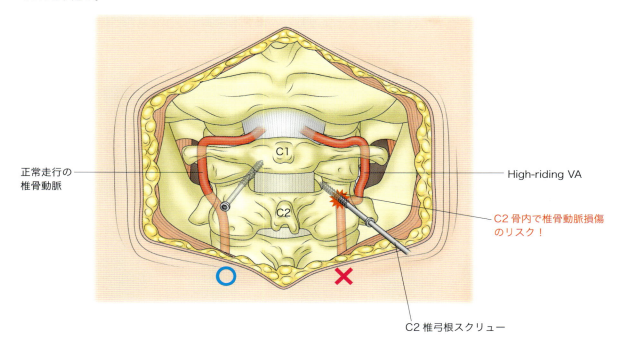

正常走行の椎骨動脈 / High-riding VA / C2骨内で椎骨動脈損傷のリスク！ / C2椎弓根スクリュー

起こさないために

- 術前の画像検査で，症例のごとに椎骨動脈のC2骨外および骨内走行を詳細に把握しておく必要がある。その情報をもとに，椎骨動脈損傷を避けうる最良の術式を選択すべきである。
- 術中も，慎重な術野の展開およびスクリュー挿入の精度向上に努め，万が一の血管損傷を避ける必要がある。

起きてしまったら

- 骨外での椎骨動脈損傷に関しては，次項「後頭骨頚椎後方固定術 3 C1後弓切除時の動静脈損傷，硬膜損傷，脊髄障害」に準じる。
- 骨内での椎骨動脈損傷（C2骨内での椎骨動脈損傷）に関しては，出血のコントロールが比較的容易であったとする報告が多い[10]。プロービングあるいはタッピングで生じた椎骨動脈損傷に対して骨ろうのみで止血が可能であった，あるいは，スクリューを挿入することで止血できたとの報告がある[9]。
- 出血が止まっても動脈壁に血栓が生じ，これが遊離して小脳梗塞あるいは脳幹梗塞が発生する可能性は否定できない。術後の画像検査で，損傷側の椎骨動脈に血流が残存している場合，コイリングでの塞栓術を追加するという選択肢もある。しかし，対側の椎骨動脈からの血流が乏しい場合は，塞栓術のリスクは大きい。症例ごとに慎重な判断が必要である。
- スクリューが椎骨動脈孔に挿入され，出血は生じていないものの椎骨動脈を圧迫している場合は，その対応についての議論が多い。動脈壁に血栓が生じる可能性はあるが，予防的な塞栓術も安易には施行できない。抗血小板薬（バイアスピリン錠など）を血栓予防目的で服薬させる選択肢もある。

オペ時のメルクマール

● **術前の画像評価時：CT あるいは CT angiography (CTA) の MPR 像および 3 次元像（3D CT あるいは 3D CTA）を作成してスクリュー挿入の可否を決定する**[3,8]（**図16**）

術前 3DCTA による C2 椎弓根俯瞰像および術後 CT-MPR 像。
本例では右 C2 椎弓根スクリューは挿入可能と判断した。挿入点（★）を同定し，C2 椎弓根内縁ぎりぎりにスクリューを挿入した。左側は挿入困難と判断し，C2 椎弓スクリューを選択した。

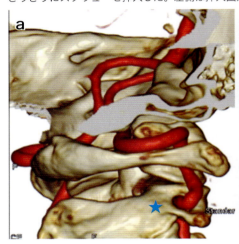
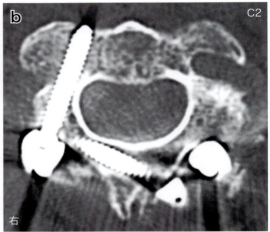

● **術前画像による high-riding VA 評価時：CT あるいは CTA の矢状断像で評価する方法が最も一般的である**（**図17**）

> **Point** 通常は 2mm スライス幅の矢状断像を作成する。この際スライスの方向が脊柱管の正中方向と一致するように努めることが肝要である。
>（スクリュー挿入可否の決定法については，他書を参考にされたい[8]）

本例では脊柱管内縁から 4mm 外側で椎骨動脈が描出されている（**d** 青矢頭）。2mm 外側のスライスで椎骨動脈が明瞭に描出された場合は，C2 椎弓根スクリューの挿入はほぼ不可能である。

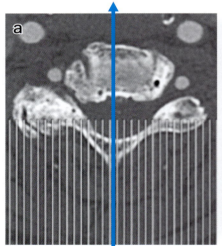
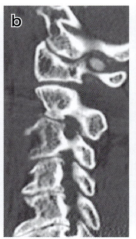
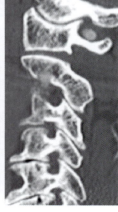
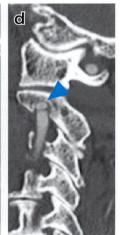

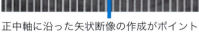
正中軸に沿った矢状断像の作成がポイント 　　0mm　　　2mm　　　4mm

48　トラブル & メルクマール 頸椎

- **C2 椎弓外側の展開時：C2 椎弓の外側は小サイズのラスパトリウムを用いて椎弓根の内上縁を沿うように（頭側に向かって剥離するイメージで）展開する（図18）**

  POINT C2 横突孔から骨外に出てくる椎骨動脈の存在を失念してはならない。電気メスで外側に向かって不用意に展開を進めると椎骨動脈を損傷するリスクがあるので，最大限の注意をはらうべきである（図13 参照）。

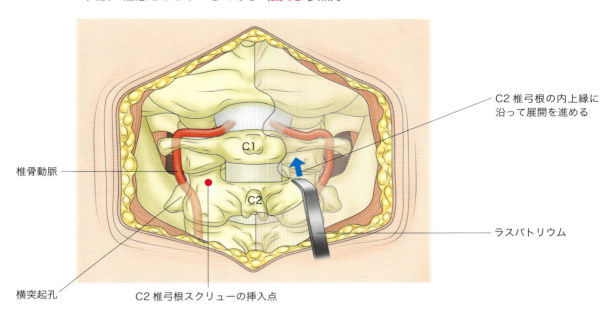

- **C1-C2 関節貫通スクリューの挿入時：C2 骨内での椎骨動脈損傷を避けるためには，スクリューを C2 椎弓根の内側ぎりぎりに挿入するのが望ましい（図19a）**

  側面透視では，C1 前弓の中央を目指して挿入するのではなく，C2 椎弓根最峡部のなるべく背側を通過するようにして挿入するべきである（図19b）[1]。

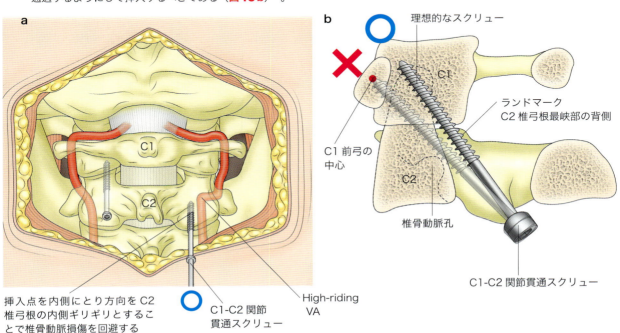

環軸椎後方固定術　49

オペ時のメルクマール

● 環軸椎亜脱臼の整復不十分な例にC1-C2関節貫通スクリューを挿入する時：C2椎弓最峡部のなるべく背側を目指して挿入すれば，椎骨動脈孔頭側をスクリューが通過するため，椎骨動脈損傷のリスクが下がる（図20）

椎骨動脈損傷の発生に特に注意する必要がある。側面透視で，C1前弓の中央に向かってスクリューを挿入すると，C2椎弓最峡部で椎骨動脈孔に向かってスクリューが進むため，椎骨動脈損傷のリスクが増す。

● C2椎弓根スクリュー挿入時：椎骨動脈損傷を避けるためにC2椎弓のできるだけ頭側に挿入点をとることが最も重要である（図21）

理想的な挿入点は，C2椎弓上縁の延長線上である。C2椎弓根の内縁をペンフィールフドで触り，その箇所を目印に，C2椎弓根の内側ぎりぎりを通過する経路でプロービングを行い，スクリューを挿入するのが望ましい。

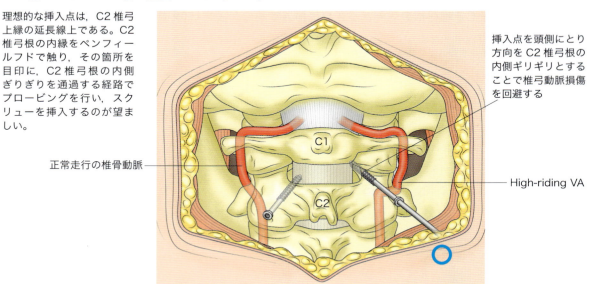

・C1-C2関節貫通スクリュー挿入にあたっては，ガイドワイヤー，ドリル，タップなどの操作が必要になる。その際，環軸椎領域の皮切のみでは，背部の皮膚，筋肉の抵抗が強く，特に頭側に向けてのスクリュー挿入がしばしば困難となる。この問題は，頚胸移行領域に別皮切を加えることで解決できる。

・C2椎弓根スクリューにおいても，軟部組織が挿入の妨げになる場合は別皮切が必要となる。

・スクリューの挿入方向が決まったら，それに最も適した箇所に別皮切を作製する。細いシースを設置することで，タップ操作を行う際の筋組織の巻き込みを防ぐことができる[1,9]。

[山崎正志]

文献

1) 山崎正志．環軸椎固定：Magerl法・C1外側塊スクリュー．関節外科 2008；27：69-80.

2) 鐙邦芳，ほか．環椎外側塊スクリュー．整災外 2006；49：361-9.

3) 山崎正志，梁川範幸．上位頚椎インストゥルメンテーション手術における椎骨動脈走行の術前評価，3次元CT血管造影法による解析．関節外科 2008；27：44-51.

4) Currier BL, et al. Anatomic relationship of the internal carotid artery to the C1 vertebra: A case report of cervical reconstruction for chordoma and pilot study to assess the risk of screw fixation of the atlas. Spine 2003；28：E461-E467.

5) 山崎正志．難治性脊椎疾患に対する治療：最近の診断・治療の進歩と脊髄再生の臨床試験．日整会誌 2015；89：236-46.

6) Yoem JS, et al. Routine insertion of the lateral mass screw via the posterior arch for C1 fixation - feasibility and related complications. Spine J 2012；12：476-83.

7) 山崎正志．頚椎後方アプローチ．整形外科サージカルアプローチ，井樋栄二，野原裕，松末吉隆編，メジカルビュー社，東京．p171-84, 2014.

8) 山崎正志．脊椎外科医が求めるCT画像とその役割について．日本放射線技術学会雑誌 2011；67：69-75.

9) 山崎正志．中下位頚椎脱臼骨折のpedicle screw fixation．OS NOW Instruction No.28，骨折に対する整復術・内固定術，安田和則編，メジカルビュー社，東京．p126-36, 2014.

10) 鐙邦芳．術中血管損傷に対する対応と対策：椎骨動脈損傷を中心に．脊椎脊髄 2018；31：335-43.

トラブル & メルクマール 頚椎

後頭骨頚椎後方固定術
(Occipito-cervical posterior fusion)

1 術後の嚥下障害

なぜ起こるのか

後頭骨と頚椎のアライメントを屈曲位で固定することで発生リスクが高まる（図1）。

後頭骨と頚椎の屈曲位固定により咽頭を含む上気道に物理的な狭窄が生じるため，嚥下障害のみならず，閉塞性の呼吸障害を起こすこともある[1～3]。

Information
Miyata らは，後頭骨 - 頚椎後方固定術を受けた 29 例の O-C2 角を測定し，術前に比して術後の O-C2 角が 10°以上減少した 4 例では術後の嚥下障害を発生し，うち 1 例では呼吸障害も発生したとしている[1]。

起こさないために
- 術中の O-C2 角（頚椎側面 X 線で McGregor 線と C2 椎体下縁のなす角）を指標として[2]，後頭骨と頚椎の固定角度を調整する[4]。
- O-C2 角は，術中の透視像でリアルタイムに計測することができる。

起きてしまったら
- 術前と術後の O-C2 角を比較する。
- 術後の O-C2 角が術前を大きく下回っている場合：後頭骨と頚椎の屈曲位固定が原因である可能性が高いので，その場合は保存的に経過をみても症状が回復する可能性は低い。
- 嚥下障害が重度の場合：再手術を行い，後頭骨と頚椎の固定角度を修正する。
- 再手術で，頚椎のアンカースクリューのセットスクリューを弛め，ロッドを尾側にスライディングさせると O-C2 角は増加する。

図1 術後の嚥下障害が起こりうる後頭骨 - 頚椎の屈曲位固定
a：術前の O-C2 角は 30°。
b：術後の O-C2 角は 14°。術後の嚥下障害が発生するリスクが高い。

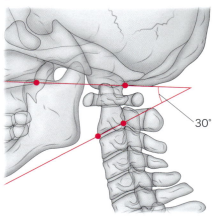
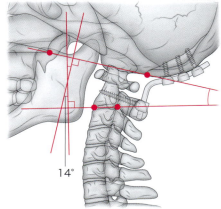

オペ時のメルクマール

● 術前頸椎 X 線側面像の評価時：O-C2 角を正確に測定する（図2）

O-C2 角は，McGregor 線（硬口蓋と後頭骨を結ぶ線）と C2 椎体下縁のなす角である。
本例では O-C2 角は 27°。

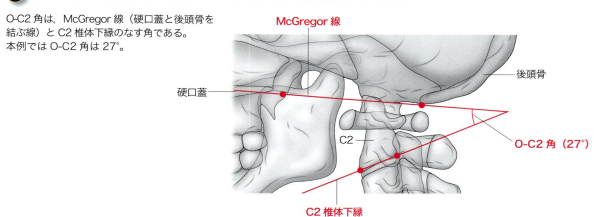

● 手術体位（retraction position）の設定時：O-C2 角が減少する（図3）

a：手術体位の設定。
① 術者が Mayfield 型頭蓋固定器を両手で把持しながら，患者の頸部を中間位に保ち，頭部を背側方向に持ち上げる。
② 同時に，第1助手が両手で患者の顎を引くと，頸部は適切な姿位（retraction positon）になる。この姿位の状態で第2助手は Mayfield 型頭蓋固定器をロックする。

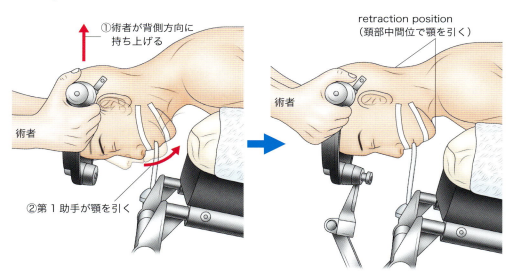

b：手術体位で測定するO-C2 角は術前よりも減少する。
O-C2 角は 18°。

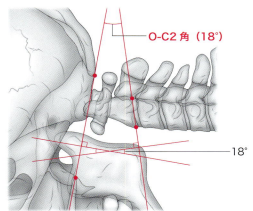

後頭骨頸椎後方固定術 53

オペ時のメルクマール

● ロッドを設置する前に：O-C2角を測定・調整する（図4）

a：O-C2角の調整。
① 手洗いをしていない助手が滅菌オイルの下に入ってMayfield型頭蓋固定器の側方ロックを弛める。この際，頚部の姿位が急変しないように，術者は患者の頭部を右手で保持し，頚部の動きをコントロールする。
② 術野で後頭骨が後屈し，頚部がretraction positionから中間位に戻ったことを確認した後，助手が側方ロックを締める。

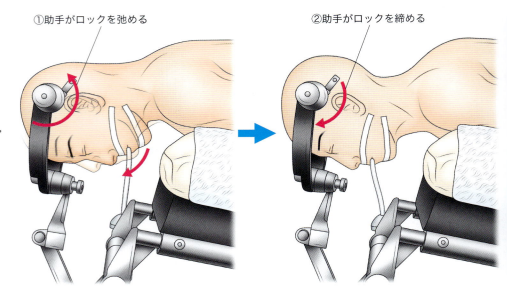

b：助手が側方ロックを締める前に，後頭骨が後屈して後頭骨〜C2の間隙が狭くなっていることを確認する。多くの場合，Mayfield型頭蓋固定器の側方ロックを一次的に弛めれば，O-C2角は術前を上回る。もしもO-C2角が調整されなければ，Mayfield型頭蓋固定器のすべてのロックを一次的に弛め，頚部を中間位のままで下方に平行移動する。これでO-C2角はさらに増加する。

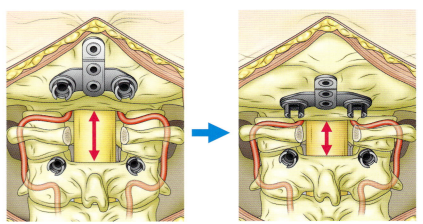

c：ロッドを締めた後のO-C2角が術前より減少していなければ，ロッドの設置は可能である。

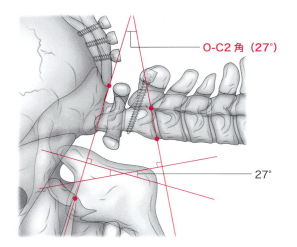

● ロッドを最終締結する前に：O-C2角を測定・確認する（図5）

透視で確認した後，術者がロッドを指で押したまま，助手がセットスクリューを締めて仮固定する。この際，測定したO-C2角が適切な角度であればセットスクリューを最終締結する。ロッド設置後のO-C2角が術前を上回っていることが重要である。

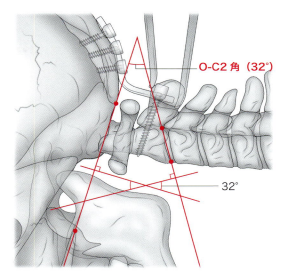

2 後頭骨スクリュー挿入時の硬膜損傷，髄液漏，静脈洞損傷

なぜ起こるのか

後頭骨スクリューは，monocorticalな挿入ではbicorticalに比べ引き抜き強度が50％劣ることが報告されており，力学的にはbicorticalな挿入が望ましい[5]。その一方で，bicorticalな挿入では，硬膜損傷，静脈洞損傷の危険を伴う（図6）。

後頭骨の大部分の領域では，硬膜が後頭骨内板の骨膜と癒着・一体化している。後頭骨のドリリングを行う際，不用意に内板をドリルで貫通すると硬膜を損傷してしまう（図6）。

後頭骨プレート設置の際には，尾側に骨移植のための母床を確保する必要がある。そのために後頭骨プレートはなるべく頭側に設置するのが望ましい。しかし，外後頭隆起（inion）近傍の骨膜直下には，太い横静脈洞が横走しているので注意を要する。特に，横静脈洞が尾側に位置している場合は，最頭側の後頭骨スクリュー挿入に際して静脈洞損傷のリスクを伴う（図7）。

後頭骨の外後頭隆起から大後頭孔にかけての正中には後頭静脈洞が走行する。後頭静脈洞は通常非常に細く，欠損している例もある[6]。しかしまれに，血流が豊富な例も存在するので，後頭骨の正中をドリリングする際は，常に後頭静脈洞の存在を念頭に置いておくべきである（図8）。

起こさないために

■ 術前画像検査で，症例のごとの後頭骨の骨形態（特に内板の皮質骨の厚さ）や静脈洞の位置をあらかじめ十分に把握しておくことが重要である。

起きてしまったら

◆ 後頭骨スクリュー挿入時に硬膜損傷や脳静脈洞損傷が起きても，大部分の例ではスクリューを挿入することで髄液の漏出は止まり，止血も得られることから，臨床的には問題にならないとされる[7]。

◆ 脳静脈洞損傷に伴って静脈洞血栓が生じると，頭蓋内圧亢進・静脈灌流障害のため，脳出血を合併するリスクが増すとの意見もある。特に，著しく拡張した静脈洞の損傷では，血栓症を発症した際の重篤な脳症状出現が懸念されるため，慎重な観察が必要である。

◆ 硬膜切開を伴う手術後に小脳出血を生じたという報告が散見される[8]。通常は小脳とは離れた領域で手術が行われたにもかかわらず，術後に小脳出血が生じる remote cerebellar hemorrhage と呼称される病態である。しかし，上位頸椎手術後の小脳出血の報告もあり，後頭骨スクリュー挿入時に硬膜損傷を生じた場合は，術後の小脳出血のリスクも念頭に置くべきである。

図6 頭蓋骨，脳硬膜，硬膜静脈洞の基本構造と出血，髄液漏のリスク

a：基本構造。脳硬膜の外層（＝骨膜）と内層は，ほとんどの部位で一体化しており，頭蓋骨を内張りしている。一部で，内層と外層の間に間隙が存在し，硬膜静脈洞とよばれる。ここには頭蓋内の静脈血が集まり，内頸静脈へ流出する。

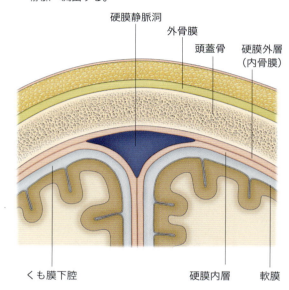

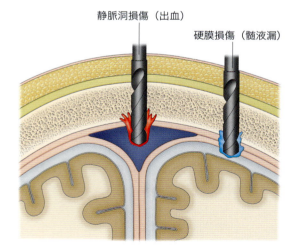

b：出血，髄液漏のリスク。脳硬膜と頭蓋骨は癒着しており，脊髄硬膜でみられるような硬膜外腔は存在しない。したがって，不用意にドリリングを行うと脳硬膜を損傷し，髄液漏あるいは静脈洞からの大量出血のリスクがある。

図7 後頭骨プレート設置する際の静脈洞損傷のリスク

a：横静脈洞より尾側に後頭骨プレートを設置するように計画する。

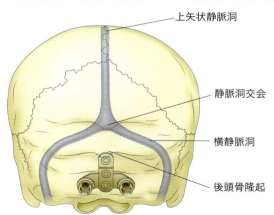
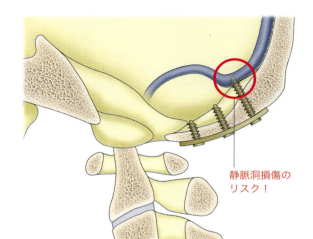

b：横静脈洞が尾側に位置している例では，最頭側の後頭骨スクリュー挿入に際して，静脈洞損傷のリスクを伴う。

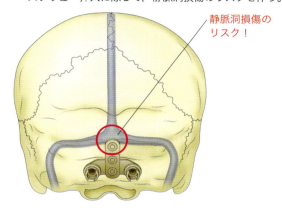

図8 後頭静脈洞の存在と静脈洞損傷のリスク

血流が豊富な後頭静脈洞が存在する例では，後頭骨の正中をドリリングする際に，静脈洞損傷のリスクを伴うので注意を要する。

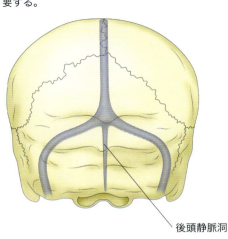
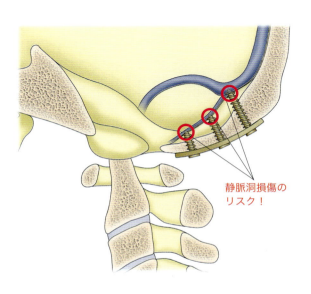

後頭骨頸椎後方固定術

オペ時のメルクマール

● **術前の画像評価時：MRIや造影CTで静脈洞の位置，外後頭隆起との位置関係を確認しておく（図9）**

> POINT 術中に外後頭隆起を指標とすることにより，横静脈洞の位置を同定することができる。

a：T2強調MRI正中矢状断像　　　　b：造影CT正中矢状断再構築像

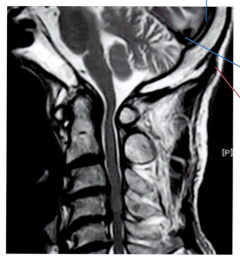
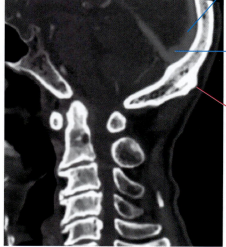

● **MRIで静脈洞の形態あるいは走行に異常が疑われる時：造影CTの3次元像を静脈相で作成して静脈洞の詳細な評価を行う（図10a，b）**

> POINT 3次元実体模型を作製して術前手術シミュレーションを行うことも有用である（図10c，d）。

術前シミュレーションを行うことにより，静脈洞近傍ではスクリューが内板を貫かないようにスクリューの長さをあらかじめ決定したうえで手術に臨むことができる。

a：造影CT水平断像　　　　　　　　b：3次元像（静脈相）

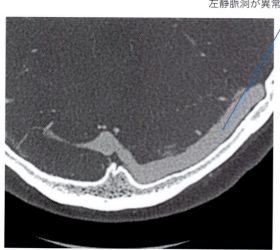
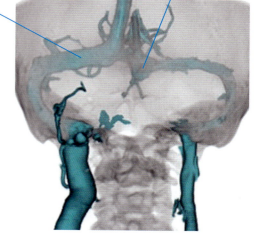

（a，bとも文献7より一部改変）

58　トラブル＆メルクマール 頚椎

（図10 つづき）

c：3次元実体模型

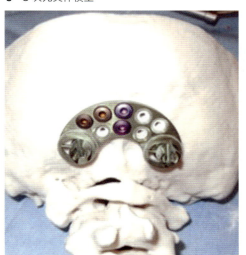

d：3次元実体模型

静脈洞交会が低位
左横静脈洞が異常に怒張している

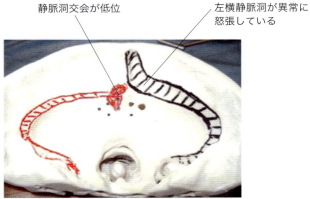

(c，d とも文献 7 より一部改変)

● 後頭骨スクリュー挿入時：後頭骨の正中部内縁は透視で薄く描出されるので，注意して観察する必要がある（図11）

POINT 最頭側の後頭骨スクリューが静脈洞損傷の近傍に挿入されることになる。静脈洞損傷が懸念される場合は内板をあえて貫通させず，monocortical な挿入に留める。力学的な強度に不安を感じる場合は，補強用のプレートを加え，側方にもスクリューを挿入することで強度が増す[9]。

a：正中に，できれば bicortical に挿入するのが望ましい。後頭骨内板の皮質骨部分は正中で厚く，正中を離れると急激に薄くなる。したがって，正中部分では長い後頭骨スクリューが挿入可能である。

b：側面の透視像を観察しながら行う。ドリリングは 2mm ごとの深さで慎重に進め，内板を貫通させる。ボールプローブが抜けた段階でドリリングを終了とする。

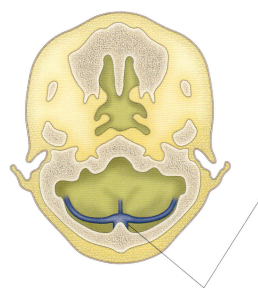

正中部の内縁は透視で薄く描出される

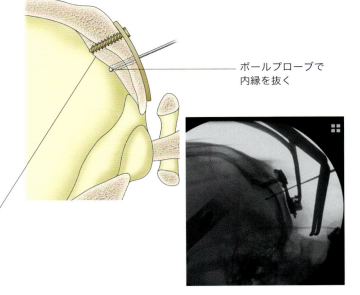

ボールプローブで内縁を抜く

3 C1 後弓切除時の動静脈損傷, 硬膜損傷, 脊髄障害

なぜ起こるのか

　脊髄除圧を目的としてC1後弓切除を行うが, その際, 切除範囲の外側端近傍では, 椎骨動脈がC1後弓の頭側をかすめるように上行していく。一方, 尾側には静脈叢が存在する。不用意にC1後弓切除をエアトーム (特にスチールバー) で行うと, 椎骨動脈, 静脈叢を損傷するリスクがある (図12)。

　C1後弓切除が必要な例では, 通常, 環軸椎亜脱臼の状態であり, 脊髄がC1後弓によって圧迫を受けている。症例によっては, C1後弓の内縁と硬膜に癒着が生じている可能性がある。不用意

にC1後弓切除をエアトームで行うと, 硬膜を損傷し, 髄液漏が生じる。

　脊髄がC1後弓によって圧迫を受けている状況で, C1後弓の開削を行うという操作そのものが脊髄障害のリスクである。エアトームで開削する際には, 多少なりとも脊髄の圧迫が増強していると考えるべきである。

　C1後弓の脊柱管側の皮質骨は, 思った以上に厚く, そして硬い。ダイヤモンドバーでC1後弓の正中部分をすべて開削すると, かなりの時間を要し, 脊髄障害を引き起こすリスクが増す (図13)。

起こさないために

■ 術前の画像検査で, 症例のごとの椎骨動脈の走行およびC1後弓の骨形態をあらかじめ把握しておく必要がある。

■ C1後弓をエアトームで開削する際は, 椎骨動脈, 静脈叢をガードしながら行い, 万が一の血管損傷を避ける。

■ 必要最小限の時間で開削を済ませるためには, C1後弓切除はen-blockに行うのが望ましい[4]。

起きてしまったら

◆椎骨動脈損傷
動脈壁損傷の大きさにより対応が異なる。

・小さな穴 (例えば, エアトームが短時間, 動脈壁に接触してしまった場合) であれば, 圧迫止血のみで出血が止まることもあり得る。ただし, かなりの長い時間 (1時間くらいの止血時間は覚悟しておくべきである), 圧迫止血を続ける必要がある。

・壁の大きな損傷 (例えば, 電気メスで椎骨動脈に切り込んでしまったような場合) では, 圧迫止血のみでは対応困難であり, 椎骨動脈を結紮する, あるいは, カテーテルでコイリングを施

行してもらう必要がある。

・圧迫止血で出血が止まっても, 動脈壁に血栓が生じ, これが遊離して小脳梗塞あるいは脳幹梗塞が発生する可能性は否定できない。結紮あるいはコイリングを行った場合, もしも対側の椎骨動脈からの血流が乏しい場合は, 小脳梗塞あるいは脳幹梗塞が発生する可能性がある。慎重な経過観察が必要である。

◆静脈叢損傷
通常は, コラーゲン止血材や保護シートによる圧迫止血で出血のコントロールは可能である。

◆脊髄障害
脊髄モニタリングの電位が低下した場合は, 手術を中断し, 波形の回復を待つ。メチルプレドニンコハク酸エステルナトリウム (通常は500mg) を経静脈的に投与することもある。

◆心静止
術中の脊髄への刺激を契機に, 突然, 心電図の波形が平坦になり, 動脈圧が測定不能になる, いわゆる心静止という状態に陥ることがある (図14)。これは, 心臓迷走神経反射の関与により生じるとされている。手術操作を中止することで, 通常は数秒から十数秒で心臓の拍動は再開するとされる。加療としては, アトロピン投与の有用性が報告されている。

図12 C1後弓切除時の動静脈損傷のリスク

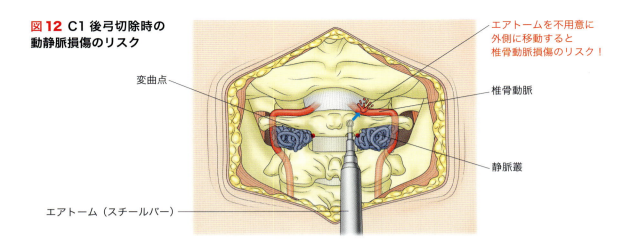

図13 C1後弓切除時の硬膜損傷および脊髄障害のリスク[4]

a：環軸椎亜脱臼の状態での上位頚椎の解剖（正中矢状断）

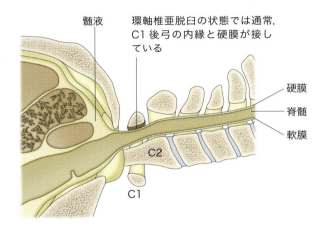

b：環軸椎亜脱臼の状態での上位頚椎の解剖（C1高位水平断）

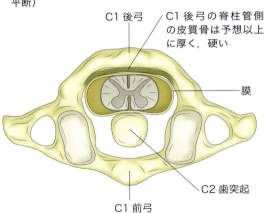

c：C1後弓の開削時に生じうる環軸椎亜脱臼の増強と脊髄障害の発生

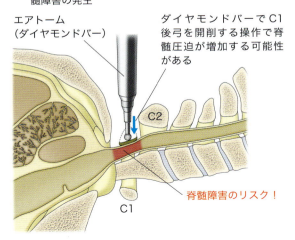

d：C1後弓の開削時に生じうる硬膜損傷と髄液漏

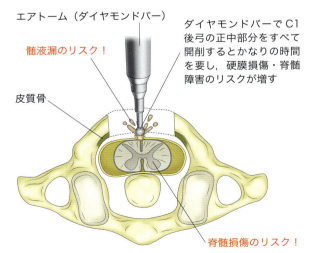

図14 C1後弓切除時に生じた心静止
（関節リウマチに伴う環軸椎亜脱臼例，60歳代，女性）

C1後弓切除と後頭骨頚椎後方固定術を施行した．心静止はC1後弓切除の最終段階で，硬膜直上の皮質骨をダイヤモンドバーで開削中に生じた．

a：術中の頚椎側面透視像．腹臥位のみでは環軸椎の整復が得られていない．

b：術前のT2強調MRI正中矢状断像．C1後弓により脊髄の著明な圧迫を認める．

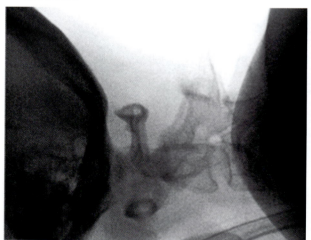
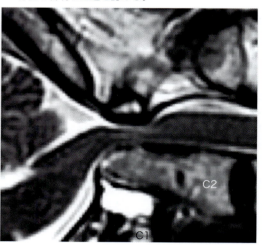

c：心静止発生時の心電図・動脈圧所見．約15秒間で心拍動が再開した．

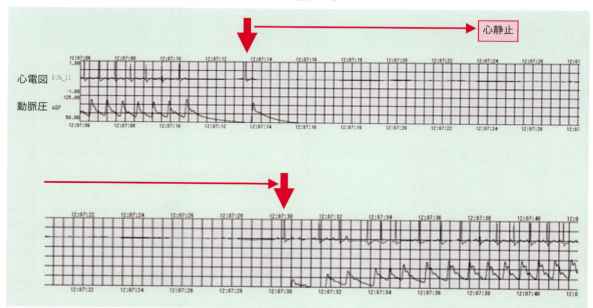

オペ時のメルクマール

● **椎骨動脈の同定時：術中，変曲点を基準に椎骨動脈の位置を同定することができる（図15）**

> **POINT** 椎骨動脈の位置が分かりにくい場合はドップラーエコーを使用する。

術前の造影CTの3次元像で，C1後弓の骨性要素と椎骨動脈の位置関係を詳細に把握できる[10,11]。C1後弓は中央部分では太く，外側では細い。中央部分から外側に移行する領域の形態が特徴的である（変曲点）。

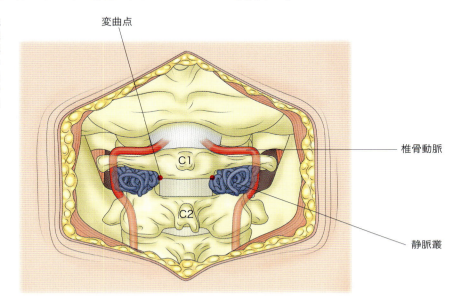

● **C1後弓の開削時①：ペンフィールドにて頭側の椎骨動脈，尾側の静脈叢をガードし，ダイヤモンドバーでC1後弓の左右の外側で縦に溝を作るように開削を進める（図16）**

> **POINT** C1後弓切除は脊髄モニタリング下に行い，C1後弓外側の展開，エアトームでの開削は，顕微鏡を使用して行うべきである。

C1後弓頭側の椎骨動脈と尾側の静脈叢をガードしながらC1後弓の左右の縦溝を作製する。C1後弓の開削の幅は変曲点を基準に決定する。脊髄より広い幅の開削が必要である。C1後弓の外側は細いので，ダイヤモンドバーで十分に開削が可能である。

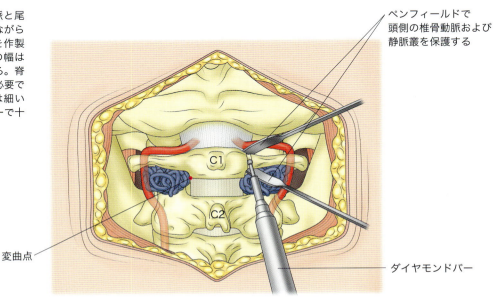

オペ時のメルクマール

● **C1 後弓の開削時②：エアトームがはねて椎骨動脈を損傷するリスクがあり，安全のために最初からダイヤモンドバーを使用するべきである（図17）**

> **POINT** 脊柱管側の皮質骨を最後までエアトームで抜いてしまうと，静脈からの出血が生じる。さらに硬膜への損傷も与えかねない。皮質骨の最後の部分（骨膜に相当し，柔らかい組織である）を残し，その部分はペンフィールド（鈍な先端）で抜くようにすると安全である。

著者は，最初は 3mm 径のダイヤモンドバーを使用し，脊柱管側の皮質骨の最後の削りは，2mm 径のダイヤモンドバーを使用することが多い。

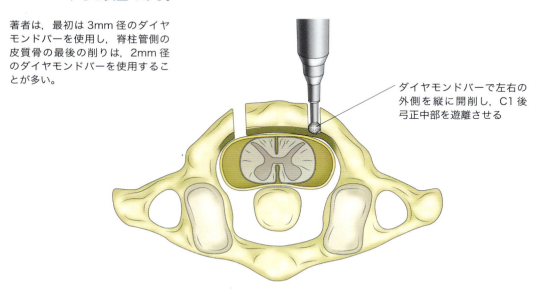

ダイヤモンドバーで左右の外側を縦に開削し，C1 後弓正中部を遊離させる

● **C1 後弓の摘出時：C1 後弓の可動性が確認できたら摂子で C1 後弓を持ち上げ，硬膜との癒着を剥離して en-block に摘出する（図18）**

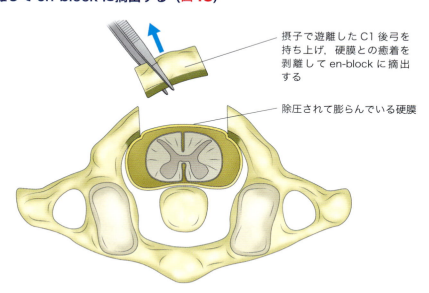

摂子で遊離した C1 後弓を持ち上げ，硬膜との癒着を剥離して en-block に摘出する

除圧されて膨らんでいる硬膜

［山崎正志］

文献

1) Miyata M, Neo M, Fujibayashi S, et al.O-C2 angle as a predictor of dyspnea and/or dysphagia after occipitocervical fusion. Spine 2009；34：184-8.

2) Ataka H, Tanno T, Miyashita T, et al.Occipitocervical fusion has potential to improve sleep apnea in patients with rheumatoid arthritis and upper cervical lesions. Spine 2010；35：E971-5.

3) 山崎正志. 上位頚椎手術. 整形外科治療と手術の合併症－起こさない対応・起きた時の対応, 冨士武史編, 東京：金原出版；2011.p144-9.

4) 山崎正志. 後頭骨頚椎後方固定術―適切な術後 O-C2 角を獲得するコツを含めて. 脊椎脊髄 2017；30（9）：803-11.

5) Haher TR, Yeung AW, Caruso SA, et al. Occipital screw pullout strength. A biomechanical investigation of occipital morphology. Spine 1999；24：5-9.

6) Izeki M, Neo M, Fujibayashi S, et al. Utility of the analysis of intracranial venous sinuses using preoperative computed tomography venography

for safe occipital screw insertion. Spine 2013；38：E1149-1155.

7) 山崎貴弘, 加藤 啓, 山崎正志, ほか. 横静脈洞の拡張を伴う後頭骨環椎癒合症に対する手術経験：3次元実体模型を用いた術前手術シミュレーションの有用性. 東日本整災会誌 2013；25：475-8.

8) Mikawa Y, Watanabe R, Hino Y, et al. Cerebellar hemorrhage complicating cervical durotomy and revision C1-C2 fusion. Spine 1994；19：1169-71.

9) 山崎正志. 頚椎後弯：アテトーゼ型脳性麻痺(CP)に伴う頚髄症. 新脊椎インストゥルメンテーション, 野原 裕, 鈴木信正, 中原進之介編, メジカルビュー社, 東京. p110-3, 2014.

10) 山崎正志, 梁川範幸. 上位頚椎インストゥルメンテーション手術における椎骨動脈走行の術前評価, 3次元CT血管造影法による解析. 関節外科 2008；27：44-51.

11) 山崎正志. 頚椎後方アプローチ. 整形外科サージカルアプローチ, 井樋栄二, 野原 裕, 松末吉隆編, メジカルビュー社, 東京. p171-84, 2014.

トラブル & メルクマール 頚椎

頚椎椎間孔拡大術
(Cervical for aminotomy)

1 神経根損傷

なぜ起こるのか

狭い椎間孔に，骨を十分菲薄化する前に無理に鋭匙やケリソン鉗子などを突っ込む操作で神経根に圧迫が生じ，神経根を障害する（図1a）。

椎間孔をドリリングする際に，最後まで骨をエアドリルで切除することにこだわるとエアドリルの圧迫による直接損傷や骨削除の際に発生する熱による神経根熱損傷が起こる（図1b）。

起こさないために

- 最後までエアドリルで除圧をすることにはこだわらず，エアドリルで椎間孔背側から削り，腹側骨皮質まで十分菲薄化し，鋭匙やケリソン鉗子が無理なく挿入できるようになった後に残りの腹側骨皮質を切除すると安全である。

起きてしまったら

- 神経上膜のみの損傷の場合は，麻痺が起こらないことも少なくないので，そのまま様子をみる。
- モニタリングで損傷直後から電位が有意に低下した場合は，一時的に操作を休み，回復を待つ。

図1 神経根損傷の原因

a：鋭匙やケリソン鉗子による無理な操作　　b：エアドリルの使用に最後までこだわって行う椎間孔の骨切除

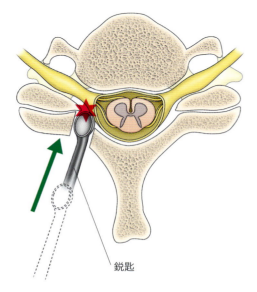
鋭匙

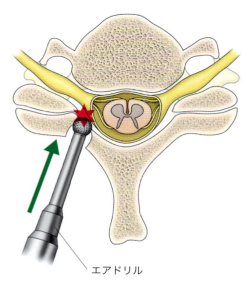
エアドリル

オペ時のメルクマール

● **除圧範囲を決める時：内外側の除圧は椎間関節内側半分，頭尾側の除圧は頭側椎弓根下縁〜尾側椎弓根上縁とする（図2）**

a：内外側は，狭窄の程度・病態などに応じて除圧範囲を決定する．オリエンテーションに不安があれば，当該高位の片側椎弓切除を併用してもよい．
脊柱管狭窄を伴う例では，脊柱管拡大術を併用する場合も多いので，そのときはオープンサイドを神経根障害側にするとまず硬膜がみえるので，神経根分岐部のオリエンテーションが容易につく．

b：頭尾側で，特に変性の強い椎間孔では，上関節突起の先端が骨棘として頭側に伸びているので（○），削り残さないよう注意が必要である．

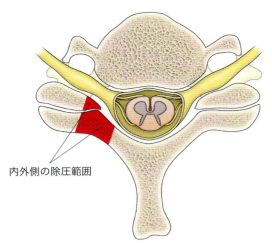

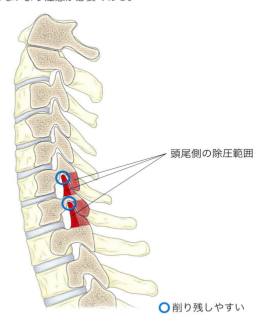

● **除圧操作時：椎間関節の関節裂隙をメルクマールにして進める（図3）**

エアドリルで下関節突起・上関節突起を順次掘削切除していく．この際，椎間関節の関節裂隙がよいメルクマールになるので確認・追跡しつつ切除を進めていく（a）．エアドリルで上関節突起の腹側骨皮質を十分に菲薄化できたら（b），鋭匙などを使用して残りの骨を切除していく（c）．

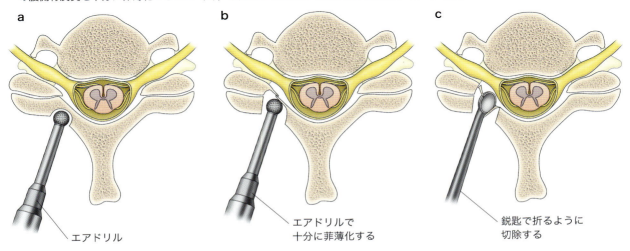

2 出血

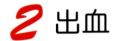

なぜ起こるのか

硬膜を正中側から追っていくと神経根肩口部分の静脈叢と遭遇しやすい。

神経根肩口部分を縦走する静脈叢を損傷すると、かなり出血して視野の確保に難渋することがある（図4）。

起こさないために
- まず椎間関節内側部分の切除を行い、上関節突起腹側骨皮質を十分菲薄化してから、鋭匙などで折るように残りの骨を切除すると出血しにくい。
- 神経根肩口部分の軟部組織は、最後まで切除しない。

起きてしまったら
- ◆アビテン®とサージカルコットンをあてがってしばらく待ち、止血を図る。勢いよく出血することもあるが、必ず止血されるので、慌てずにまずはむやみに焼灼せず、止血薬をあてがって出血が少し落ち着くのを待つ。
- ◆出血が落ち着いたところで、神経根の肩口または腋窩部分から静脈叢を同定し、バイポーラで焼灼する。

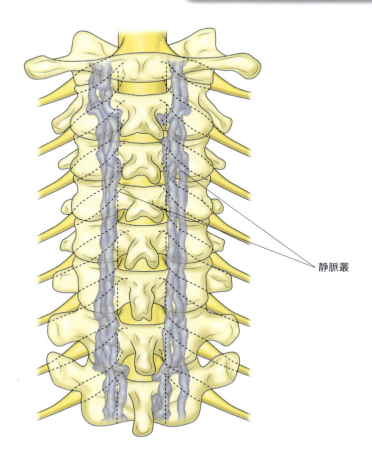

図4 神経根肩口および腋窩部の静脈叢

静脈叢

オペ時のメルクマール

● **椎間関節内側の切除時：椎間関節の合わせ目から腹側骨皮質までエアドリルで削り，残りは鋭匙で切除する（図5）**

　POINT 神経根肩口部分の軟部組織は最後まで切除しない。

a：関節裂隙を目印にして削り進めるとオリエンテーションが付けやすい。

b：エアドリルで上関節突起の腹側骨皮質まで十分に菲薄化できたら，残りの骨を鋭匙などで切除する。十分に菲薄化できていれば容易に残りの骨を折るように切除することが可能である。なかなか切除できない場合は菲薄化が不十分なので，無理には突っ込まず，菲薄化を追加する。

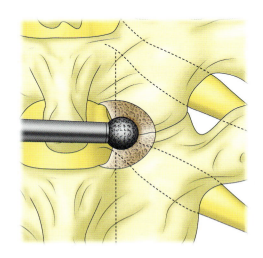
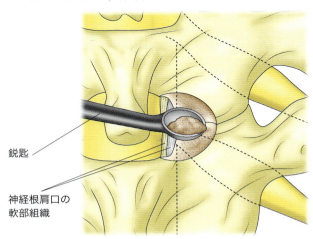

鋭匙

神経根肩口の軟部組織

● **神経根肩口付近の静脈叢から出血：アビテン®充填〜サージカルコットンで止血そしてバイポーラで止血する（図6）**

a：神経根腋窩部分からの出血はアビテン®を充填のうえサージカルコットンを詰め込んで止血する。

b：出血が少し落ち着いたところで肩口のサージカルコットンをはずし，バイポーラで止血する。

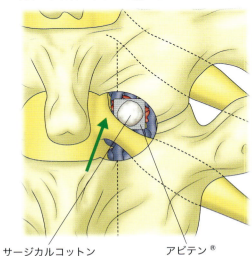
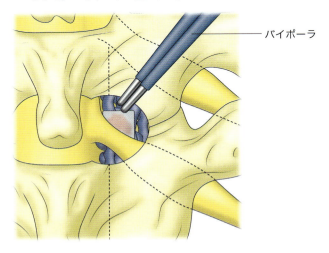

サージカルコットン　アビテン®

バイポーラ

［國府田正雄］

トラブル & メルクマール 頚椎

頚椎前方除圧固定術
（Anterior cervical decompression and fusion）

1 食道・後咽頭壁損傷

なぜ起こるのか

術中に損傷する場合と，遅発性に発生する場合に分けられる。

術中損傷は通常，何らかの誤操作により生じ，アプローチ中の電気メスや鉗での直接損傷，開創器の鉤が頚長筋をはずれることによる圧迫，電気メスの接触・椎体表層でのエアドリル誤操作などが原因となる。術中に気づく場合もあるが，多くは術後比較的早期に発熱・頚部腫脹・創滲出などの症状が出現することにより発見される。

遅発性に発生する原因としては，プレート脱転やスクリューの逸脱などにより固定金属が食道に接触し続けることによる浸食がほとんどである[1]。後咽頭壁は比較的薄く，食道に比べて損傷を受けやすい。

Information

Halani らの頚椎前方手術により生じた食道損傷153 例のレビューによれば，外傷例が 77 例と約半数を占めた。損傷高位は C5/6(51 例)，C6/7(39 例) の順に多く，損傷原因としては，内固定金属の脱転が 31 例，固定金属による侵蝕が 23 例，術中損傷が 14 例の順に多くみられた[1]。

起こさないために

■ アプローチの際に鉤で気管および食道をよける場合，鉤が椎体前面に接し，食道が術野に露出しないよう助手に確実に保持させる（図1）。
■ 頭側に展開を広げる際には，後咽頭壁を意識して愛護的に操作する。
■ 開創器を頚長筋下に確実に設置できるよう，骨棘の処理と頚長筋の剥離を適切に行う。
■ 椎体前面付近の浅い部分の骨開削にエアドリルを用いる際には，食道が露出している部位を鉤や吸引管などにより適切に防護する。椎体内で開削をエアドリルで行う際には，回転が確実に止まってから椎体外に出すことを徹底する。
■ 術後の遅発性食道損傷を回避するためには，適切な骨移植・固定金属設置により脱転を避けることが不可欠である[2]。
■ 術中に気づかない微少な損傷が生じている可能性を踏まえ，単椎間の手術であっても翌日からの食事摂取開始は控えるのが望ましい。

起きてしまったら

◆ 術中に損傷を確認し，鋭的な損傷で損傷範囲が限局的な場合には，吸収糸による連続縫合で修復し，胃管留置を継続して術後 1 週間程度は絶食とする。
◆ 術中のエアドリルなどによる損傷で壁に欠損が生じた場合には，胸鎖乳突筋弁などのフラップで覆う[3]ことも考慮する。
◆ 術中の損傷においては，消化器外科医または頭頚部外科医の応援が受けられる状況にあれば修復を依頼する。
◆ 術中に気づかず，発熱や頚部腫脹，咽頭痛などの症状が出現してから損傷が確認された場合は，高率に感染を合併し，重症化する可能性があることを念頭に治療を行う。直ちに絶飲食・抗生薬投与開始，食道内視鏡下に胃管を留置する。創洗浄を行い，可能であれば内固定金属を抜去する。食道瘻孔部周囲は脆弱化しており，縫合後に食道内圧がかかるため，縫合閉鎖のみでは通常不十分であり，胸鎖乳突筋弁フラップなどを用いた修復術[3]を専門医に依頼する。

図1 鉤による気管・食道の不適切・適切な保持

a：不適切。食道が鉤の下に挟まっている。

b：適切。鉤の先端が椎体前面に達し，食道が鉤により保護されている。深頚筋膜越しに頚長筋が確認できる。

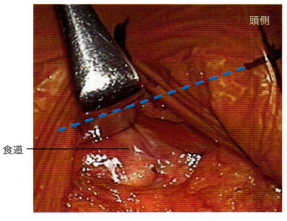
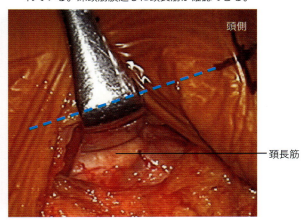
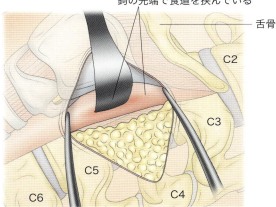
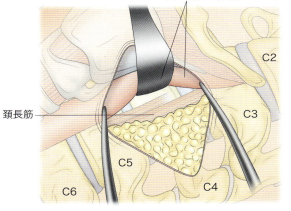

オペ時のメルクマール

● 手術体位の設定時：気管・食道が緩くなる中間位で保持し，左右回旋は加えない（図2）

枕・タオルなどを用いて頭部を適切な高さに保持し，下顎を挙上する。左右回旋は加えない。中下位頚椎は中間位，頭蓋頚椎移行部のみ後屈位として，中下位頚椎のアライメントが後屈にならないようにする。
執刀前に気管・食道を進入側の対側に用手的によけた際に緊張が強くないことを確認する。

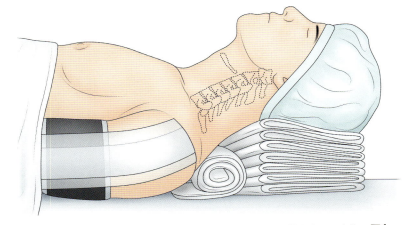

頚椎前方除圧固定術　71

オペ時のメルクマール

● アプローチ：肩甲舌骨筋外側を指標として椎体に向かって直線的に進める（図3）

a：反回神経麻痺を避けるため左側進入がより望ましい。頚部の皮膚溝に沿った横切開とし，正中を越えて皮切する。高さは舌骨を目印としてC4/5高位以上へのアプローチでは舌骨直下の横切開で通常対応できる。

b：広頚筋および浅頚筋膜を皮切幅で横切開すると脂肪層が確認できる。正中付近には広頚筋筋腹はなく浅頚筋膜のみとなる。
－－－正中線

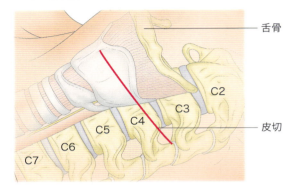

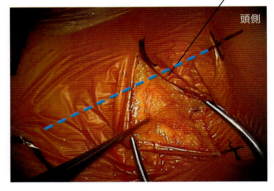

c：肩甲舌骨筋上の中頚筋膜を切開し，同筋の外側縁を頭尾側に展開する。

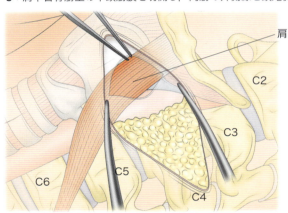

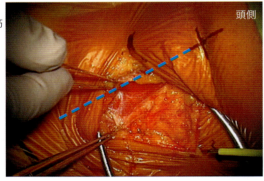

d：肩甲舌骨筋ごと気管・食道を確実に鉤で内側に軽くよけ，先端を椎体前面に接触させた状態で助手に保持させる。

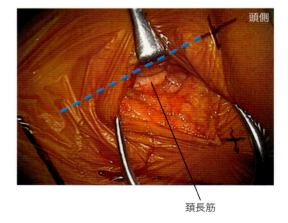

（b～dの写真は文献2より転載）

骨移植・プレート設置時：移植骨の大きさは母床に合わせる（図4）

POINT 移植骨は直方体に成形してはめ込み，決して打ち込まない。

a：術後の移植骨脱転を防ぐため，移植骨（腸骨）は母床の高さを越えない大きさに採型する。深さは椎体前後幅によるが，10～12mm程度が望ましい。

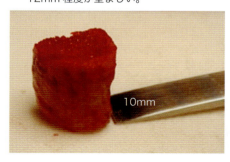

b：移植骨は，椎間開大器を拡げたときに摂子で容易に取り出すことが可能な程度の長径が望ましい。

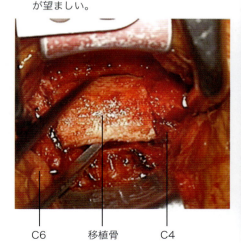

c：深さ15mmの針を用いた術中X線像を元にスクリュー長を選択する。

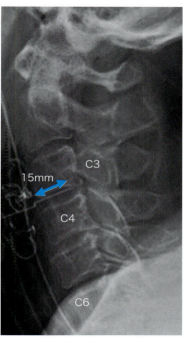

d：著者らは，後の移植骨 subsidence によるプレート脱転を予防するために dynamic plate system を使用し，これまで脱転例は認めていない[2]。術前のアライメントから大きく変えないようにプレートのカーブを調整する。スクリュー長は，術中メルクマール撮影像を基準に極力 bicortical となる長さを選択する[11]。この症例ではC3，6に16mm，C4に14mmのスクリューを選択し，dynamic plate を用いた固定を行っている。

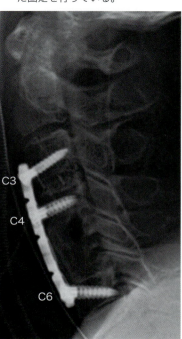

椎骨動脈損傷

なぜ起こるのか

椎骨動脈の走行異常（椎体内迷入・横突起間での前方突出）や，腫瘍による蛇行や動脈壁の菲薄化などは危険因子となるが，椎体や椎間板展開時に電気メスなどにより損傷する場合，椎体開削の際にエアドリルなどで損傷する場合が一般的である[4]。

Information

頚椎前方手術中に生じた椎骨動脈損傷39例のレビューによると，損傷原因はドリル操作が23例と最多で，固定金属設置が4例，鉤による牽引が2例，椎間板切除が1例と続いていた[4]。

起こさないために	起きてしまったら
■ 術前の CT, MRI により手術高位における椎骨動脈走行を確認しておく．CT と MRI を見比べることにより，動脈走行や優位側を判断することが可能であり，血管造影検査は必須ではない(図5)． ■ 椎体展開時に両側横突起を露出する際，頭側椎間板に沿って行い，横突起間での電気メス使用を避ける．Luschka 関節前面の骨棘処理時に，横突起面より深く鉗子を入れないように気をつける． ■ 椎体の開削時には Luschka 関節と横突起により左右幅を確認し，左右に偏ることのないように留意する．	◆ 出血点を直接吸引したりせず，サージカルコットンを介して摂子で圧迫する．少しずつサージカルコットンをずらしながら酸化綿などの止血材料を出血点に直接当たるようにする．ただし，適切な部位での圧迫ができなければ，止血は不可能である．従って，必要に応じて横突起を一部切除し，より効果的な圧迫を行う．直接縫合を推奨する報告[4]もあるが現実的ではなく，止血のみならば圧迫止血で十分である． ◆ 術後早期に造影 CT ないし MRA により椎骨動脈の状態を確認することが望ましいが，血栓症や再出血に留意しつつ，術後も挿管を継続して厳重な経過観察を行うことが最も大切である．

図5 術前 CT, MRI による椎骨動脈走行の確認 (70 歳, 男性)

椎骨動脈の太さに左右差がみられるが，血管造影を行わなくても単純 CT (ないし CTM) および MRI により，おおむね走行と左右差の判断が可能である．

a：術前 CTM(C4 高位)　　　　　　　　b：術前 MRI T2 強調像 (C4 高位)

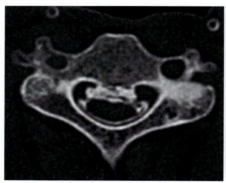 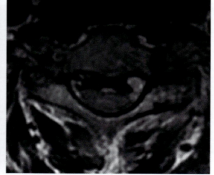

c：血管造影後 CT(C4 高位)　　　　　　d：血管造影後 CT

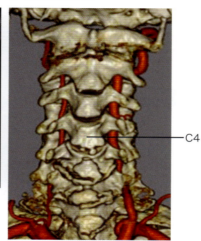

オペ時のメルクマール

 椎体展開・開創器設置時：左右の横突起を確認する（図6）

> **POINT** 開創器の爪が確実に頚長筋の裏側に入っていることを確認する。
> 骨棘を適切に処理することにより，左右への偏りのない術野保持が可能となる。

正しいオリエンテーションのためには，左右の横突起を確認することが望ましい。この際，横突起間に電気メスで入らないように留意する。横突起（前結節）基部に至るまで頚長筋を剥離後，Luschka関節上の骨棘を外側までヘラで鈍的に剥離し，切除する。この際，鉗子が背側に向かわないよう留意する。

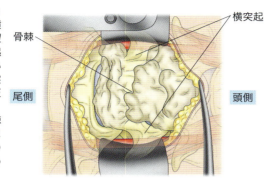
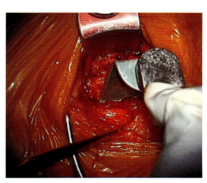

 椎間板切除・椎体開削時：Luschka 内側縁および椎弓根内側壁が指標となる（図7）

> **POINT** Luschka 関節上は表層のみパンチを用い，内部は鋭匙を用いて外側から内側に向かって掻き出すようにする。頭側椎体の前縁のみあらかじめ削っておくと椎間板腔の観察が容易となる。

a，b：椎間板切除は Luschka 関節内側（赤星印）が確実に露出するように行う。椎体開削前に横突起基部（青星印）の位置を確認することにより，左右に偏った開削を回避できる。
後縦靱帯骨化症（OPLL）で外側幅が十分必要な場合には，横突起の辺縁（黄星印）を神経ベラで触知して確認する。

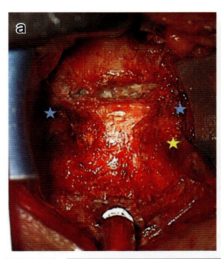
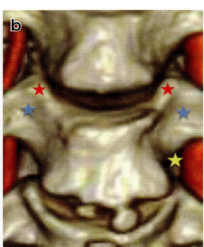

c：椎体開削は，左右の Luschka 関節内側縁の間で開始する。椎間板切除により椎体後壁の深さが確認できていれば，比較的短時間にあまり出血させず椎体亜全摘をすることが可能となる。
後縦靱帯が露出したら，左右の椎弓根の内側壁を目印にして左右の除圧幅を調整する（青矢印）。骨性開削をおおむね終えてから後縦靱帯を縦切開し，硬膜管の除圧を確認する。

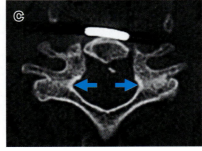

3 術後の気道狭窄

なぜ起こるのか

血腫による場合と浮腫による場合がある。

血腫は術当日例が多く[5]，動脈結紮端や凝固切離した血管からの再出血が主な原因と考えられる。

気道浮腫は術翌日以降の発症が主で，術中の気管に対する過度の牽引，長時間の鉤による圧迫などが原因となる。

気道浮腫は多椎間手術での発生が多いが[6]，血腫は単椎間手術でも多数報告されている[5]。

Information

Sagi らは，気道合併症の危険因子として，①3椎体以上の展開，②300mL以上の出血，③C2,3,4椎体展開，④5時間以上の手術時間を挙げている[6]。

起こさないために

- 血腫を起こさないためには，展開時に血管を確実に凝固または結紮すること，閉創前に出血のあった場所を再確認することが不可欠である。
- ドレーン留置操作によりドレーン孔の裏側で血管損傷を起こすことがあり，外頸静脈を避けることやドレーン設置直後に出血がないことを確認するなどの注意が必要である。
- 浮腫を起こさないためには，術中に気管を過牽引しないよう余裕をもった展開をすること，術中の牽引を必要な部分に留め，時々開放することなどがある。
- 多椎間症例やOPLL症例などハイリスク症例では，術当日は挿管のまま管理し，翌日覚醒後にcuff-leak test[7]により気道狭窄がないことを確認してから抜管することが，合併症を防ぐために必要である[8]。

起きてしまったら

- 主に術当日に発生する血腫の気道狭窄では一刻を争うため，挿管を急ぐより可及的に創を開放することが肝要である。創開放後，洗浄・創閉鎖を行う。
- 挿管して処置を行った場合，当日は抜管せず，翌日以降に後咽頭の腫脹程度を評価し，cuff-leak test 施行のうえで抜管する。
- 主に術翌日以降に発生する浮腫による気道狭窄では，声門周囲も腫脹して通常の挿管が困難である可能性が高い。気道確保にあたっては気管切開（簡易式含む）の準備もするべきである。
- いったん再挿管した場合には，腫脹の軽減する数日間は挿管のまま管理し，再度 cuff-leak test などにより気道狭窄が改善したことを確認してから抜管する。

オペ時のメルクマール

● 気道浮腫の回避法：術中の開創器は開削中の椎体に限局して設置する（図8）

多椎間手術において，常に全体がみえるように開創器をかけ続けることは気管・食道へ過剰な負荷となり，気道浮腫の原因となりかねない。食道は一部露出している（黄星印）が，損傷のリスクがある操作時以外は，気管・食道の鉤による圧迫を極力避けることが気道浮腫の予防上，大切である（写真はOPLLの4椎間手術例）。

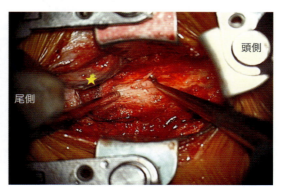

4 術後の嚥下障害・嗄声

なぜ起こるのか

　頚椎前方手術後に生じる嚥下障害の原因を単一因子に求めるのは難しいが，浮腫や血腫による咽頭・食道の圧迫が主な原因と考えられ，通常は術後1週以内におおむね改善する[8]。

　後縦靱帯骨化症（OPLL）などで髄液漏を伴う場合，高齢者では頚部腫脹が軽減する2〜3週までの間，嚥下障害を呈することがある。

　手術操作により，反回神経麻痺や上喉頭神経麻痺などが生じると誤嚥しやすくなり，比較的長期にわたり嚥下障害をきたすことがある。

　嗄声は，主に反回神経麻痺により起こるとされるが，一過性であることが多い。しかし長期化することもある[9]。

Information

　Jungらは，右側進入による120例の頚椎前方手術患者に対して術前後の喉頭内視鏡検査を行い，術後早期の反回神経麻痺は不顕性も合わせて29例（24.2%）にみられ，術後3カ月においても遺残する症候性の反回神経麻痺は3例（2.5%）にみられたと報告している[9]。ただし，左側進入であっても麻痺が生じることがある[10]ので注意が必要である。

起こさないために

■ 術中の気管・食道に対し過牽引することなく，軟部組織を愛護的に扱って頚部の浮腫を予防することが，嚥下障害を避けるうえで最も重要である。

■ 反回神経麻痺の予防には，①損傷されやすい右側進入を下位頚椎レベルでは選択しないこと，②開創器で強く気管を圧迫しないこと，③挿管チューブのカフ圧を上げ過ぎないこと[10]などがあげられる。

■ 喉頭の感覚に関与する上喉頭神経は，上甲状腺動脈の頭側を併走（**図9**）しており，2枝に分枝する。輪状甲状筋を支配する同神経外枝麻痺では高音発声がしづらくなり，感覚枝の内枝が麻痺すると嚥下反射に障害が生じて誤嚥しやすくなる。

■ C3までの展開で問題となることはほとんどないが，C2椎体まで展開する際には上咽頭神経外枝を温存できない場合もあり，その際には術後管理をより慎重に行う。

起きてしまったら

◆ 嚥下の評価を飲水開始時に行い，嚥下障害の可能性について早期に把握することが肝要である。むせが強い場合には無理をせず，経口摂取を制限して補液を続ける。

◆ 長期化する場合には，反回神経麻痺の可能性なども念頭に，声門の閉鎖不全があるかどうか耳鼻咽喉科に喉頭内視鏡による確認を依頼する。

◆ 高齢者においては，潜在的に嚥下機能低下があるため，嚥下に問題があれば経口摂取には慎重に対処しつつ栄養を考慮し，誤嚥性肺炎の発症を回避する。

図9 上喉頭神経の走行

a：上喉頭神経は上甲状腺動脈の頭側を併走しており，同血管の頭側展開時には極力温存するよう留意する。

b：術野頭側に上喉頭神経（白矢印）が走行している。C4/5高位で上甲状腺動脈を結紮している。

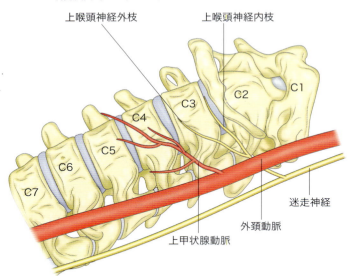

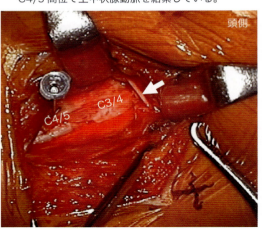

オペ時のメルクマール

● **上甲状腺動脈の結紮時：断端から再出血しないよう確実に結紮を行う（図10）**

POINT 鉤を内側に強く引くと横走する血管が伸ばされて他の組織と区別しにくくなるため，椎体前面に接触しながら適切な力加減で一定位置を保持させる。

a：C4/5より頭側にアプローチする場合には，上甲状腺動静脈結紮が必要となることが多い。十分な幅をもって上甲状腺動静脈を露出する。

b：2-0絹糸などで単結節結紮する。結紮部間が狭くならないように留意する。

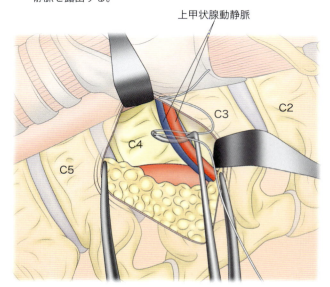

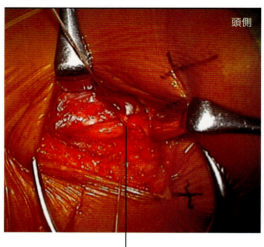

(図10 つづき)

c：剪刀にて切離する。

d：結紮切離終了後は頭側への展開が容易となる。

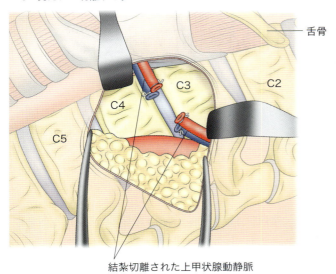
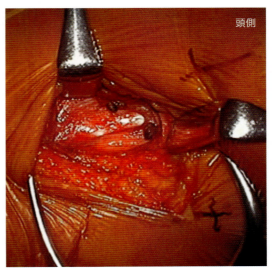

結紮切離された上甲状腺動静脈

[相庭温臣]

文献

1) Halani SH, Baum GR, et al. Esophageal perforation after anterior cervical spine surgery : a systematic review of the literature. J Neurosurg Spine. 2016 ; 25(3) : 285-91.
2) 望月眞人, 相庭温臣, ほか. 頚椎変性疾患に対する当施設における骨移植法を用いた前方除圧固定術と移植骨関連合併症による再手術の頻度および前方dynamic plateの有用性について. J Spine Res 2016 ; 7 : 1119-25.
3) Navarro R, Javahery R, et al. The role of the sternocleidomastoid muscle flap for esophageal fistula repair in anterior cervical spine surgery. Spine (Phila Pa 1976) 2005 ; 30(20) : E617-22.
4) Park HK, Jho HD. The management of vertebral artery injury in anterior cervical spine operation: a systematic review of published cases. Eur Spine J 2012 ; 21(12) : 2475-85.
5) Song KJ, Choi BW, et al. Acute airway obstruction due to postoperative retropharyngeal hematoma after anterior cervical fusion : a retrospective analysis. J Orthop Surg Res 2017 ; 12(1) : 19.
6) Sagi HC, Beutler W, et al. Airway complications associated with surgery on the anterior cervical spine. Spine (Phila Pa 1976) 2002 ; 27(9) : 949-53.
7) Fisher MM, Raper RF. The "cuff-leak" test for extubation. Anaesthesia 1992 ; 47 : 10-2.
8) 相庭温臣, 望月眞人, ほか. 頚椎多椎間前方除圧術における術後のRisk Management. J Spine Res 2016 ; 7 : 908-13.
9) Jung A, Schramm J, et al. Recurrent laryngeal nerve palsy during anterior cervical spine surgery : a prospective study. J Neurosurg Spine 2005 ; 2(2) : 123-7.
10) Kriskovich MD, Apfelbaum RI, et al. Vocal fold paralysis after anterior cervical spine surgery : incidence, mechanism, and prevention of injury. Laryngoscope 2000 ; 110(9) : 1467-73.
11) 門田 領, 望月眞人, ほか. 簡便かつ有効に頚椎前方プレート固定の両側骨皮質スクリューを選択する方法. J Spine Res 2016 ; 7 : 1126-30.
12) 相庭温臣, 望月眞人, 門田 領, ほか. 頚椎前方アプローチにおける解剖. 頚椎前方手術 Up To Date. 脊椎脊髄 2018 ; 30 (8) : p.686-92.

トラブル & メルクマール 頸椎

頸椎後縦靱帯骨化症 前方法
（Cervical OPLL：anterior approach）

1 除圧操作に伴う出血

なぜ起こるのか

　従来の骨性解離術では，骨化巣の摘出に多量の出血量を伴うとされているが[1]，これは後縦靱帯骨化症（ossification longitudinal ligament：OPLL）が除圧されていない状態では硬膜外静脈叢内圧が高く，怒張した血管からの出血の止血が困難になるためである．骨化巣外側の静脈がとくに問題となり，十分に骨化巣を菲薄化してから行うことが重要である．当施設では高齢者OPLLにおいても輸血を必要とした症例はない[2]．

　骨化巣の構造は症例によりバリエーションに富むため，表面から骨化巣外側の位置を特定しにくいことも一因である（図1）．

起こさないために

■ 硬膜外静脈叢は，骨化巣の菲薄化・除圧前では止血しにくいため着実に除圧を進めていくことが重要である．除圧の第一段階となる骨化巣辺縁の確認が特に重要である．

起きてしまったら

◆ 第一に直接出血点を吸引してはいけない．
◆ 出血部は凝固では十分な止血ができないため，アビテン®などの止血薬を用いて出血点をピンポイント止血する（図2a）．サージカルコットンなどをその表面に置き，止血血栓を作る（図2b）．
◆ 出血した箇所は止血しておいて，他の部分で除圧を進めていくと硬膜外静脈叢の圧も低下するため，自ずと当初の出血点の勢いも緩やかになってくる．

図1 表面から特定しにくい骨化巣下の出血点

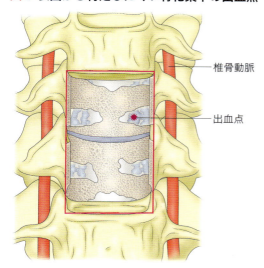
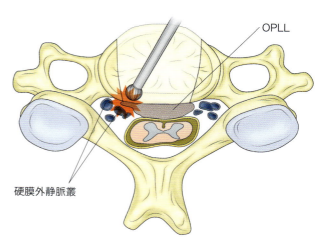

図2 止血材を使用したピンポイント止血法

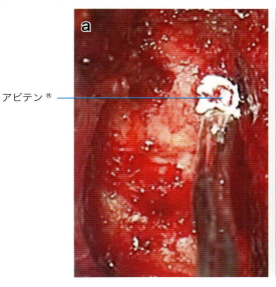
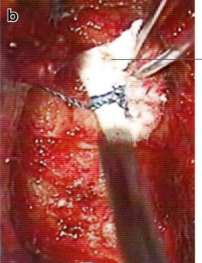

アビテン®

サージカルコットン

オペ時のメルクマール

● **術前準備の時：CT冠状断で骨化巣の形態を十分に把握する（図3）**

> **POINT** 骨化巣全体を展開し，除圧前に骨化巣外側に入らないようにするため，CT冠状断で骨化巣の形態を十分に把握しておくことが重要である。

> **POINT** 実際の術野と同じイメージがもてるため，CT横断像による骨化巣の深さの確認よりも価値が高い。

a：CT矢状断像。
b～d：OPLLの存在するC5-C6椎体の角度に合わせて再構成したCT冠状断像。bからdへ順に後壁下から脊柱管側へ向かうが，特にbにおいてはOPLL辺縁確認に役立つ。骨化巣全体を展開し，除圧前に骨化巣外側に入らないようにするため，CT冠状断での骨化巣形態を十分に把握しておくことが重要である。

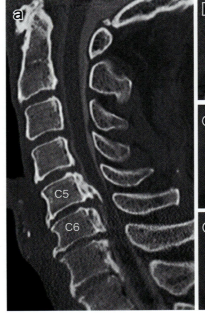
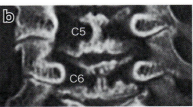
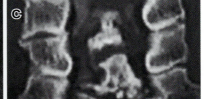
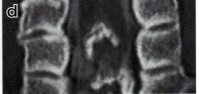

オペ時のメルクマール

● **OPLL 前方除圧時：横突起と椎体外側壁はペンフィールド剥離子で触知できる程度を展開する（図4）**

通常，OPLL 前方除圧の場合は，頚椎症手術よりも外側方向の展開を多く必要とするため，横突起および椎体外側壁はペンフィールド剥離子で触知できる程度まで展開してから開創器を設置する必要がある。

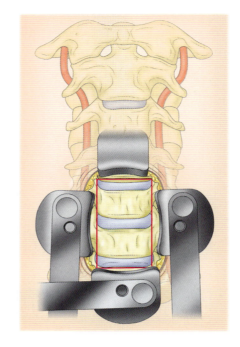

● **骨化巣辺縁の確認時①：椎間板部分を起点に椎体中央へスチールバーで手早く大まかに削除する（図5）**

POINT 椎体の中央部は，椎間板高位の削除領域を上下に拡大していき中央で連続させる。CT 冠状断を参考に個々の症例の骨化巣形態を考慮しながら進めることが重要である。

a：最初に椎体を亜全摘し，後壁付近まで削除する。

b：骨化巣辺縁の確認は，椎間板部分を起点に椎体中央へ削除を進めるとよい。この部分は解剖学的に無血管野であり，側方では Luschka 関節に連続しており，前後方向では後壁を越える深度まで到達できるため安全に作業を進めることができる。

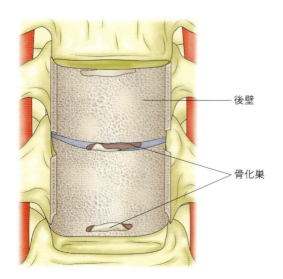
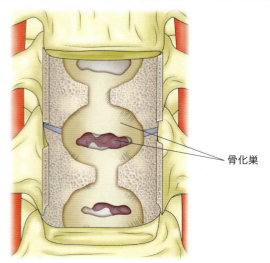

トラブル & メルクマール 頚椎

オペ時のメルクマール

● 骨化巣辺縁の確認時②：ダイヤモンドバーで骨化巣内部から削除していくと点状の出血（骨化巣の辺縁）が確認できる（図6）

POINT 椎間板高位で Luschka 関節に連続する骨化は支持部として残しておく。

a, b：ダイヤモンドバーで骨化巣内部から削除を行っていくと点状の出血が確認されるようになり，ここが骨化巣の辺縁である。

c：出血点は小さく点状であり，出血の勢いも弱いためにバイポーラで容易に凝固退縮が可能である。骨化巣辺縁が全体に確認できたら後壁の位置も判明しているため，一点で深く削りすぎて硬膜外静脈叢を破損する危険がなくなっているので，残存する後壁をダイヤモンドバーで安全に削除可能である。

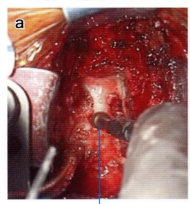
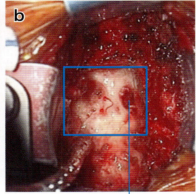
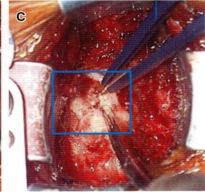

ダイヤモンドバー　　出血点（骨化巣の辺縁）　　バイポーラ

● 脊柱管側方に延伸する骨化巣の除圧時：骨化巣と脊柱管側壁の連続部分をエアドリルで菲薄化し，骨化巣を剥離しつつ脊柱管側に翻転する（図7）

a：脊柱管側方で骨化巣が側方に延伸する場合は，頑固な硬膜外静脈叢からの出血とくも膜損傷を生じることがあり，注意を要する。この部分の除圧の際，骨化巣外側部の硬膜外静脈叢やくも膜を損傷する可能性があるが，直線的な摘出操作では除圧前の出血となり止血が困難である。

b：まず骨化巣と脊柱管側壁を連続する部分をエアドリルで菲薄化する。

c：骨化巣を剥離しつつ脊柱管側に翻転する。このようにすれば除圧がなされているため，出血してもアビテン®などで出血点をピンポイント止血しやすい。

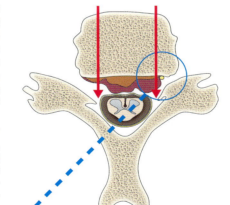

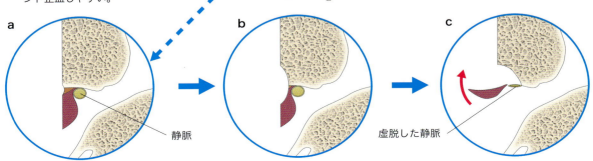

静脈　　虚脱した静脈

頚椎後縦靱帯骨化症 前方法

2 術後の髄液漏

なぜ起こるのか

骨化巣の大きいOPLLでは硬膜自体の欠損を認めることが多く（図8），テクニカルな問題以外で骨化巣剥離操作あるいは摘出に伴うくも膜を損傷することがある[1]。

起こさないために

- 骨化巣の骨化幅，占拠率がともに50％を超える大きいOPLLでは硬膜欠損の確率が高いため，骨化巣の一部菲薄化・浮上によるくも膜損傷の防止や，髄液瘻の予防が重要である。
- 術後は，誤嚥・咳嗽に伴う硬膜欠損部でのくも膜のpluggingに伴う破裂を生じる可能性がある。誤嚥リスクを低減させるため，飲水・食事摂取は起坐位で少量ずつ嚥下させるように指導する。

起きてしまったら

◆術中
- 髄液流出に慌ててくも膜損傷部を直に吸引してしまうと損傷範囲を拡大してしまう恐れがあるため厳禁である。
- くも膜損傷部にコラーゲン止血薬とサージカルコットンを置き，リークの勢いを弱める。
- くも膜損傷の処置は，損傷の状態により判断する。

◆術後
- 硬膜管内で髄液流出が確認されたときは，ドレーンにできる限り陰圧をかけない。間欠的なドレーンクランプあるいは可能なら大気圧とする（J-vacであれば二口ある吸引ポートのうちの一つに清潔操作でウロバッグを接続するなどにすれば，容易に回路を組むことができる）。
- 排液量には明確な基準が存在するわけではないが，目安として大動脈ステントグラフト挿入術に伴う脊髄虚血予防目的のスパイナルドレナージでは，20mL/h以下にすることが推奨されている[3]。
- 術後の出血を加味すると術後1日目での廃液は，経験則的に200～300mL未満に留めておくことが硬膜下血腫予防の観点からは望ましい。
- 血性分離した時点でドレーンを抜去し，抜去部はスキンステープラーで緊密に縫合して術翌日から座位とする。
- 上記のような処置をすれば，くも膜下ドレナージの必要はなく，むしろ同処置に伴う術後安静期間の延長，髄膜炎の可能性，小脳出血の可能性[3]の増大などを考慮すると，くも膜下ドレナージは設置せずに慎重な経過観察のみでよいと考える。
- 術後に偽性髄膜瘤を認めることが多いが，経過観察で消退する（図9）。
- 後咽頭腔腫脹は術後2～4日で最大となり消退するが，術後7日目から再度後咽頭腔の拡大を認め，2週間程度で消退する症例もあるため注意する（図10）。この間は誤嚥に十分に注意し，24時間の頭部挙上を励行する。
- 偽性髄膜瘤の縮小の兆しが確認されるまでは入院継続での管理が必要であるが，通常は2週間程度である。

Information

当施設において施行された頸椎前方除圧固定術では，OPLL145例中30例（21％）において，術中の髄液漏を生じていた[2]。

図8 骨化巣の大きなOPLLによる硬膜欠損例

骨化巣を硬膜より剥離した部分に生じた硬膜欠損部（青矢頭）。くも膜が温存されており，レンズ状に膨張して内部の脊髄が透見される。

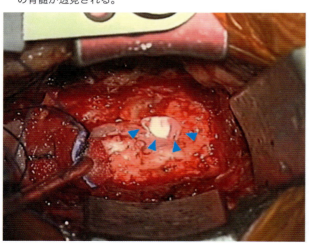

図9 術後の偽性髄膜瘤例

a, b：C3-4 椎体亜全摘時の髄液瘻から生じた偽性髄膜瘤（術後3週経過）。椎体前方に mass を形成しているが，圧平衡に達しておりこれ以上大きくはならない。

c, d：術後3カ月経過。損傷したくも膜が修復されると偽性髄膜瘤は速やかに吸収されていく。

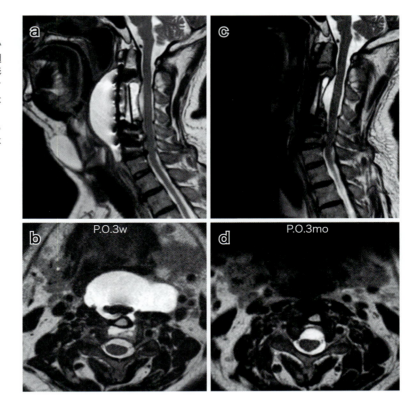

図10 術後の後咽頭腔腫脹例

a, b：術後2日目より後咽頭腔腫脹が認められ，術後1週間で最大に達した。

c, d：術後10日で若干の減少は認めるが，依然として外観的な緊満を認める。

e〜h：後咽頭腔腫脹は経時的に消退していき，術後1カ月ではかなり縮小，外観も正常化する。術後1年では完全に腫脹はなくなっている。

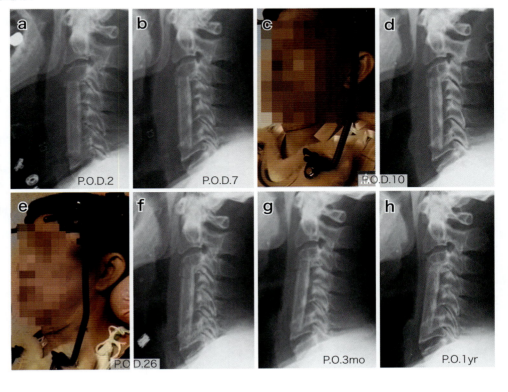

オペ時のメルクマール

● 骨化巣の菲薄化・断片化時：底面を菲薄化し，側面－後壁面を剥離・切除して，正中部に割を入れて浮上・翻転する（図11）

Point 側壁で出血した際には，いったんコラーゲン止血薬の充填による止血を行い，その他の場所で全体の除圧を進めるようにする。これにより次に操作を再開するときには出血の勢いは低下しており，安全な作業が可能になる。

a：くも膜損傷を生じさせないようにするため，骨化巣中央部でくも膜が損傷しない程度に十分に菲薄化する。

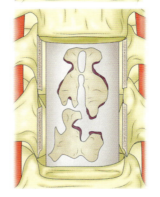
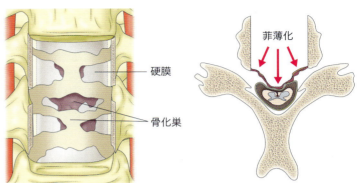

b：骨化巣側面は厚く残りやすいため，底面の菲薄化が全体的に進んだ後にLuschka関節に連続する骨化巣の支持部と側壁－後壁間を剥離・削除し，解離して全体的に除圧させる。これと並行して正中部で菲薄化した部分で割をいれ，骨化巣を正中部から浮上・翻転できるようにする。

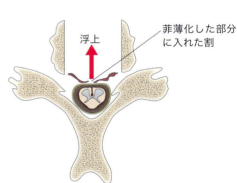

● 骨化巣の浮上あるいは摘出時：硬膜欠損が予想される部位では骨化巣を十分に菲薄化し，くも膜を被覆する目的で残す（図12）

a：骨化占拠率が50％を超えるOPLLの術中所見である。硬膜骨化を生じており，周辺を剥離して浮上させた。
b，c：術後CTでは菲薄化された骨化巣が浮上しており，除圧良好である。

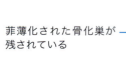
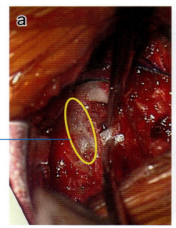
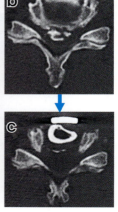

菲薄化された骨化巣が残されている

オペ時のメルクマール

● くも膜損傷を生じた時：いずれの損傷状態でも stay suture は行わない（図13）

Point 処置後に麻酔科に依頼して30mmHg程度のバルサルバ法を行い，髄液のリークを確認する。術当日は抜管せず挿管を維持して管理するが，過剰なパッキングが生じないように注意する。

a：くも膜の損傷がなければ硬膜欠損部にフィブリン糊散布で十分である。

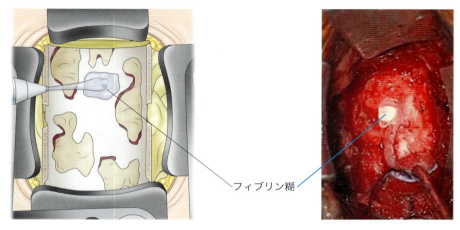

フィブリン糊

b：くも膜の一部損傷のサイズが小さい場合は，皮下脂肪片を膜状に伸展させたもので被覆する。

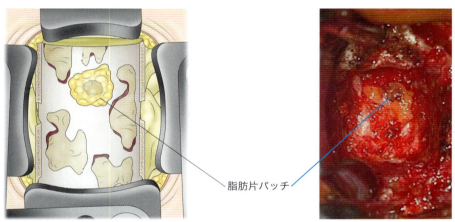

脂肪片パッチ

c：くも膜の一部損傷のサイズが大きい場合には，Gore-Texで硬膜欠損部を被覆し，その上からフィブリン糊の散布を行う。

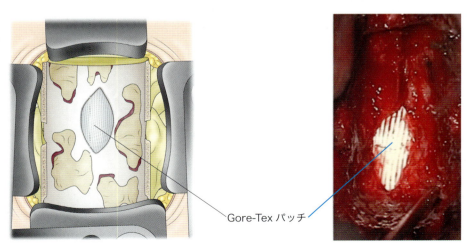

Gore-Tex パッチ

頚椎後縦靱帯骨化症 前方法

3 移植骨の脱転
（長範囲固定における腓骨移植）

なぜ起こるのか

骨質など患者側の要素を除けば，移植骨設置位置と大きすぎる移植骨が原因として考えられる。

起こさないために

- 長範囲頸椎除圧固定術では，inlay graft法で腓骨移植を行う。移植骨は，頭側は前方に，尾側は中央に設置する（図14）。尾側では，設置位置が椎体前方過ぎると移植骨の沈下によって母床破損のリスクが高まるので注意する。
- 適正な大きさの移植骨の採型を心がける。

起きてしまったら

◆コンストラクトの安定性と脱転状況により判断する（図15）（当施設ではダイナミックプレート固定後の脱転経験はない[1]）。
- 移植骨が安定している場合：安定性が良好であれば通常のカラー固定で対処可能である。
- 安定性に問題がある場合：ハローベスト固定の追加を検討するべきである（図16）。
- 不安定が大きい場合やハローベスト固定の適応困難が予想される場合：後方固定を追加する。
- 脱転した移植骨自体による障害が問題になる場合：再度前方からの移植骨置換を行う。もとの母床状態が不良ならば固定椎間の延長を検討する（固定法は前述に準じる）。

◆現在のHybrid除圧固定法となって以降，大きすぎる移植骨が問題となる。その場合には椎体骨折あるいはプレート脱転をきたす恐れがある（著者らは移植骨脱転を経験していない）。

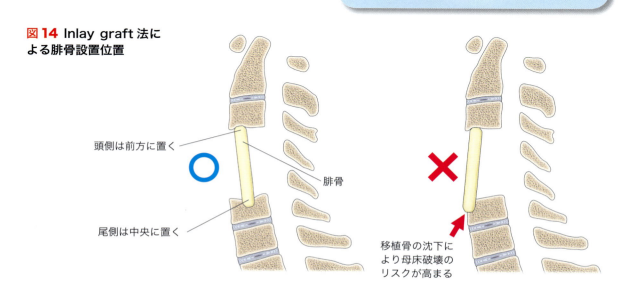

図14 Inlay graft法による腓骨設置位置

図15 移植骨（腓骨）脱転時の対処法

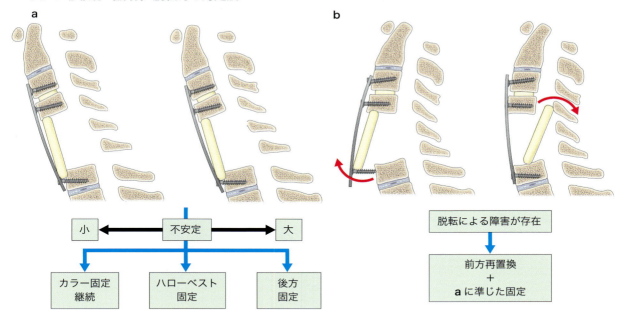

図16 ハローベスト固定を追加した C3-7 前方固定術例（プレート非使用）

a：術前。
b：術直後。移植骨の設置位置が尾側において C7 椎体の前壁と一致しており，前方すぎる。
c：術後 7 日。起坐となり，移植骨から軸性荷重がかかるが，設置位置不良のために支えきれず C7 前壁を穿破してしまった。
d：術後 7 年半。c の状態で安定が得られていたため，通常期間のハローベスト固定で骨癒合を得た。

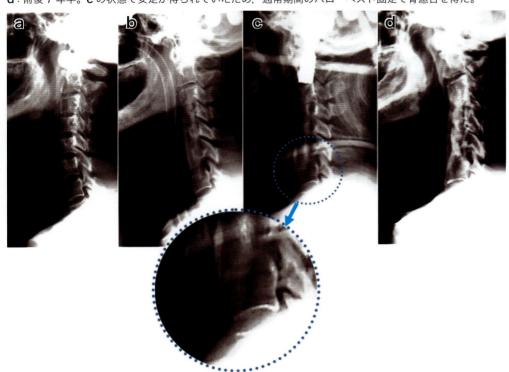

オペ時のメルクマール

 Hybrid 除圧固定法[2]：3 椎間固定と 4 椎間以上の固定で異なるが，どちらも隣接椎間には ケージ使用の除圧固定を行う（図 17，18）

> **POINT** 除圧を考慮して残す椎体を決定する．椎体亜全摘部が頭側あるいは尾側のいずれかに なるかは症例により異なる（図 18）．

図 17 C3-7 前方除圧固定

C3/4 はケージ使用の 1 椎間前方除圧固定と C5-6 連続椎体亜全摘部による OPLL 除圧と inlay graft 法での腓骨移植を組み合わせて行い，bicortical purchased screw によるダイナミックプレート固定を行う．

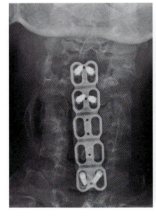
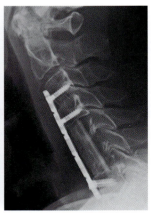

図 18 Hybrid 固定法

除圧頭尾側端とその頭側または尾側の 3 椎体を 6 本のスクリューでダイナミックプレート固定する．
3 椎間固定では 1 椎体亜全摘と腸骨移植を行い，隣接椎間にはケージ使用の除圧固定を組み合わせる．
4 椎間固定以上では，椎体連続亜全摘と inlay graft 法による腓骨移植を行い，隣接椎間にはケージ使用の除圧固定を組み合わせる．

a：3 椎間

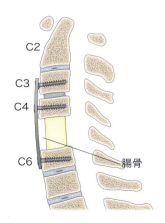
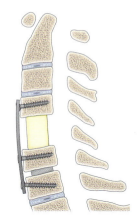

b：4 椎間

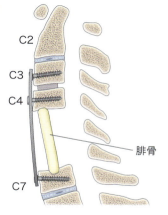
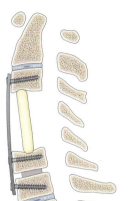

オペ時のメルクマール

● 骨移植法：3椎間では自家腸骨を，4椎間以上では腓骨を移植する（図19）

3椎間では，Casper開創器で開大した椎体亜全摘部に，母床終板は可及的に残して自家腸骨移植する。
4椎間以上では椎体連続亜全摘部にinlay graft法で腓骨移植を行う[1]。

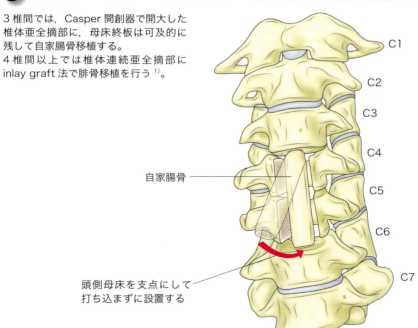

自家腸骨

頭側母床を支点にして打ち込まずに設置する

● 移植骨設置の時：頭側母床を支点に腓骨を打ち込まずに設置する（図20）

a：母床の頭側は椎体の前1/3に移植骨がはまり込むすり鉢状の凹みを形成し，尾側は，最小限で終板を平行に削除する。
移植骨は，椎体に対して垂直方向に移植骨が位置するように設置する。

b：術中に2kg頭蓋牽引を行ったうえで母床間距離をK-wireで計測し，移植骨長を決定する。移植骨デザインはBohlman原法と同様であるが，移植骨が長くなりすぎないように計測よりも1mm前後短めに形成する。打ち込まずに置いてくるイメージで設置することが重要である。

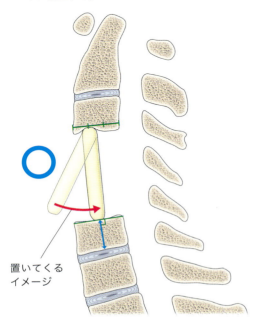

置いてくるイメージ

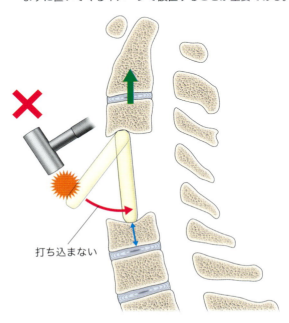

打ち込まない

頚椎後縦靱帯骨化症 前方法

オペ時のメルクマール

● ダイナミックプレート固定時：bicortical purchased screw を使用する（特に高齢者には必要な手技である）（図21）

POINT メルクマール挿入の際に骨棘でクランク部分が椎体表面から離れて挿入されている，あるいは斜め方向に挿入され，実際の長さよりも短く撮影されることがあるので注意が必要である。

a：非透視下で簡便に bicortical purchased screw を選択する方法である[3]。先端が 15mm のクランク状に曲げたメルクマール針を形成しておく。

b, d：a のメルクマール針を用いて，術中に高位確認でコントロール X 線像を撮影する。実際に挿入されたメルクマール針の 15mm のクランク部分と椎体前後長を比較し，スクリュー方向などを考慮したうえで，後壁 2mm 以内に到達し得るスクリューを選択する。

c：スクリュー方向によっても選択すべきスクリュー長は異なるため，適宜判断する。一般に Hybrid 固定の場合は，途中椎体に挿入するスクリューは椎体前後方向の最短距離をとることが多いが，頭尾側椎体では斜め方向となることもある。

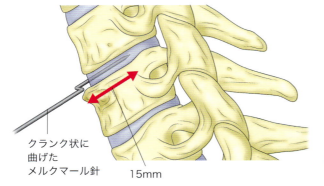

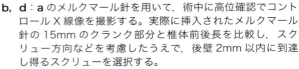

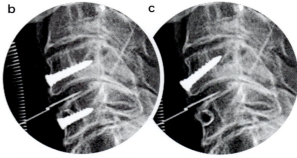

椎体と比較して選択する　　スクリュー方向

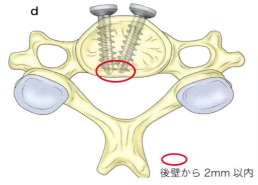

後壁から 2mm 以内

［門田　領］

文献

1) 国分正一，桜井実，八幡順一郎，石井祐信，西平竹志，佐藤哲朗：頸椎後縦靱帯骨化症の手術成績―前方除圧術と後方除圧術の比較検討．臨床整形外科．，1988: 23: pp.543-553

2) 望月眞人，相庭温臣，門田領，國府田正雄：高齢者 OPLL に対する Hybrid 法を含めた頸椎前方除圧固定術の成績と安全性について．J Spine Res., 2017: 8: 1515-21

3) 望月眞人，山崎正志，大河昭彦：頸椎後縦靱帯骨化症に対する前方法手術の検討－特に周術期合併症と骨化摘出術および浮上の適応について－．別冊整形外科., 2004: : 143-8

4) 望月眞人，相庭温臣，門田領：頸椎変性疾患に対する前方除圧固定術に伴う髄液瘻の術後経過について．J Spine Res., 2014: 5: 1033-8

5) Friedman JA, Ecker RD, Piepgras DG, Duke DA: Cerebellar hemorrhage after spinal surgery: report of two cases and literature review. Neurosurgery., 2002: 50: 1361-3-4

6) 望月眞人，相庭温臣，門田領，國府田正雄：頸椎変性疾患に対する当施設における骨移植法を用いた前方除圧固定術と移植骨関連合併症による再手術の頻度および前方 Dynamic Plate の有用性について．J Spine Res., 2016: 7: 1119-25

7) 望月眞人，相庭温臣，門田領：高齢者 CSM，OPLL に対する頸椎多椎間前方除圧固定術の成績．J Spine Res., 2010: 1: 1439-43

8) 門田領，望月眞人，相庭温臣，國府田正雄：簡便かつ有効に頸椎前方プレート固定の両側骨皮質スクリューを選択する方法．J Spine Res., 2016: 7: 1126-30

トラブル & メルクマール 頚椎

頚椎前方椎弓根スクリュー
(Anterior pedicle screw: APS)

1 スクリューの椎弓根外逸脱

なぜ起こるのか

前方椎弓根スクリュー（anterior pedicle screw：APS）挿入では，ガイドワイヤーおよびキャニュレイテッドスクリューを使用するため，ガイドワイヤーを正確に椎弓根に挿入する操作が重要となる．斜位透視像を用いて開削した椎体の内側壁で椎弓根の位置を確認し，その中心をガイドワイヤーの刺入点とする．椎弓根を確認する際の透視の角度と実際のガイドワイヤー刺入角度を正確に一致させないと，椎弓根外逸脱を起こしうる[1]（図1）．

Information

著者らは，APSを用いて頚椎前方椎体切除・固定術を施行した39症例の術後CT評価を報告した．挿入したAPS全108本中，APSが完全に椎弓根内に挿入されているcorrect placementは105本，97.2％であった．スクリュー径の50％以下の露出であるscrew exposureは2本，1.9％，およびスクリュー径の50％以上の露出であるpedicle perforationは1本，0.9％であった．神経血管損傷はなく，術後移植骨やスクリューの脱転は認めなかった[2]．

起こさないために

- 挿入点を決定するための斜位透視の角度は，透視装置の目盛で確認をしておく．通常は矢状面より50°とする．
- ガイドワイヤーの刺入角度を脊椎用角度計を用いて50°に合わせる．
- ガイドワイヤー刺入時には，頭尾方向への逸脱を起こさないように側面透視下に行う．
- 椎体開削幅を広げることによってガイドワイヤー刺入点から椎弓根までの距離が近づき，逸脱のリスクは減少する[1〜3]．

起きてしまったら

- ガイドワイヤー刺入時および刺入後に，両側斜位および側面の透視像を確認するため，大きく逸脱することは考えにくい．スクリュースレッドの椎弓根外露出程度であれば，通常無症状であり問題ない．
- 術後に横突孔内へ大きく逸脱していることが判明した場合は，血管造影などで椎骨動脈損傷の有無を確認する必要がある．

図1 スクリューの椎弓根逸脱の原因

挿入点を確認する際のX線透視装置の設置角度は，予定しているスクリュー挿入角度に一致させる必要がある．①方向の透視で椎弓根（赤四角）を確認すると，挿入点は青丸になる．②方向の透視で椎弓根を確認すると挿入点は緑丸になる．①方向の透視で椎弓根を確認した後，②の角度にスクリューを挿入すると，スクリューは椎弓根を逸脱してしまう（赤矢印）．

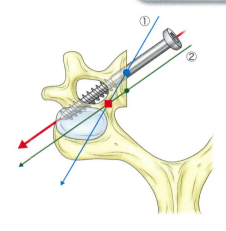

頚椎前方椎弓根スクリュー **93**

オペ時のメルクマール

● 術前の手術体位設定時：頚部のローテーションがなくなる体位に調整する（図2）

Point 頚部全体がなるべく水平になることが望ましく，ローテーションの有無の確認は，左右の椎間関節を指標にするとよい。

頭側からX線透視装置入れる準備をし，切除予定椎体の頚椎側面像，両側斜位像が得られることを確認する。後頚部にガイドワイヤーを貫通させるため，頭部をMayfield型の頭蓋3点支持器に固定した仰臥位とする。

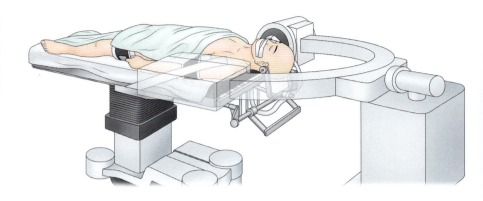

● 除圧操作時：予定通りの椎体開削幅であることを確認する（図3）

Point 安全なAPS挿入には挿入角度の自由度をできるだけ大きくする必要がある。

Point 十分な幅に椎体開削することによってガイドワイヤー刺入点から椎弓根までの距離が近づき，逸脱のリスクは減少する。

Point 術中エコー検査にて開削の左右への偏りがないことを確認しておく。

a：除圧幅が狭いと挿入点から椎弓根までの距離が長く，挿入角度の安全域は狭い。挿入角度のわずかなずれで椎弓根外逸脱を起こしうる。

b：幅広く椎体を開削し，挿入点を椎弓根へ近づけることにより挿入角度の安全域は広がる。挿入点は椎弓根そのものとなり，椎弓根外逸脱の可能性は低い。

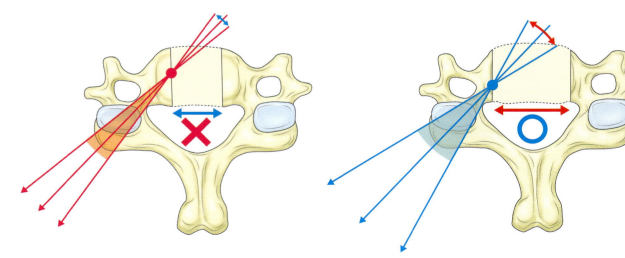

● ガイドワイヤー刺入点決定時：X線透視装置の目盛で透視角度を確認する（通常矢状面より50°）（図4）

ガイドワイヤー刺入の際には，脊椎用角度計を用いて50°になっていることを確認する。ガイドワイヤーの刺入は，頭尾方向への逸脱を起こさないように側面透視下に行う。ガイドワイヤー刺入の際に椎弓根レベルで皮質骨を貫く感触があれば，椎弓根外逸脱を起こした可能性があるため，両斜位および側面透視像をよく確認する。

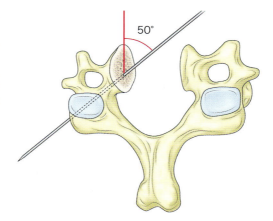

2 移植骨設置位置の不良

なぜ起こるのか

APSで移植骨を適切に固定するには，移植骨の設置位置が重要である。APSは先に刺入したガイドワイヤーで移植骨を逆向性に貫通し（図5a），順行性にキャニュレイテッドスクリューで固定する（図5b）。したがって移植骨設置前にスクリュー挿入角度は決定していることになる。ガイドワイヤーの刺入角度と椎体開削幅を考慮して移植骨の位置を決定する必要がある。

移植骨設置位置の不良により，スクリューヘッドの前方突出（図6）やスクリュー挿入時の移植骨骨折，ガイドワイヤーが移植骨を貫通できないためのスクリュー設置困難などが起こり得る。

図5 適切な設置位置の移植骨固定法

a：椎弓根に刺入したガイドワイヤーで移植骨を逆行性に貫通する。

b：キャニュレイテッドスクリューで順行性に移植骨を固定する。

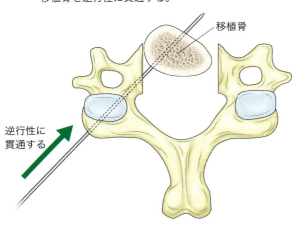
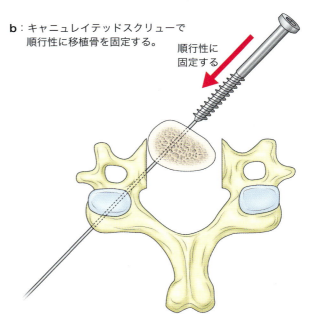

図6 除圧不足による移植骨設置不良例（CT横断像）

移植骨が前方寄りの設置となり、スクリューヘッドが前方へ突出気味である（青矢印）。

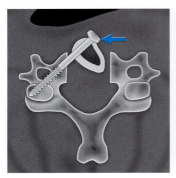
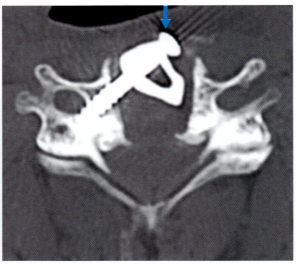

起こさないために

- 移植骨を適切な位置に設置するには、十分な椎体開削幅を確保することが重要である。
- 移植骨をガイドワイヤー刺入点側へ寄せて設置することにより、ガイドワイヤーが移植骨の中心付近を貫通するようになる。
- 移植骨として用いる腓骨の溝にスクリューヘッドがはまり込むように設置することにより、スクリューヘッドによる食道損傷のリスクを回避できる。

起きてしまったら

- ガイドワイヤーが移植骨を適切に捉えられないのであれば、ガイドワイヤー刺入からやり直す。
- 椎体開削幅が狭いために移植骨を適切に設置できない場合は、開削を追加する必要がある。

オペ時のメルクマール

● 除圧操作時：予定通りの椎体開削幅であることを確認する（図7）

POINT 術中エコー検査にて開削の左右への偏りがないことも確認しておく。

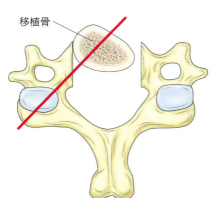

a：椎体開削幅が広ければ移植骨の設置位置を自由に設定できる。

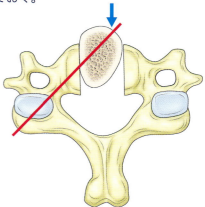

b：椎体開削幅が狭いと移植骨は前方寄りの設置となり（青矢印）、スクリューヘッドが突出する原因となる。

オペ時のメルクマール

● ガイドワイヤー刺入角度が小さい時：移植骨骨折の危険がある（図8）

ガイドワイヤーの刺入角度が小さくなると，スクリューは移植骨の前方寄りへの設置になり，移植骨骨折の危険が生じる（赤矢印）。
術前計画通りのガイドワイヤー刺入角であることを確認することが大切である（青線）。

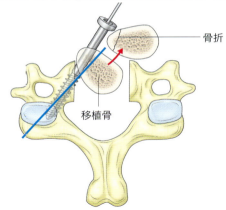

● 移植骨の設置時：母床椎体の骨性終板は温存する（図9）

Point APS の固定性は強力なため，移植骨や母床に脱転防止のための工夫を施す必要はない。
Point 移植骨は頭尾側端が母床面に適合する形に採型する。

a：術後 C6 レベル CT 横断像。採取した移植骨（腓骨）の形から，スクリューヘッドが腓骨の溝に隠れ，前方に突出しないように設置位置を決定する。

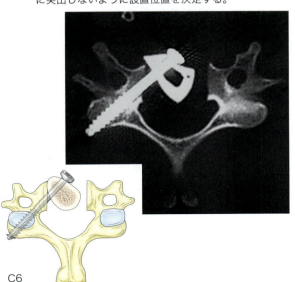

b：C3-7 前方除圧固定術後 CT 矢状断像。術後に移植骨は subsidence するため，母床骨折を避けるためにも母床椎体の骨性終板は温存しておく[1,4]。

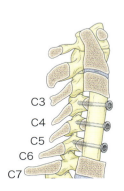
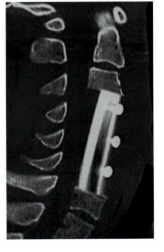

［新籾正明］

文献

1) 新籾正明，石川哲大，ほか．頸椎前方椎弓根螺子固定術の実際．整・災外．2015；58：401-8.
2) 新籾正明，萬納寺誓人，ほか．Direct Pedicle Insertion 法を用いた頸椎前方椎弓根スクリューの刺入精度および臨床成績．J Spine Res. 2017；8：123-7.
3) Aramomi M, Masaki Y, et al. Anterior pedicle screw fixation for multilevel cervical corpectomy and spinal fusion. Acta Neurochir. 2008；150：575-82.
4) 牧 聡，新籾正明，ほか．前方椎弓根スクリューを用いた多椎間頸椎前方除圧固定術における頸椎矢状面 alignment 変化と移植骨の subsidence．J Spine Res 2013；4：1486-9.

トラブル & メルクマール 頚椎

首下がりに対する頚胸椎矯正固定術
（Cervico-thoracic correction and fusion for dropped head syndrome）

1 不適切な矯正角度

なぜ起こるのか

適切な矯正角度を得るには，十分な病態把握と術前検討がすべてといっても過言ではない。不十分な病態把握・術前検討では目標とする矯正角度には到底達成し得ない。正確な病態把握は術前計画にも自ずと影響してくる。

術中に起こるものとして，矯正角度が術前計画と狂ってしまうことである。術中体位による影響（例えば展開のしやすさからつい military tuck position をとってしまうなど）や，矯正手技自体に伴う術前計画との狂い（例えばロッドの over bending など）である。

起こさないために

■術前には，術前立位全脊柱側面像をよく観察し，首下がりが頚椎だけで起きていて胸腰椎で代償されているのか（**図1b**），あるいは胸腰椎のバランス不全も加わって代償が働いていないのか（**図1a**）を判定する。
■首下がり全体が flexible なカーブなのか，一部でも rigid な部分があるのかを，X線前後屈像および臥位での CT・MRI も参考にして決定することで，骨切りの要否を決めておく。
■術中は，透視画面の見た目だけでは頚椎～胸椎全体のカーブが把握しにくいこと，正確な角度はわからないことなどから，最低限透視画面をプリントアウトしてパラメータの計測をする，または（ロッドを設置した後など）節目ごとにX線撮影を躊躇せずに行うことが大切である（**図2**）。

起きてしまったら

◆透視画面のプリントアウトによる計測やX線計測で過矯正だった場合は，いったんロッドを外してベンディング変更を行う（*in situ* bender でロッドベンディング変更はできるが，望ましくはない）。
◆矯正不足の場合は，ロッドをいったん外してベンディングを加える。

オペ時のメルクマール

● 術前の画像評価時：胸腰椎が代償しているか，いないかを判定する（図1）

a：頭部重心線（赤矢印）が仙骨（赤三角）から大幅に前方にシフトしているため，上位胸椎のカーブが強く，首下がりに対する胸腰椎での代償が効いていない。頚椎だけでは矯正は困難であり，上位胸椎部での骨切りを検討する必要がある。

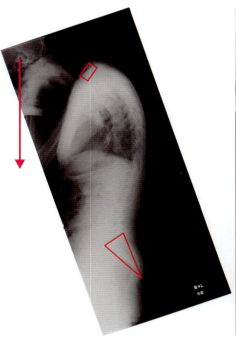
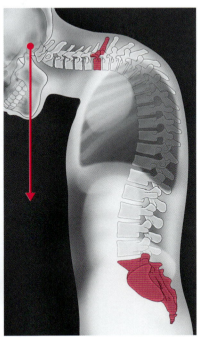

b：頭部重心線（赤矢印）が仙骨（赤三角）の直上に位置するため，下がりに対する胸腰椎での代償が効いている。頚椎〜上位胸椎までの無理ない範囲での矯正で十分である。

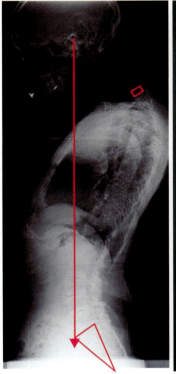
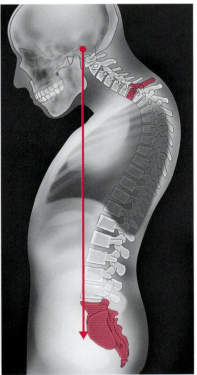

オペ時のメルクマール

● 術前の頚椎アライメント確認時：外見や透視画像の「見た目」だけでは正確な
アライメントはわからない（図2）

a：頚椎アライメントの外見。

b：透視画面を見た目だけでなく，プリントアウトしてパラメータの計測をする．X線撮影して計測するとなおいい．

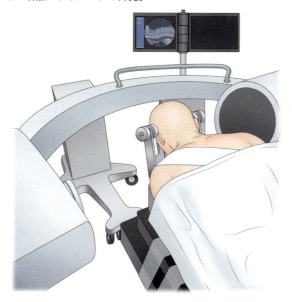
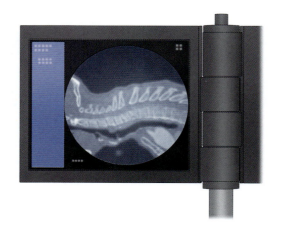

2 術後の嚥下障害

なぜ起こるのか

軸椎下での過剰な矯正により，中下位頚椎が過前弯になると嚥下障害が発生しうる（図3）．

後頭骨までの固定のケースでは術後O-C2角減少が嚥下障害をきたしやすい．

図3 過剰な頚椎前弯により術後嚥下障害を生じた例

a：術前の頚椎後弯（C2-C7角）は-21°である．

b：術後の頚椎後弯（C2-C7角）が40°に矯正されたため，術後著明な嚥下障害を合併した．

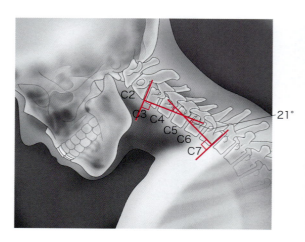
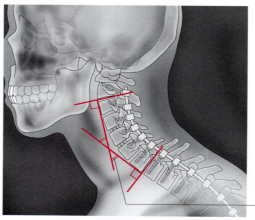

Information

Rigidな後弯に対する3-column骨切りを頚椎レベルで行うと合併症が多い。Theologisら[1]は，上位胸椎レベルでの骨切りと比較して頚椎レベルでの骨切りでは，有意に合併症の頻度が高く，20%で気管切開を要したと報告している。

患者のfrailty（虚弱度）を術前に評価することで合併症を予測できる。Millerら[2]が提唱しているcervical deformity (CD) frailty indexは，術前併存症および患者立脚型評価を組み合わせた患者のfrailty評価ツールである。Severly frailと評価された患者では，頚椎変形矯正手術の周術期合併症頻度が，非frailと評価された患者の40倍にのぼるとされる。したがってseverly frailの患者では術式の縮小などを検討すべきであろう。

起こさないために

- 術前評価（嚥下造影，CD frailty index）を十分に行い，リスクに応じた手術計画を検討する。例えば，術前から嚥下障害がある・frailtyが高いなどの症例には，頚椎部での3-column骨切りの併用を避ける，過剰な矯正は避けるなどである。
- 軸椎下での矯正は，C2-7角で10〜20°程度の前弯までにとどめ，これで前方注視が十分獲得できない症例は胸椎・腰椎などでの矯正を検討する。

起きてしまったら

- 経鼻栄養にて誤嚥を防ぐなど，誤嚥に対する対症療法は必須である。
- O-C2角減少の場合は，再手術にてO-C2角を増大させれば嚥下障害が改善しうる（後頭骨-頚椎後方固定術の項を参照）。
- 軸椎下での過前弯による嚥下障害も，理論的には再手術により前弯を減ずることで改善しうる。しかし適正な矯正角度が確立していない現時点では，どの程度矯正を戻せばよいかは症例ごとの検討を要する。

オペ時のメルクマール

（「後頭骨頚椎後方固定術」p52参照）

● T1 slope60°以上に対する矯正時：上位胸椎での骨切りも検討する（図4）

T1の椎体骨折変形治癒があるためT1 slopeが60°以上となっている。頚椎だけの矯正では過矯正になる危険が高く，また頚椎での骨切りは避けたい。上位胸椎での骨切りを検討する必要がある。

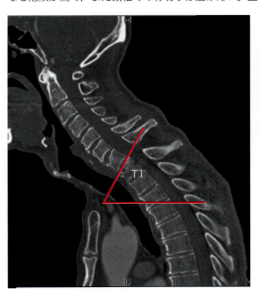
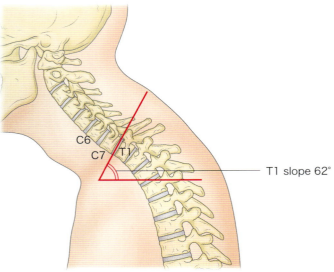

T1 slope 62°

3 C5 麻痺

なぜ起こるのか

後弯矯正に伴う医原性椎間孔狭窄による神経根障害が主因とされる。特に術前から画像上の椎間孔狭窄がある場合は要注意である（図5）。

図5 後弯矯正に伴う椎間孔狭窄による C5 麻痺
a，b：術前より C4/5 に椎間孔狭窄が存在する（矢印）。

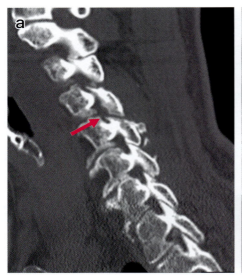

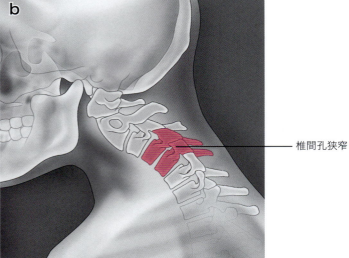

c：後弯矯正に伴い椎間孔の著明な狭小化をきたしうる。

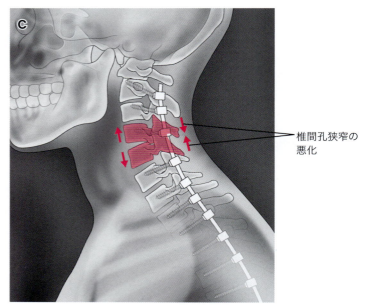

起こさないために	起きてしまったら
■ C4/5 および 5/6 椎間関節切除を併用する。 ■ C4/5 および C5/6 に前方頸椎除圧固定術（anterior cervical discectomy and fusion：ACDF）を行うことで，椎間孔のかさ上げ効果と後方矯正に対する同椎間の安定化が期待できる（図6）。 ■ 術中モニタリングを行う（最近では free run EMG も併用している）。	◆ C4/5，C5/6 椎間関節切除を追加する。

図6 首下がり症に対する C4/5，5/6 ACDF 併用矯正固定術

a：C4/5，5/6 に ACDF を行った後（赤矢印，ケージが入っている），腹臥位として後方からインストゥルメンテーションを用いた矯正固定術を行っている。

b：この症例では椎間関節切除はしていないが，術後 C5 麻痺は出現しなかった。

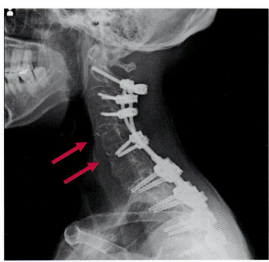
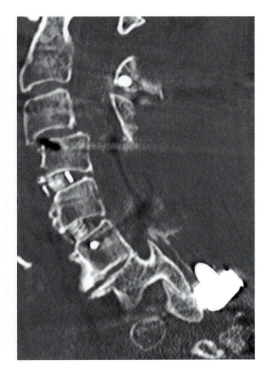
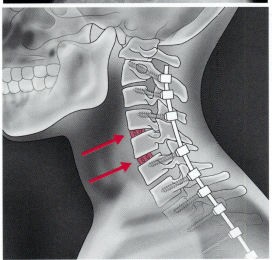

オペ時のメルクマール

 椎間関節の切除時：関節裂隙を追跡するとオリエンテーションがつけやすい。硬膜側よりも椎間関節外側端のほうが危険が少ない（図7）

> **POINT** 関節裂隙の少し上のイメージで，椎間関節裂隙を追っていく。切除は外側から進め，内側を抜くのは最後にする。

a：あらかじめC4/5（およびC5/6）の両側椎間関節切除（赤部分）をすべきである。

c：全体にエアドリルで菲薄化するが，残りの骨の厚みは外側端（Foramen出口部分）で確認するのが容易である。椎間孔を上位椎弓根下縁から下位椎弓根上縁まで完全に開放する（矢印）。

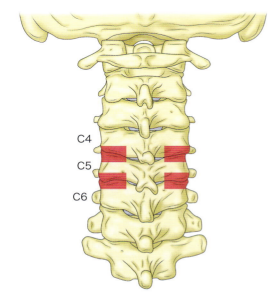

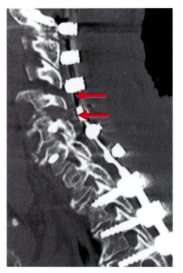

b：椎間関節の切除法

①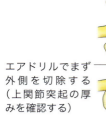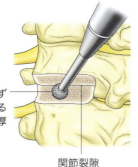
エアドリルでまず外側を切除する（上関節突起の厚みを確認する）
関節裂隙

②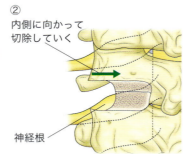
内側に向かって切除していく
神経根

③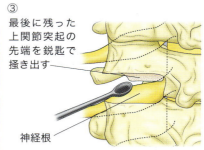
最後に残った上関節突起の先端を鋭匙で掻き出す
神経根

［國府田正雄］

文献

1) Theologis, et al. Three-column osteotomies of the lower cervical and upper thoracic spine : comparison of early outcomes, radiographic parameters, and peri-operative complications in 48 patients. Eur Spine J 2015 ; 24 : S23-30.

2) Miller, et al. Assessment of a novel adult cervical deformity frailty index as a component of preoperative risk stratification. World Neurosurg 2018 ; 109 : e800-e806.

トラブル & メルクマール 頚椎

脊髄空洞症を伴うキアリⅠ型奇形に対する後頭下減圧術
(Foramen magnum decompression for Chiari malformation type Ⅰ with syringomyelia)

1 展開時の静脈叢損傷

なぜ起こるのか

後頭骨からC2の外側にかけて硬膜外椎骨静脈叢が存在している[1]。後頭骨から軸椎間は椎間関節が前方にあり、後方の骨性要素が少ない。また外椎骨静脈叢と内椎骨静脈叢が一体となってかなり大きな静脈叢を形成しているため(**図1**)、一度出血させると止血はきわめて困難である。

起こさないために

- 静脈叢は後環椎後頭膜と環軸椎間の後環軸膜周囲に存在する。後環椎後頭膜と後環軸膜を正中から外側方向に静脈叢ごと反転させることで、出血させずに展開することが可能である。
- 展開に際しては電気メスの使用は避け、剥離子や剪刀を用い、必要ならば顕微鏡を導入して慎重に展開する。

起きてしまったら

- 出血の勢いが強い場合、凝固止血は困難である。止血薬を大量に置いて長時間圧迫止血する。
- 一度止まってもすぐに止血薬を取り除くと再出血するため、出血した部位は後回しにして他の部分の展開を進める。

図1 硬膜外静脈叢と硬膜内静脈叢

a：後面から

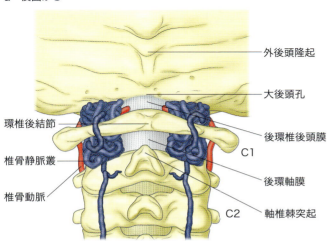

b：後面から

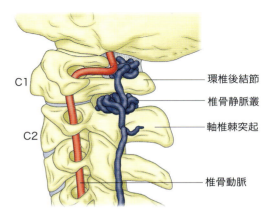

オペ時のメルクマール

● 正中の展開時：電気メスと剥離子を使い分ける（図2）

①環椎後結節から筋群を剥がすところまでは電気メスを使用するが，後弓と軸椎椎弓の頭側を展開する際は剥離子を用いて骨膜下に展開を進める。
②軸椎棘突起に付着する筋群は可及的に温存し，剥離が必要な場合は最小限にとどめ，閉創時に修復できるようにしておく。
③後頭骨は大後頭孔周囲までは電気メスで展開可能である。大後頭孔周囲は剥離子を用いて展開する。
④後環椎後頭膜と環軸椎間の後環軸膜は正中部分が疎になっており，剥離子で正中を分けると硬膜まで容易に到達する。

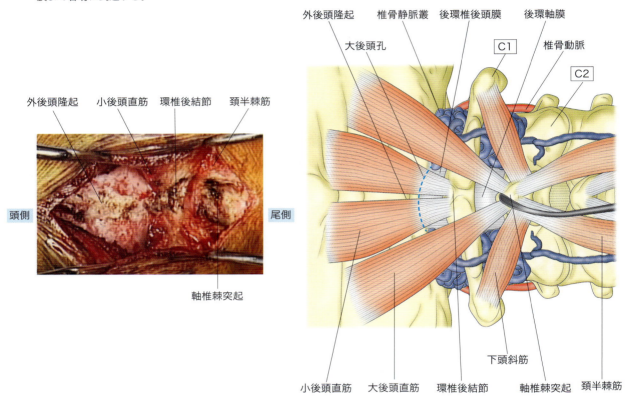

● 外側の展開時：後弓と軸椎椎弓を剝離し，椎骨静脈叢を確認する（図3）

後弓を骨膜下に剝離を進めると椎骨動脈溝までは容易に到達する。
軸椎椎弓も横突起基部までの剝離は容易で，後頭骨，後弓と軸椎椎弓が外側まで展開されると，その間に椎骨静脈叢が確認できる。

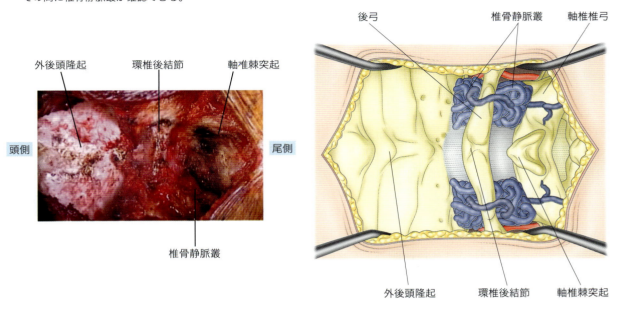

● 静脈叢の反転時：上下を剝離した後，正中から両開きドアを開くように後環椎後頭膜と後環軸膜を反転する（図4）

後環椎後頭膜と後環軸膜を付着部から剝離子や剪刀を用いて丁寧に剝がしていく。椎骨静脈叢と連続している索状組織を認める場合は，凝固止血した後，剪刀でなるべく骨付着部側で切離する。

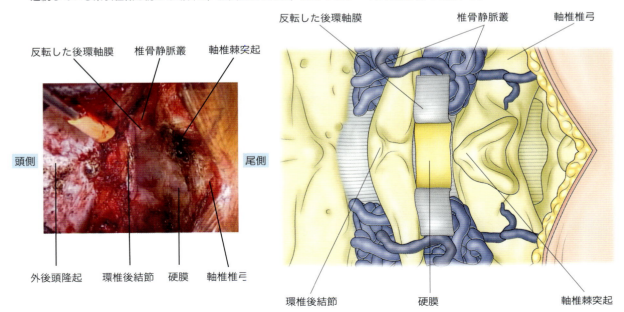

2 不適切な骨切除範囲

なぜ起こるのか

骨切除を行う際には後頭骨から環軸椎を外側まで十分に展開する必要があるが，椎骨動脈や椎骨静脈叢の存在，頭蓋頚椎移行部展開の経験不足から，展開が不十分になりがちである。

後頭骨は椎弓と比べて奥行きがあり，正中と外側で骨の厚みに大きな差がある。後頭骨はランドマークに乏しいため，術前および術中に骨切除幅の確認を入念に行わないと不適切な切除を招く（図5）。

起こさないために

- 後頭骨から環軸椎外側まで十分に展開する。
- 静脈叢は出血させないよう，外側に反転させる。
- 術前に骨切除範囲を計測しておく。その際，大孔部側縁の骨切除を十分に行い，大孔を大きく開放することが大切である。幅の目安は約30mmである[2]。

起きてしまったら

◆ 骨切除幅が不十分だと髄液の交通路の確保が困難となり，結果として脊髄空洞症の改善が得られない可能性がある。脊髄空洞症が十分に改善されない場合は再手術が必要となる。

図5 骨切除幅の不適切な計測

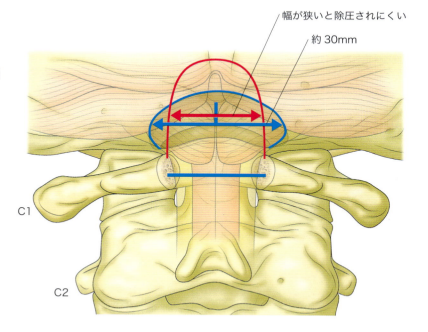

108　トラブル＆メルクマール 頚椎

オペ時のメルクマール

● 骨切除範囲の決定時：環椎は約16〜18mm，後頭骨は約30mm，長さは約20mmになることが多い（図6）

環椎の骨切除については硬膜管の幅を切除する。約16〜18mmの幅となることが多い。
後頭骨は大孔側縁の骨切除を行うことで，大孔が大きく開放される。約30mm程度の幅となることが多い。
長さについては，小脳扁桃を越えて小脳半球にかかるところまで骨切除を行えば十分である。約20mmの長さになることが多い。

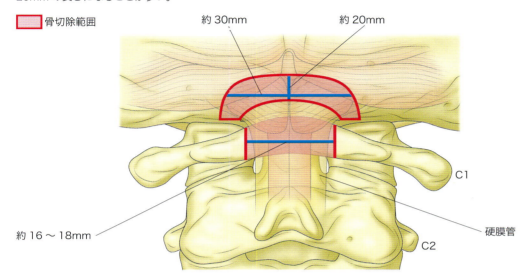

● 後頭骨の骨切除時：後頭骨と硬膜は密に接しているため硬膜損傷しやすい（図7）

後頭骨は正中10mmがきわめて厚いが，その外側はきわめて薄く，海綿骨を認めないことも多い。
脊椎部に比べ後頭骨部では硬膜外脂肪組織がなく，硬膜が後頭骨と密に接している。この部分は硬膜損傷しやすいため注意が必要である。

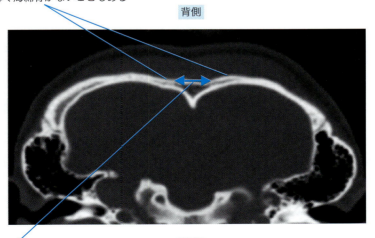

オペ時のメルクマール

🔴 大孔部側縁の骨切除時：十分な大孔部の展開が大切である（図8）

大孔部側縁の骨切除の際は，後方からの視野だと後頭骨を奥に向かって削る方向となる。そのため深さがわかりにくく，狭い視野での骨切除を強いられるうえに，周囲には椎骨動脈や椎骨静脈叢が存在するため，慎重に骨切除を進める必要がある。

大孔部の展開が十分にされていれば，大孔部から剥離子を入れて側縁をよく確認しながら骨切除を進めることが可能である。その際，術中ナビゲーションがあると，削っている場所を確認することが容易なため有用である。

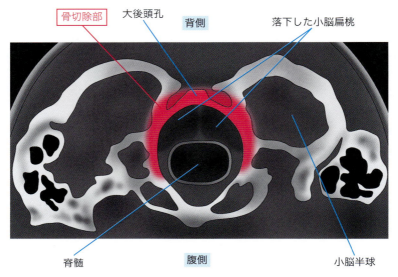

3 硬膜形成における難渋

なぜ起こるのか

脊椎部と大後頭部では硬膜の線維走行が異なる。

大孔部は硬膜がきわめて厚く，固い索状組織があたかも締め付けるようになっている（図9）。

硬膜内層を残して剥離することで，大孔部の硬膜が膨隆する場合は硬膜形成をしなくても，くも膜下腔の拡大が得られることが多いが，膨隆しない場合は硬膜形成が必要である。硬膜形成の際にくも膜を損傷してしまうと，癒着によってくも膜下腔の拡大が得られなくなる可能性がある（硬膜のみを慎重に切離する必要がある）。

起こさないために

- 脊椎部の硬膜は線維が縦方向に走行しており剥離が容易なため，硬膜は脊椎部側から剥離する。
- 硬膜形成が必要な場合は，くも膜を損傷しないように慎重に硬膜のみを切離する。
- 硬膜形成を行う場合は，硬膜を尾側からみた際，Y字に切開すると拡大が得られやすい。

起きてしまったら

- ◆ 可及的にくも膜を温存することが大切である。
- ◆ 術後に空洞症の改善が得られても数年後に再発する症例も報告されており，長期のフォローアップが必要である。

図9 大孔部

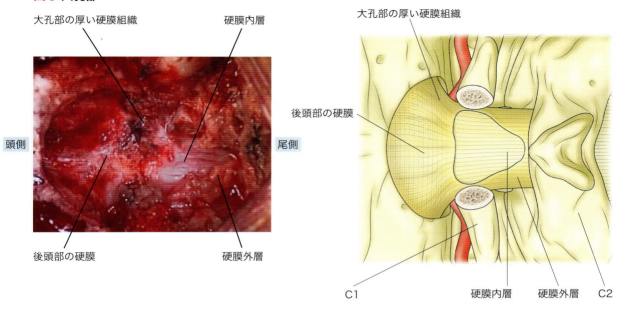

オペ時のメルクマール

● **硬膜外層の剥離時：脊椎部側から剥離することで厚みの確認も容易になる（図10）**

脊椎部は硬膜線維が縦方向に走行しており，外層のみの剥離は容易である．しかし，後頭骨側は格子状に硬膜線維が走行しているため，後頭骨側から外層のみを剥離するのは困難である．
大孔部は硬膜がきわめて厚くなっているので，入念に剥離する．大孔部が十分に剥離されると内層が膨隆してきて，内層越しに脊髄や小脳扁桃を透見できる．エコーを用いて，くも膜下腔の拡大が得られていれば硬膜形成の必要はない．

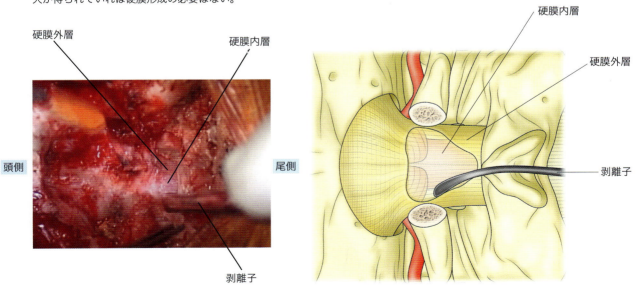

脊髄空洞症を伴うキアリⅠ型奇形に対する後頭下減圧術

オペ時のメルクマール

🔴 硬膜の切離時：尾側からみて Y 字に切開して反転する（図11）

硬膜切離の際は，硬膜とくも膜の間に剥離子を入れて，剥離子の上をメスで切離することでくも膜を傷つけることがなく切離が可能になる。硬膜は尾側からみて Y 字に切開し，反転することでより大きな拡大が得られる。

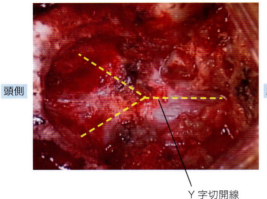
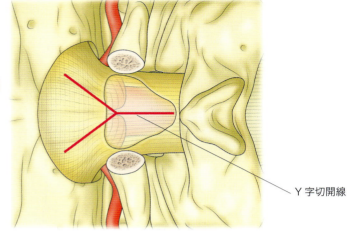

頭側 / 尾側 / Y 字切開線 / Y 字切開線

🔴 硬膜形成に使用する組織の選択：人工硬膜は癒着しにくい（図12）

硬膜形成に使用する組織は大きく分けて自家筋膜か人工硬膜となる。人工硬膜は自家筋膜と比較して癒着しにくいとされており，著者も人工硬膜を用いている。

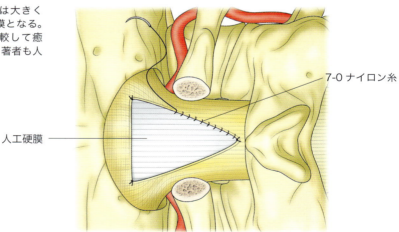

人工硬膜 / 7-0 ナイロン糸

［佐久間　毅］

文献

1) 戸山芳昭．頭蓋頸椎移行部．脊椎脊髄の手術．三輪書店，東京．2005，p. 3-7.

2) 阿部俊明．Chiari I 型奇形に合併する脊髄空洞症の手術 - 大後頭孔拡大術．脊椎脊髄の手術．三輪書店，東京．2005，p. 349-52.

トラブル & メルクマール 胸椎・胸腰椎

トラブル & メルクマール 胸椎・胸腰椎

胸椎・胸腰椎前方除圧固定術
(Thoracic-thracolumbar anterior decompression and fusion)

1 展開時の肺・胸膜損傷

なぜ起こるのか

胸腰椎移行部に対する前方胸膜外アプローチでは、肋骨切離後、肋軟骨を縦切し、後腎傍腔を展開し、背側方向（肋骨横隔洞の外側）に横隔膜の切離を進めるが、（図1）、この際、肋骨横隔洞の位置がわかりにくいと開胸してしまうことがある。壁側胸膜が近接して非常に薄いため損傷が起こり、開胸となりやすい。

肋骨横隔洞は、肺の尾側端よりさらに末梢にあるため、肺が存在しない部位でも胸膜があり、誤って切り込むと開胸する（図1）。

胸椎に対する開胸アプローチにおいて、鋭利な器機やインプラントで肺実質の損傷を伴う臓側胸膜損傷を起こすことがある。アプローチの際には気づかず、閉創時のリークにより損傷がわかることがある。

著者らは、胸膜外アプローチでは両側換気で、開胸アプローチでは分離換気で手術を行っている。

Information

脊椎前方手術での気胸の頻度は、対象疾患によって大きく異なるが、0〜27%[1,2]と報告されている。

起こさないために

- 気胸の既往、胸部X線やCTで胸膜の炎症所見があると、胸膜癒着が考えられるので、あらかじめ呼吸器外科医にコンサルトする。
- 開創器を広げるときに無理な緊張がかからないよう、十分に胸膜剥離をしておく。
- 開胸アプローチを行う場合には、分離換気を依頼し、肺を虚脱したうえでメスで肋骨骨膜、臓側胸膜に小切開を入れる。

起きてしまったら

- 麻酔科医に気道内圧を20〜25cmH₂Oで維持してもらい、リークの有無を確認する。
- リークがある場合、術野にたまっている空気が押し出されているだけなのか、肺実質からの持続的なリークなのかを判断する。
- 肺実質の損傷によるリークがある場合には、リーク点を明らかにして麻酔科医に呼吸を止めてもらい、肺を把持し、3-0 バイクリル®などでZ縫合や連続縫合で胸膜を縫合する（図2）。フィブリノゲン製剤（ベリプラスト®）を使用することもある。
- それでもリーク止まらない場合は、呼吸器外科医へのコンサルトも検討する。

図1 胸膜外アプローチの際の横隔膜切離

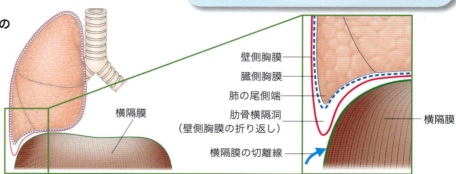

図2 臓側胸膜損傷時のZ縫合

肺実質からのリークが明らかになった場合にZ縫合や連続縫合を行う。

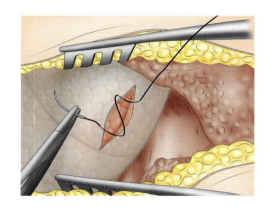

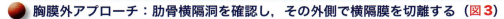

オペ時のメルクマール

● 胸膜外アプローチ：肋骨横隔洞を確認し，その外側で横隔膜を切離する（図3）

POINT 後腎傍腔から指で横隔膜を押し上げつつ，ツッペル鉗子や指で横隔膜表面（胸膜周囲組織）を愛護的に剥離すると肋骨横隔洞が同定しやすい。

POINT 肋骨骨膜や胸壁との剥離は，胸膜を破らないようにツッペル鉗子や指などで慎重に行う。

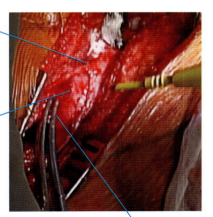

肋骨骨膜を切離

肋骨横隔洞

肋骨横隔洞の外側で横隔膜を切離

肋骨骨膜を背側へ切離し，用手的に壁側胸膜を胸壁から剥がすと背側の肋骨横隔洞の視野がよくなる。肋骨横隔洞を確認し，その外側で横隔膜をケリー鉗子ではさみ，その間を電気メスで切離する。

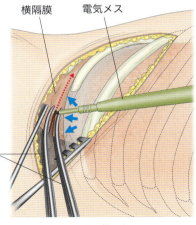

横隔膜　電気メス

横隔膜をはさんでいる2本のケリー鉗子

←肋骨横隔洞

● 開創器の操作時：胸膜は十分に剥離し，緊張をかけない（図4）

開創器を広げるときは胸膜が破れないよう，緊張をみながらゆっくり広げ，布で覆った自在鉤で愛護的に肺，胸膜をよける。
胸膜が薄く破れやすい高齢患者では特に慎重な操作が必要である。

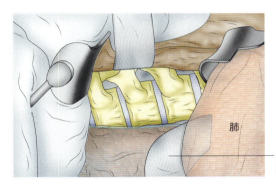

肺

自在鉤で肺を愛護的によける

胸椎・胸腰椎前方除圧固定術　115

オペ時のメルクマール

● **閉創時：閉創前にリークを確認する（図5）**

リークの有無を判断するためには，麻酔科医に気道内圧を20〜25cmH$_2$Oの陽圧に維持してもらい，肺全体を水中に沈め，断続的な気泡がないかを確認する。
術中リークがなく，開胸していないと判断しても，術直後に気胸が判明することもあるので，術後は慎重にX線像を確認すべきである。

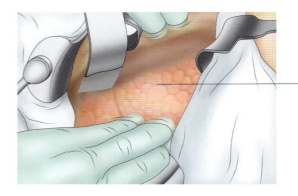

　　　　　　　水中に沈めた肺

2 開胸した際の術後呼吸トラブル

なぜ起こるのか

　胸腔内圧は，通常大気圧より低く陰圧である。前方胸膜外アプローチで胸膜を損傷した場合，開胸となり，肺から胸膜穿孔を通して空気が胸腔内に入ると，胸腔内圧が上昇して肺が虚脱する。

Information

　著者らによる胸腰椎側弯症に対する胸膜外アプローチでは，術中開胸が51％で発生し，術中リークテストでリークを認めたものは5％であった。全症例中，胸腔ドレーンを留置したものは41％であった[3]。

図6 胸腔ドレーンの固定法

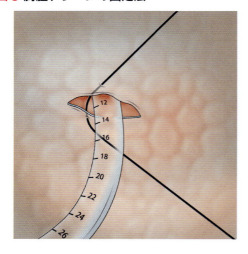

起こさないために

■ 胸膜外，胸腔アプローチの際には，閉創前には必ずリークテストを行い，リークの有無を確認する。
■ 小さなリークがある場合，少しずつ肺が虚脱していくこともあるため，動脈血酸素飽和度の低下や呼吸苦，聴診上呼吸音の低下があれば，胸部X線像を撮影して気胸の有無を確認する。

起きてしまったら

◆ 気胸や血胸の程度や癒着の有無を確認する目的で，できればCTを撮影する。
◆ 胸腔ドレーンを，前〜中腋窩線上で第4/5肋間から肺の背側に挿入する。
◆ 胸腔ドレーン挿入時の安全性を考慮し，透視画像を確認しながらの実施が望まれる。ドレーンが長すぎると，患者が動くたびに先端が胸郭にあたり，患者が痛がるので注意が必要である。
◆ 皮膚穿通部にはあらかじめ糸を通しておき，ドレーン抜去時に空気が入らないように固定する（図6）。

オペ時のメルクマール

● **胸腔ドレーン挿入有無の判断（胸膜外アプローチ）：リークの有無，胸膜損傷の程度で判断する（図7）**

a：ドレーン不要。壁側胸膜を損傷しているものの肺実質からのリークが認められない場合は，可能であれば胸膜を縫合し，不可能であればそのまま閉創する。その際，麻酔科医に陽圧をかけてもらい肺を膨らませ，胸腔内の空気をなるべく排出した状態で縫合するほうが術後の気胸の程度が少ない。

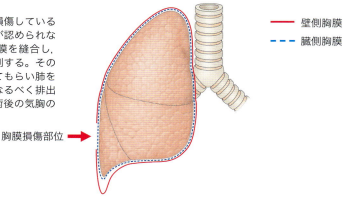

― 壁側胸膜
--- 臓側胸膜

胸膜損傷部位 →

b：ドレーン不要。術直後には軽微な気胸があるが（①），リークがない場合は胸腔ドレーンを入れなくても徐々に肺が膨らむため（②，③），必ずしも胸腔ドレーンを挿入する必要はない。

①術直後　　　　　　　②術後2日目　　　　　　③術後1週

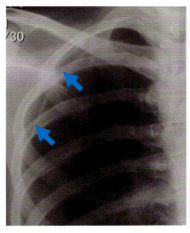 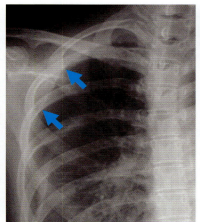 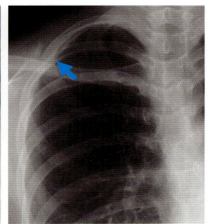

c：ドレーン必要。リークがないものの壁側胸膜の損傷が大きい場合は，胸腔の陰圧で出血を引き込み血胸を起こすことがあるため，胸腔ドレナージが必要である。

d：ドレーン必要。臓側胸膜を損傷してリークがある場合は，肺の虚脱が進行するため，胸腔ドレナージが必須である。

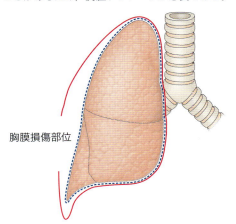 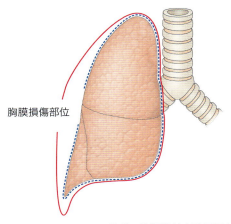

胸膜損傷部位　　　　　　　　　　　　　　　胸膜損傷部位

胸椎・胸腰椎前方除圧固定術

オペ時のメルクマール

● 胸腔ドレーン挿入有無の判断（開胸アプローチ）：通常は全例に設置する

開胸アプローチの際，分離換気で肺を虚脱した場合は，中葉がねじれているときもあり，術後の無気肺を防ぐために，閉創時に加圧しつつ肺をよく揉んで，しっかり末梢まで膨らませる必要がある。

著者らの術後肺炎を防ぐために，PCA (patient controlled anesthesia) 法などによる鎮痛対策や呼吸リハビリテーションを行っている。

● 術後の管理①：胸部X線像を経時的に確認する（図8）

POINT アプローチ中に胸膜損傷がなく，リークテストで明らかなリークが同定されない場合でも，気胸が徐々に進行することがまれにある。胸膜外アプローチ，開胸アプローチにおいては，経時的に胸部X像を確認することが重要である。

術直後のX線像では気胸がはっきりしなかったものの，術後1日目（①），2日目（②）と肺の虚脱が徐々に進行した。おそらく術中に同定することができなかった小さなリークがあったものと考え，術後2日目に胸腔ドレーンを留置した（③）。

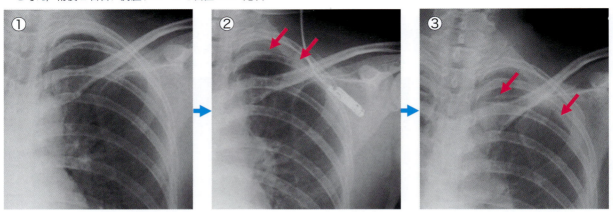

● 術後の管理②：緊張性気胸は人工呼吸管理中に起こりうる（図9）

POINT 手術中，突然の動脈血酸素飽和度や血圧の低下がみられたら，緊張性気胸を考慮すべきである。

緊張性気胸では，胸膜損傷部がチェックバルブとなり，胸腔内圧が進行性に上昇し，肺の虚脱，縦隔の偏位が生じ，静脈潅流が妨げられて重篤なショック状態に陥る（**b**）。
緊張性気胸では，14Gまたは16Gの針を緊急で刺入し，緊急減圧を行った後に胸腔ドレナージを行う。

a：術前X線像

b：体位変換時X線像

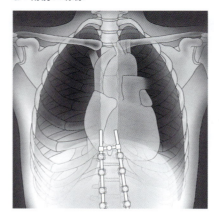
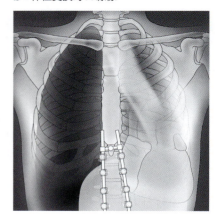

3 椎体スクリュー挿入の大血管損傷

なぜ起こるのか

椎体スクリュー挿入において，不適切な方向，長さで設置した場合，大血管損傷が起こりうる（図10）。一般に前方アプローチによる血管損傷は静脈損傷が多く[4,5]，癒着組織の剥離操作や牽引などによっても起こりうる。

Information

腰椎の前方アプローチに伴い，修復を要した血管損傷の発生率は，静脈で4.6%，動脈で1.6%と報告されている[4]。CT上で椎体から4mmまでのスクリュー前方穿破は，危険がないとされている[6]。

起こさないために

- 側弯症で椎体の回旋がある場合，大血管の位置をレベルごとに把握しておき，椎体スクリューの方向や長さを事前に確認する。
- 三次元実体モデルによるスクリュー設置のシミュレーションも有用である。
- 術中には，椎体やスクリューを指に触れて位置を確認する。
- オリエンテーションがわかりにくい場合には，術中透視やX線像で確認する。

起きてしまったら

- 慌てずに出血部位を明らかにし，視野を確保することが重要である。
- 圧迫止血が必要であり，動脈では出血点の圧迫，静脈では中枢側と末梢側の両側を広く圧迫する。
- 麻酔科医，看護師に緊急事態であることを宣言し，全身管理に努めてもらう。血管外科医の応援も必要であるが，大血管損傷の71%は脊椎外科医によって修復されているとの報告もある[4]。
- 損傷部の修復や縫合ができない血管損傷では，30分程度のヒトフィブリノゲン，トロンビン組織接着シート（タコシール®）による圧迫も有用である[7]。

図10 椎体スクリュー挿入方向の不適切例

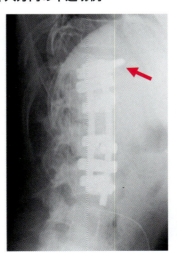

a：閉創後のX線像。T12椎体前方のスクリュー先端(赤矢印)が椎体より前方にある。

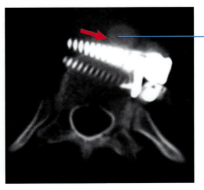

b：閉創後の造影CT像。T12椎体スクリューが誤って椎体の前方に設置され，大動脈に近接している(赤矢印)。（抜去した。）

胸椎・胸腰椎前方除圧固定術

オペ時のメルクマール

● 体位固定時：術中に体位が動かないよう，強固に固定する（図11）

術中に体位が回旋してしまうと，大血管や脊柱管など思わぬ方向へ誤刺入するリスクがある。著者らは，術中の体位を強固に固定するためテープに加えて胸骨，恥骨にも固定板を当てている。

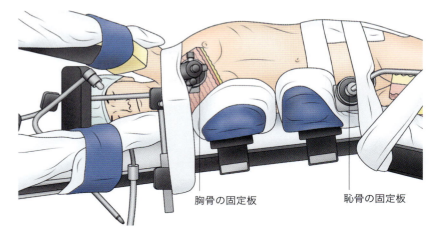

胸骨の固定板　　恥骨の固定板

● 炎症疾患例に対する操作時：術中にX線像やイメージで椎体スクリューの位置を確認する

脊椎カリエスなどの炎症疾患では，癒着や椎体の破壊により正常構造が分かりにくい。そのため，椎体スクリュー挿入中・後には，術中透視やX線像で位置を確認することが望ましい。
椎体の前縁や肋骨頭，椎間孔の位置を触知し，三次元的な位置を確認しながら手術を行う。

● 緊急時の処置に対する準備：大血管損傷に備えた準備，連携体制を構築する

緊急時の処置では圧迫止血による視野の確保が重要であり，ヒトフィブリノゲン，トロンビン組織接着シート（タコシール®）などの止血薬をあらかじめ準備しておく。
緊急時，慌てずにすむよう，血管剥離や血管遮断，血管縫合の方法を熟知し，縫合糸や血管遮断器具などの準備を行う[8]。
緊急時には，血管外科医の応援などの連携体制の構築も重要である。

［小谷俊明］

文献

1) Zhong W, Xiong G, et al. Surgical management for thoracic spinal tuberculosis posterior only versus anterior video-assisted thoracoscopic surgery. PloS one 2015; 10: e0119759.
2) Xu R, Garces-Ambrossi GL, et al. Thoracic vertebrectomy and spinal reconstruction via anterior, posterior, or combined approaches: clinical outcomes in 91 consecutive patients with metastatic spinal tumors. Journal of neurosurgery. Spine 2009; 11: 272-84.
3) 小谷俊明，赤澤努，ほか．胸膜外後腹膜腔アプローチにおける気胸への対策．Journal of Spine Research 2015; 6: 642.
4) Quraishi NA, Konig M, et al. Access related complications in anterior lumbar surgery performed by spinal surgeons. European spine journal : official publication of the European Spine Society, the European Spinal Deformity Society, and the European Section of the Cervical Spine Research Society 2013; 22 Suppl 1: S16-20.
5) Rajaraman V, Vingan R, et al. Visceral and vascular complications resulting from anterior lumbar interbody fusion. Journal of neurosurgery 1999; 91: 60-4.
6) Sarwahi V, Payares M, et al. Pedicle Screw Safety: How Much Anterior Breach Is Safe?: A Cadaveric and CT-Based Study. Spine 2017; 42: E1305-e10.
7) Watanabe J, Ohtori S, et al. Efficacy of TachoSil, a Fibrin-Based Hemostat, for Anterior Lumbar Spine Surgery. Asian spine journal 2016; 10: 930-4.
8) 徳橋泰明，三井公彦．脊椎脊髄術中・術後のトラブルシューティング．三輪書店，東京．2003, p.15-17.

トラブル & メルクマール 胸椎・胸腰椎

胸椎・胸腰椎後方除圧術
(Thoracic-thoracolumbar posterior decompression)

1 高位誤認

なぜ起こるのか

術前のマーキング後の単純X線読影時に適切な高位確認がなされないと，発生リスクが高まる（図1）。移行椎の存在は高位誤認の原因の一つとなる。

Information

今城らは，わが国の全国調査において高位誤認の発生頻度は0.2%であったことを報告した[1]。

50～70%の脊椎外科医が高位誤認を経験したことがあると報告されている[2,3]。

高位誤認を完全に予防する確立された方法は存在しない[4]。

起こさないために

- 移行椎の存在は高位誤認の原因の一つとなる。必ず術前に全脊椎CTなどで脊椎個数を確認しておく。移行椎がある場合は，手術チーム間で混乱しないように事前に脊椎高位の共通認識を作っておく。
- 針マーキング後の単純X線像はなるべく2方向で行い，複数の医師で読影する。
- 胸椎高位では棘突起先端と実際の椎体高位は最大で1椎体ずれることを認識しておく。
- 閉創直後の単純X線像は，必ず麻酔覚醒前に行う。

起きてしまったら

- 術中の透視や単純X線像で判明した場合は，適切な高位の手術に移る。
- 閉創直後の単純X線像で判明した場合は，速やかに麻酔科医に報告して手術を再開する。
- 術後の画像検査で判明した場合は，患者および家族と慎重に協議のうえ，再手術に望む。

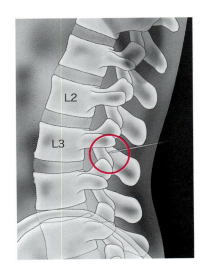

図1 高位誤認例（腰部脊柱管狭窄症，79歳，男性）

術前の針マーキング後の単純X線像では，針はL2棘突起尾側縁を通り先端はL3棘突起に入っていた（赤丸）。しかし術中展開時，針はL2棘突起に刺入されているものと誤認した。
部分椎弓切除術を行い，閉創直後（麻酔覚醒前）の単純X線像で高位誤認が判明したため，直ちに手術を再開し，事無きを得た。

オペ時のメルクマール

🔴 術前画像の評価時：胸椎高位では棘突起先端と実際の椎体高位で最大で 1 椎体ずれる（図2）

T6 椎体高位の脊髄腫瘍（髄膜腫，68 歳，男性）。特に中位胸椎では棘突起が尾側に長いため，T6 棘突起先端（＊）の高位は T7 椎体に相当する。術前の針マーキングおよび術中の高位認識には十分注意が必要である。

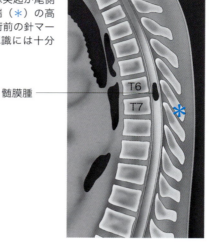
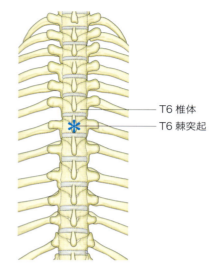

🔴 術前の確認時：移行椎の有無は手術チーム間の共通認識にする（表1，図3）

移行椎は脊椎手術を受ける患者の約 10％に存在する。移行椎がある場合は手術チーム間で混乱しないように，事前に脊椎高位の共通認識をもつようにする。腰椎 3 個の症例の報告もあり[5]，常に移行椎の存在には注意が必要である。

表1 腰椎個数を調査（自験例連続 253 例）

脊椎手術を前提として脊髄造影を行った CTM（全脊椎）である。
腰椎 5 個（normal）：90％，腰椎 6 個（S1 の lumbarization）：8％，腰椎 4 個（L5 の sacralization）：2％であった。

腰椎個数	症例数（％）	男性（人）	女性（人）
3	0（0％）	0	0
4	5（2％）	3	2
5	228（90％）	120	108
6	20（8％）	16	4
合計	253（100％）	139	114

図3 腰椎 4 個例（自験例）

2 除圧中の MEP 振幅低下

なぜ起こるのか

胸椎・胸腰椎後方除圧術のうち，ハイリスク症例である脊髄腫瘍や後縦靱帯骨化症（OPLL）で発生リスクが高まる。特に脊髄腹側の髄外腫瘍切除時や OPLL で脊髄圧迫の強い靱帯骨化巣部分の除圧時には，MEP の急激な振幅低下がみられることがある（図4）。

Information

今城らは，わが国の全国調査において神経合併症の発生頻度は 1.4％であったが，特に靱帯骨化症手術では 3.7％と高かったことを報告した[1]。

Kobayashi らは，術中脊髄機能モニタリングの精度は 90％以上と高く，手術により生じる麻痺をできる限り減らすために，信頼できる検査であることが報告されている[6]。

図4 術中の MEP 振幅低下例（39 歳，女性）

広範囲の胸椎後縦靱帯骨化症に対して C7-L1 の後方除圧固定術を行った際，最も脊髄圧迫の強かった T5/6 の除圧操作を進めていくうちに（a）MEP の振幅が低下し，除圧をほぼ完了した時点でフラットになった（b：上段は術前コントロール，下段は除圧完了時）。

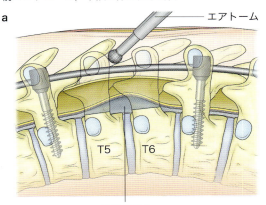

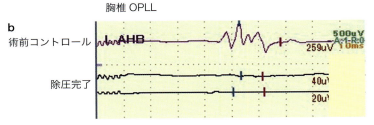

起こさないために

- ハイリスク症例では，体位変換前（仰臥位）に必ずコントロールをとっておく。
- 側弯症や OPLL や硬膜内髄外腫瘍に対する手術で，MEP の振幅が 70％以上低下する場合はアラームポイントとされる[6,7]。
- 特に胸椎 OPLL 手術では，MEP の振幅 20％以下（80％以上低下）をアラームポイントとすることで麻痺を回避できる可能性があるとされる[8]。
- 脊髄圧迫が強い部位では，椎弓根スクリュー挿入操作だけで MEP の電位が低下する場合がある。できる限り慎重に行うか，必要に応じて除圧操作を行ってからスクリューを挿入する。
- 胸椎 OPLL に対する後方除圧固定術において，除圧操作前にテンポラリーロッドを装着する場合は，アライメントを変化させることのないように十分注意して *in situ* で装着する。
- 脊髄圧迫が強い部位の除圧は，必ず椎弓根を切除して硬膜外側に十分なスペースを確保してから除圧操作（黄色靱帯骨化巣の切除や脊髄腹側の髄外腫瘍切除）を進める。

起きてしまったら

- ◆いったん手術操作を中断して回復を待つ。
- ◆中断後に回復傾向がある場合，もしくはさらなる悪化がないと判断される場合は，術者の判断で継続する。
- ◆まったく回復がみられない場合は，術者の判断で手術を中止する。術後の状態を詳細に評価して，追加手術の是非を検討する。

オペ時のメルクマール

● 脊髄圧迫が強い部位の除圧操作時：硬膜外側に十分なスペースを確保する（図5）

POINT 脊髄圧迫が強い部位の除圧は必ず椎弓根を切除して硬膜外側に十分なスペースを確保してから除圧操作を進める。

a：術前CT（矢状断）。T5/6で最も脊髄圧迫が強い。

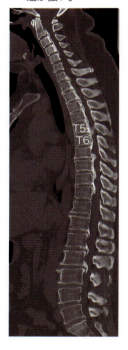

b：術前CT（T5/6）のシェーマ。黄色靱帯骨化巣と後縦靱帯骨化巣が前後で癒合している。

c：術後CT（T5/6）のシェーマ。テンポラリーロッドをT4〜T7間に装着し、椎弓根を切除して硬膜外側に十分なスペースを確保した後に慎重に黄色靱帯骨化巣切除を行った。幸い閉創前には50％程度まで振幅は回復し、術後経過も良好であった。

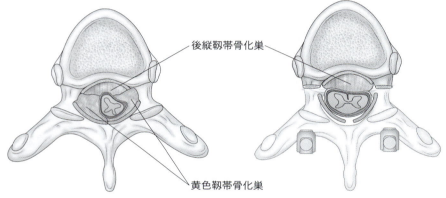

後縦靱帯骨化巣

黄色靱帯骨化巣

（図4と同症例）

● 胸椎OPLLの後方除圧操作時：テンポラリーロッドを使用する（図6）

テンポラリーロッドは、頭尾側1カ所ずつであればアライメントを変化させることなく in situ で装着できる。さらにオフセットコネクターを使用すれば、除圧のための十分なワーキングスペースを確保できる。

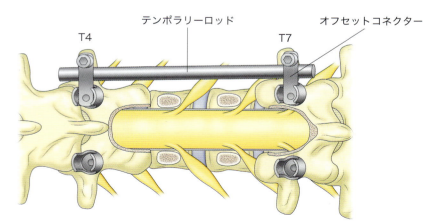

T4　テンポラリーロッド　オフセットコネクター　T7

（図4と同症例）

124　トラブル＆メルクマール　胸椎・胸腰椎

オペ時のメルクマール

● 硬膜内髄外腫瘍の切除時：MEPの振幅低下に十分注意する（図7）

a：下位胸椎の2椎体に及ぶ脊髄腹側の硬膜内髄外腫瘍（数珠状の神経鞘腫）。椎弓根を切除し、硬膜外側に十分なスペースを確保したうえで硬膜切開を行う。腫瘍の一部を慎重に外側に引きずり出すように切除を進めてもMEPの振幅が急激に低下する場合がある。

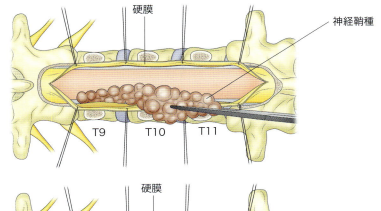

b：適宜手術操作に休憩を挟み、さらなる振幅低下がないことを確認して手術を続ける。切離した歯状靱帯部分で脊髄を慎重に保持しながらソノペット®で残りの腫瘍を全切除する。（65歳、男性の場合は、術中にMEP振幅の回復はなかったが、幸い術後に麻痺の出現はなかった。）

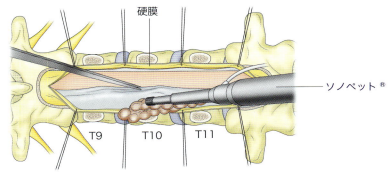

3 硬膜損傷

なぜ起こるのか

胸椎・胸腰椎後方除圧術のうち、ハイスピードドリルの不用意な操作で硬膜損傷を起こすリスクがある。そのほか黄色靱帯骨化症に対する骨化巣切除の際、硬膜骨化している場合は広範な硬膜欠損を生じるリスクが高い（図8）。

脊髄腫瘍などで硬膜内操作が必要な場合は、硬膜切開および硬膜修復が必須となる。

Information

今城らは、わが国の全国調査において硬膜損傷の発生頻度は2.1%であったと報告している[1]。

胸椎・胸腰椎後方除圧術では黄色靱帯骨化症手術で特に発生頻度が高く、Sunらは32%で生じたと報告している[9]。

過去3年間に関連施設で行った435件の自験例の脊椎手術（うち腰椎手術が62%）の調査では、硬膜損傷は17例（3.9%）であった。

図8 硬膜欠損例（T9/10高位の黄色靱帯骨化症手術における硬膜骨化、53歳、男性）

広範囲に椎弓切除後に骨化巣を薄くしていくと、硬膜骨化していることが判明した。十分な脊髄除圧を優先して、骨化した硬膜を全層切除した。

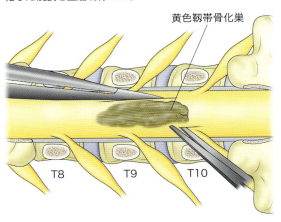

胸椎・胸腰椎後方除圧術 **125**

起こさないために

- 黄色靱帯の椎弓への付着に関する基本的な解剖学的特徴（尾側椎弓の頭側縁から頭側椎弓の中間に付着）を理解する。
- 椎弓と硬膜の間に黄色靱帯が介在していない椎弓頭側部分を，ハイスピードドリルで削る際には十分注意する。
- 黄色靱帯骨化症手術において硬膜骨化している場合は，骨化巣を薄くすることで十分な脊髄の除圧が術中エコーで確認できれば浮上術とすることもあるが[10]，脊髄の十分な除圧を優先して骨化した硬膜ごと骨化巣を切除する場合は，広範な硬膜欠損はやむを得ない。

起きてしまったら

- まず綿状パッド（ノイロシート®など）で硬膜内の組織を保護し，周囲の椎弓切除を十分に行って修復するためのワーキングスペースを確保する。
- 一次縫合が可能であれば，5－0ないしは6－0の非吸収性モノフィラメント縫合糸（プロリーン®など）でwatertightに縫合する。
- 一次縫合が不可能であれば，人工硬膜（ゴアテックス®）などでパッチする。
- 一次縫合ないしは人工硬膜などによるパッチ後は，PGAメッシュ（ネオベール®）とフィブリン糊（ボルヒール®やベリプラスト®）で補強する[11,12]。

オペ時のメルクマール

● 一次縫合が可能な時：非吸収性モノフィラメント縫合糸で縫合する（図9）

硬膜切開部分を6－0プロリーン®でwatertightに一次縫合を行う。

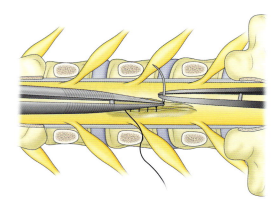

● 一次縫合が不可能な時：人工硬膜（ゴアテックス®）などでパッチ縫合する（図10）

硬膜欠損部よりも一回り大きいサイズのゴアテックス®を硬膜の内側に慎重に挿入し，6－0プロリーン®で数カ所縫合してパッチする。

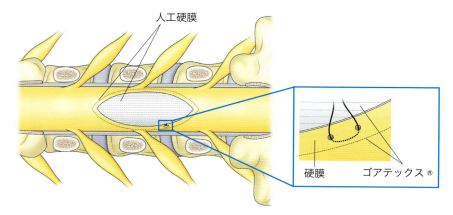

126　トラブル＆メルクマール 胸椎・胸腰椎

● パッチ後の補強時：PGA メッシュ（ネオベール®）とフィブリン糊（ボルヒール®やベリプラスト®）で補強する[11,12]（図11）

人工硬膜によるパッチ後，ネオベール®を数層に重ねて被覆し，その上からベリプラスト®混合液を噴霧して補強する。（図8の症例の場合：吸引ドレーンを留置して閉創し，術後は血性排液から漿液性排液に変わってきたタイミングでドレーンを抜去した。術後の低髄圧症状や髄液漏や頭蓋内出血などの合併症はなかった。）

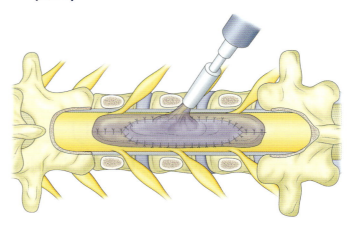

［船山　徹］

文献

1) 今城靖明，田口敏彦，ほか．日本脊椎脊髄病学会脊椎脊髄手術調査報告 2013. J Spine Res 2013；4：1367-79.
2) Groff MW, Heller JE, et al. A Survey-Based Study of Wrong-Level Lumbar Spine Surgery: The Scope of the Problem and Current Practices in Place to Help Avoid These Errors. World Neurosurg 2013；79：585-92.
3) Mayer JE, Dang RP, et al. Analysis of the techniques for thoracic- and lumbar-level localization during posterior spine surgery and the occurrence of wrong-level surgery: results from a national survey. Spine J 201；14：741-8.
4) Longo UG, Loppini M, et al. Errors of level in spinal surgery. J Bone Joint Surg 2012；94-B：1546-50.
5) Hanson EH, Mishra RK, et al. Sagittal Whole-spine magnetic resonance imaging in 750 consecutive outpatients: accurate determination of the number of lumbar vertebral bodies. J Neurosurg Spine 2010；12：47-55.
6) Kobayashi S, Matsuyama Y, et al. A new alarm point of transcranial electrical stimulation motor evoked potentials for intraoperative spinal cord monitoring: a prospective multicenter study from the Spinal Cord Monitoring Working Group of the Japanese Society for Spine Surgery and Related Research. J Neurosurg Spine 2014；20：102-7.
7) 小林　祥，松山幸弘，ほか．ハイリスク脊椎手術における術中脊髄モニタリング．J Spine Res 2016；7：897-900.
8) 伊藤全哉，松山幸弘，ほか．胸椎後縦靱帯骨化症（OPLL）手術における Br-MEP のアラームポイント．J Spine Res 2018；9：9-14.
9) Sun X, Sun C, et al. The Frequency and Treatment of Dural Tears and Cerebrospinal Fluid Leakage in 266 Patients With Thoracic Myelopathy Caused by Ossification of the Ligamentum Flavum. Spine 2012；37：E702-707.
10) Sun J, Zhang C, et al. Surgical strategies for ossified ligamentum flavum associated with dural ossification in thoracic spinal stenosis. J Clin Neurosci 2014；21：2102-6.
11) Shimada Y, Hongo M, et al. Dural substitute with polyglycolic acid mesh and fibrin glue for dural repair : technical note and preliminary results. J Orthop Sci 2006；11：454-8.
12) 島田洋一，本郷道生．脊椎脊髄手術における硬膜修復法：生体適合性代用硬膜．日脊椎脊髄病会誌 2009；20：862-7.

トラブル＆メルクマール 胸椎・胸腰椎

胸椎・胸腰椎後方除圧固定術
（Thoratic-thoracolumber posterior decompression and fusion）

1 椎弓根スクリューの逸脱（脊柱管内および椎体外）

なぜ起こるのか

　胸椎および胸腰椎の椎弓根は高位による解剖学的構造（正中からの距離・向き・太さ・長さ）の違いが大きいため，各椎弓根の解剖学的構造に見合ったスクリュー挿入がなされないと逸脱の発生リスクが高まる（図1）。
　椎体外に逸脱すると胸部大動脈をはじめ脈管や臓器損傷のリスクがあり，脊柱管内や椎間孔内に逸脱すると脊髄症状や神経根症状のリスクがある。

Information
　Wangらは，レジデントによるフリーハンドの挿入でスクリューの逸脱は15％に認められたと報告している[1]。
　Leeらは，若手脊椎外科医によるフリーハンドの挿入でスクリューの逸脱は3.9％に認めたと報告している[2]。

起こさないために

- 術前計画では，CTで必ず各椎弓根高位の水平断で解剖学的構造（正中からの距離・向き・太さ・長さ）を計測し，挿入予定スクリューの径と長さを決めておく。
- 術式や病態によっては経皮的椎弓根スクリュー法を用いる。経皮的椎弓根スクリュー法は，指導医の下であれば臨床経験が浅くても正確に挿入できる安全なデバイスである[3]。

起きてしまったら

◆術中に判明すれば至適な位置に再挿入する。再挿入が困難であれば当該箇所はスキップし，適切な固定範囲を維持する。
◆術後に判明した場合は，まず患者の状態を把握し，入れ替えることで状態が改善する見込みがあるならば早期に再手術を行う。

図1 椎弓根スクリューの逸脱例

a：椎体外逸脱例（T1，右）。スクリューが椎弓根の外側（横突起）から肋骨頭に挿入されている。

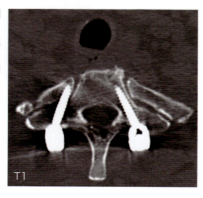

b：脊柱管内逸脱例（T5，左）。神経症状の発生は認めなかった。

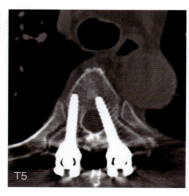

オペ時のメルクマール

術前計画①：CT画像による各椎弓根の基本的な解剖学的構造をイメージする（図2）

POINT 胸椎では横突起まで十分展開して骨性ランドマークを露出させる。

POINT 椎体は上位胸椎から下位胸椎・胸腰椎になるにつれ大きくなるため、スクリューの長さは下位になるにつれて長くなる。

a：T1を示す。上位胸椎は正中からの距離は長く、椎弓根は太く内側に向く。

b：T6を示す。中位胸椎は正中からの距離が短くなり、椎弓根も細く、向きは矢状面とほぼ平行である。

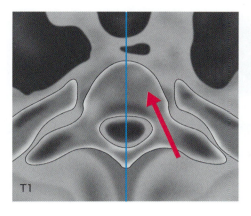

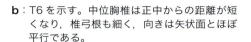

c：T12を示す。下位胸椎になると再び正中からの距離が長くなり、椎弓根も太く内側に向く。

d：L1を示す。上位腰椎の椎弓根は下位胸椎よりもやや細いことが多い。

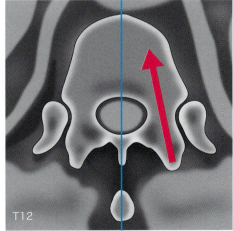

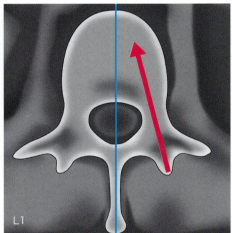

1 椎弓根スクリューの逸脱（脊柱管内および椎体外）

胸椎・胸腰椎後方除圧固定術

> **オペ時のメルクマール**

🔴 術前計画②：CT画像による胸部大動脈の位置を確認しておく（図3）

POINT 中位胸椎において腹臥位では腹部大動脈が前方内側に移動することを意識する。

椎弓根スクリューを挿入する基本手術体位である腹臥位では，仰臥位に比して，胸部大動脈（黄点線の円）が前方内側に大きく移動する[4,5]。
DISH（Diffuse Idiopathic Skeletal Hyperostosis）があり，広範囲に椎体前方が骨性癒合している症例では，胸部大動脈の存在により椎体前壁左側は骨化が抑制され[6]，形状が直線に近くなっていることが多い（赤点線）。このような場合は，左椎弓根スクリュー（青矢印）挿入の際には方向に加えて長さにも注意が必要であり，右よりも5mm短いスクリューを選択することもある。

a：T8高位（仰臥位）。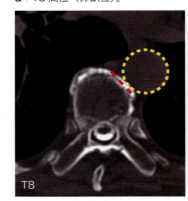

b：T8高位（腹臥位）。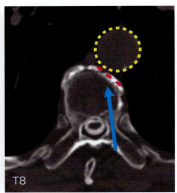

🔴 術中プロービング時：針マーキングをおき，透視2方向で確認する（図4）

POINT 透視は当該部位を必ずモニター画面の中央で評価する。

a：不安があれば約10mmプロービングしたところで針マーキングをおいて透視で確認する。著者らは18G針を10mm長に切った自家製マーキングを作製している。10mm長のプロービングであれば大きな逸脱は決して起きないため，万が一椎弓根外に逸脱していても，ここで修正ができれば最終的な誤挿入は通常回避できる。

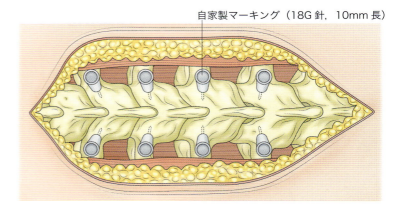

自家製マーキング（18G針，10mm長）

b：正面像。左右の椎弓根の真ん中に棘突起がみえる位置（各椎体に対する真正面像）で評価する。

c：側面像。頭側椎間板（●）がきれいに抜ける位置（各椎体に対する真側面像）で評価する。

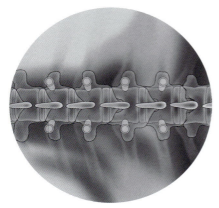
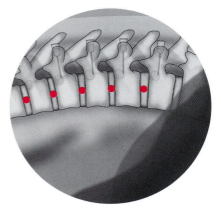

2 椎弓根スクリューの術後バックアウト

なぜ起こるのか

脊柱アライメントが術中（腹臥位）と術後（坐位や立位）で大きく異なると発生リスクが高まる。高齢者で骨粗鬆症を伴っている場合はさらにリスクが高くなる。

バックアウトしたスクリューが椎弓根を穿破すると神経根障害の原因となる（図5）。

Information

Halvorsonらは，骨密度と椎弓根スクリューの引き抜き強度には強い関連性があることを報告した[7]。

自験例において，胸腰椎移行部の骨粗鬆症性椎体骨折後の遷延癒合または偽関節に対する椎体形成を併用した後方インストゥルメンテーション手術では，術前のX線動態撮影による椎体不安定性が大きいほど，術後早期の矯正損失が大きかった（図6）。

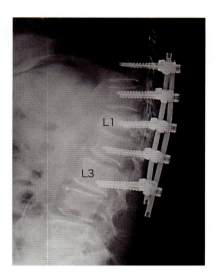

図5 椎弓根スクリューの術後バックアウト例（高所転落によるL1破裂骨折，83歳，男性）

術後早期に矯正損失して尾側のスクリューがバックアウトし，術後2カ月で椎間孔内に穿破して強いL3神経根性疼痛を呈した。

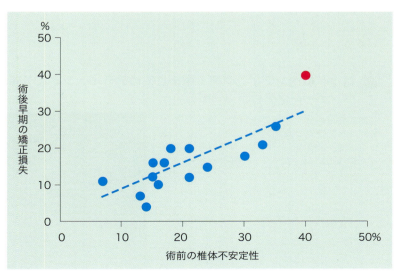

図6 術前の椎体不安定性と術後早期の椎体矯正損失との関連性

65歳以上の胸腰椎移行部の骨粗鬆症性椎体骨折後の遷延癒合または偽関節に対する椎体形成を併用した後方インストゥルメンテーション手術の18例（自験例）では，術前のX線動態撮影における椎体不安定性（立位と仰臥位の椎体圧潰率の差）と術後早期の矯正損失量（術直後腹臥位と2週間後立位の椎体圧潰率の差）には強い正の相関がみられた（相関係数0.63）。
●：術前の椎体不安定性が最大だった例。椎弓根スクリューのバックアウトによる下肢神経根性疼痛をきたし，再手術を要した（図9の症例）。

<table>
<tr><th>起こさないために</th><th>起きてしまったら</th></tr>
<tr><td>
■ 骨粗鬆症を伴う症例では，固定範囲の延長，ハイドロキシアパタイト顆粒やセメントによるスクリューの補強，bi-corticalスクリューなどさまざまな工夫が報告されている[8]。
■ 椎弓下のポリエチレンテープ（ネスプロンケーブル®）による補強も有効である[9]。
■ 特に骨粗鬆症性椎体骨折に対する手術では，術後（立位）のアライメント変化や矯正損失を予測するために術前，立位または坐位（＝荷重位）と仰臥位（＝非荷重位）の側面動態撮影を行い，椎体不安定性の評価をしておく。
</td><td>
◆ 術前（立位），術直後（腹臥位），バックアウト発生時（立位）のアライメントを比較して原因を検討する。
◆ 固定の延長で対応可能と判断される場合は，弛んでバックアウトしたスクリューの径と長さをサイズアップしたものに入れ替えて後方固定を延長する。さらに椎弓下のポリエチレンテープで補強する。
◆ 椎体前方要素の不安定性が強く，後方のみでは長期的なアライメント維持が困難と判断される場合は，後方固定延長に加えて前方固定や椎体置換を行う。
</td></tr>
</table>

オペ時のメルクマール

● 術後に矯正損失が予想される時：椎弓下にポリエチレンテープで補強する（図7）

a：頭尾側の椎弓下にネスプロンケーブル®を2本ずつ設置し，ロッドやトランスバースやスクリューヘッドに締結してインストゥルメンテーションを補強する。

b：術後3カ月。矯正損失はわずかであり，スクリューのバックアウトはない（86歳，女性，T12骨粗鬆症性椎体骨折後遅発性麻痺）。

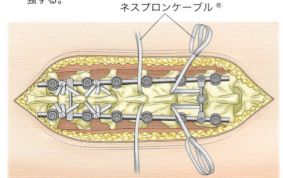
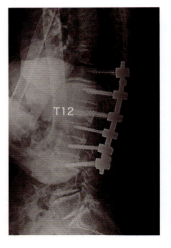

● ロッドのベンディング時：術後立位のアライメントを予想し，十分な後弯を再現したベンディングを行う（図8）

術後X線立位像。術前の円背から術後のアライメントを想定した十分なベンディングを行うことで，スクリューのバックアウトは認めていない（86歳，女性，T12椎体骨折）。

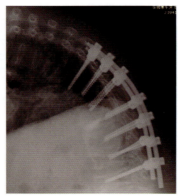

オペ時のメルクマール

- **スクリューのバックアウトで後方インストゥルメンテーションとしての維持ができない時：再手術を考慮する（図9）**

a：T11およびL2椎体骨折後偽関節（80歳，女性）。人工骨による椎体形成を併用した後方インストゥルメンテーション（T9-L4）を行ったが，術後早期にL2椎体の大きな矯正損失が起き，スクリューがバックアウトしてL4神経根性疼痛をきたした。

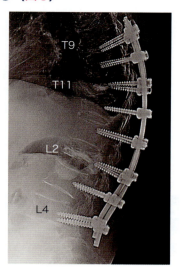

b：再手術後。バックアウトした尾側のスクリューをサイズアップして入れ替え，L5まで後方固定を延長した。ネスプロンケーブル®をL3,L4,L5椎弓下に使用して補強し，経過は良好である。

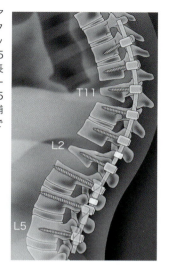

3 術後の硬膜外血腫

なぜ起こるのか

　術後の無症候性の硬膜外血腫は多くの症例で画像的に観察されるが，硬膜外腔の許容量を超えて血腫が貯留すると症候性硬膜外血腫の発生リスクが高まる。特に胸椎高位での除圧操作後は発生リスクが高いとされる（図10）。

Information

　今城らは，わが国の全国調査において術後の硬膜外血腫の発生頻度は0.9％であり，3時間以上の手術および術中出血量が多くなるにつれて発生頻度が高かったことを報告した[10]。

　Aonoらは，術式別でみると胸椎の椎弓切除で有意に術後硬膜外血腫の発生頻度が高かったことを報告している[11]。

図10 症候性の術後硬膜外血腫例（69歳，男性）

胸椎黄色靭帯骨化症に対するT9－T12後方除圧固定術後に発生した。ドレーン抜去後に両下肢麻痺（MMT; 2）と排尿障害が進行してきたため硬膜外血腫と診断し，緊急手術となった。
インストゥルメンテーションによりMRI画像が不鮮明になり，血腫かどうか判別できない場合は臨床症状を優先して判断し，緊急手術で創内を観察することが適切である。

a：術前のMRI矢状断像。

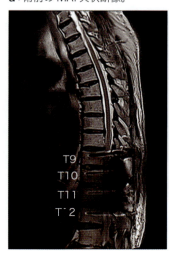

b：術前のMRI水平断像。

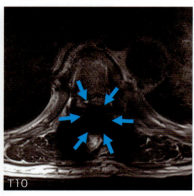

胸椎・胸腰椎後方除圧固定術　133

起こさないために	起きてしまったら
■ 脊椎手術の麻酔は低血圧で維持されていることが多いため，閉創前には術野の止血が十分できていることを確認する。 ■ 術後のドレーン量および性状を注意深く観察し，抜去のタイミングは，一律2日後などではなく，血性排液が100 mL/日以下を目安にする。 ■ ドレーン抜去後も症候性硬膜外血腫に注意して観察する。特に腰椎では，約半数の症例がドレーン抜去後に発生したとの報告がある[11]。	◆ 速やかに診察して画像評価を行う。硬膜外血腫の大きさと麻痺の程度は関連しているとされる[12]。 ◆ 軽微な麻痺で改善傾向にある場合以外は，躊躇せず緊急で血腫除去術を行う。 ◆ 下位腰椎高位では，下肢筋力低下が軽度で膀胱直腸障害だけが顕著な症例もあるため注意が必要で下ある[11]。

オペ時のメルクマール

● **手術適応の判断：麻痺が進行性の場合は躊躇なく緊急血腫除去術を行う（図11）**

緊急血腫除去後，下肢麻痺は完全回復している（図10と同症例）。

a：術後のMRI矢状断像。

b：術後のMRI水平断像。

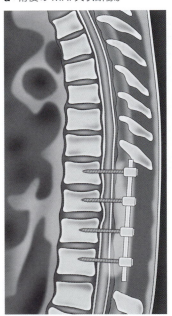
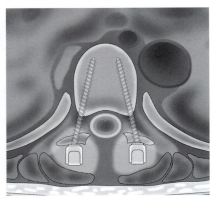

オペ時のメルクマール

● 発生部位が腰椎高位の時：膀胱直腸障害のみ出現する症例もある[11]（図12）

腰椎高位ではドレーン抜去後の症候性硬膜外血腫(青矢印)に注意するとともに，下肢麻痺が出現せず膀胱直腸障害だけが現れる症例もあるため注意が必要である[11]。
(62歳，男性の場合，L4/5後方椎体間固定術後のドレーン抜去後，下肢筋力低下や感覚障害はなかったが，排尿障害（尿閉）を認めたため硬膜外血腫と診断し，緊急手術を行った。排尿障害は完全回復に至らず自己導尿の継続となった。)

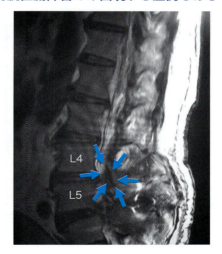

［船山　徹］

文献

1) Wang VY, Chin CT, et al. Free-hand thoracic pedicle screws placed by neurosurgery residents: a CT analysis. Eur Spine J 2010 ; 19 : 821-7.
2) Lee CH, Hyun SJ, et al. Accuracy of Free Hand Pedicle Screw Installation in the Thoracic and Lumbar Spine by a Young Surgeon : An Analysis of the First Consecutive 306 Screws Using Computed Tomography. Asian Spine J 2014 ; 8 : 237-43.
3) 船山 徹，塚西敏則．胸腰椎経皮的椎弓根スクリュー固定法における臨床経験年数による挿入精度の違い．整形外科 2016 ; 67 : 607-11.
4) Sucato DJ, Duchene C, et al. The Position of the Aorta Relative to the Spine: A Comparison of Patients with and without Idiopathic Scoliosis. J Bone Joint Surg 2003 ; 85-A : 1461-9.
5) Jiang H, Qiu X, et al. The Position of the Aorta Changes with Altered Body Position in Single Right Thoracic Adolescent Idiopathic Scoliosis. Spine 2012 ; 37 : E1054-61.
6) Maertens M, Mielants K, et al. Evaluation of the Involvement of Axial Entheses and Sacroiliac Joints in Relation of Diagnosis: Comparison among Diffuse Idiopathic Skeletal Hyperostosis (DISH), Osteoarthrosis and Ankylosing Spondylitis. Clin Rheumatol 1992 ; 11 : 551-7.
7) Halvorson TL, Kelley LA, et al. Effects of bone mineral density on pedicle screw fixation. Spine (Phila Pa 1976) 1994 ; 19 : 2415-20.
8) Ponnusamy KE, Iyer S, et al. Instrumentation of the osteoporotic spine : biomechanical and clinical considerations. Spine J 2011 ; 11 : 54-63.
9) Hamasaki T, Tanaka N, et al. Pedicle Screw Augmentation With Polyethylene Tape – A Biomechanical Study in the Osteoporotic Thoracolumbar Spine– J Spinal Disord Tech 2010 ; 23 : 127-32.
10) 今城靖明，田口敏彦，ほか．日本脊椎脊髄病学会脊椎脊髄手術調査報告 2013. J Spine Res 2013 ; 4 : 1367-79.
11) Aono H, Ohwada T, et al. Incidence of postoperative symptomatic epidural hematoma in spinal decompression surgery. J Neurosurg Spine 2011 ; 15 : 202-5.
12) Okuda S, Miyauchi A, et al. Surgical complications of posterior lumbar interbody fusion with total facetectomy in 251 patients. J Neurosurg Spine 2006 ; 4 : 304-9.

トラブル & メルクマール 胸椎・胸腰椎

骨粗鬆症性椎体骨折に対するBKP手術
(BKP for osteoporotic vertebral fracture)

1 セメントの椎体外逸脱

なぜ起こるのか

　骨皮質の欠損を伴うような椎体骨折にBKP（balloon kyphoplasty）を適応すると発生リスクが高まる。特に椎体後壁欠損部もしくは椎弓根骨折部から脊柱管内または椎間孔内へセメントが逸脱すると（図1），神経症状が発生する可能性がある。

　BKPで用いられるセメント（polymethyl methacrylate：PMMA）は，モノマー（液体）とポリマー（粉末）の重合が不十分なまま椎体に充填すると椎体周囲の静脈内に漏出し，肺塞栓をはじめとする重篤な血管合併症を発生する可能性がある。

Information

　戸川らは，わが国でのBKP導入前の臨床試験においてセメントの椎体外逸脱は12.3%に認められたと報告した[1]。
　Laytonらは，PMMAを用いた経皮的椎体形成術1,000例のうちセメントによる症候性肺塞栓を1例に認めたと報告している[2]。

起こさないために

- BKPの適応基準[3]を遵守し，椎体壁や終板に著しい欠損がある場合は適応しない[4]。
- セメントの重合を十分に行ってから椎体に充填する。セメントを指で押しつぶしてもグローブにセメントがくっつかず，糸を引かなくなるのが一つの目安である[4]。

起きてしまったら

- 直ちにセメント充填を中止する。
- 前壁や側壁もしくは終板から椎体外へ逸脱した場合は，神経症状を呈することは稀であるので，保存的に経過を観察する。
- 後壁もしくは椎弓根から脊柱管内へ逸脱した場合は，2方向透視画像では評価が難しいことが多い。麻酔覚醒後に神経症状の発現の有無を詳細に診察し，できるだけ早めにCTを撮影して評価する。
- 椎体周囲の静脈に漏出した場合は，直ちに麻酔科医に報告する。バイタルサインに変動があれば，直ちに手術を中止して救命治療を行う。

図1 BKPによるセメントの椎体外逸脱例（L1）

a：椎体後壁（右椎弓根基部）から脊柱管内へ逸脱している（青矢印）。

b：右椎間孔内にも逸脱しているが（青矢印），幸い神経症状はなかった。

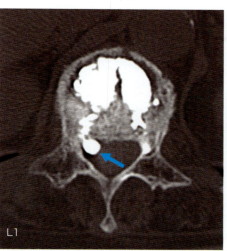
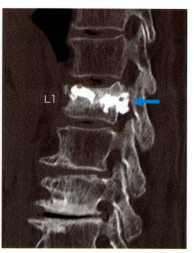

オペ時のメルクマール

● 透視装置の設置時：術中，正面と側面を正確に評価するためCアームは2台を使用する（図2）

術前に正確な正面像と側面像を描出しておき，そのまま透視装置は動かさずに術野のドレーピングを行う。2台が固定されていることで，常に同じ入射方向の画像が得られる。また透視装置の移動によって起こる予期せぬ術野の汚染も予防できる。

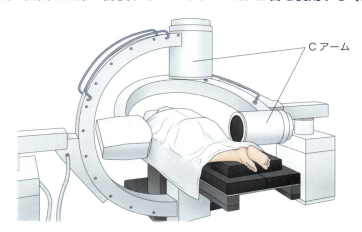

Cアーム

● セメント充填時①：充填はセメント重合が十分進んだ状態から開始する（図3）

a：デバイスからセメントを少量押し出した際に，垂れ下がる状態ではまだ粘度が低い（✗）。先端が上を向いて丸くなるように粘度を高めてから椎体に充填する（○）。

b：グローブについたセメントが糸を引く状態ではまだ粘度が低い（✗）。セメントを押しつぶしても糸を引かなくなる状態が適切に粘度の目安となる（○）。

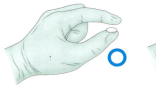
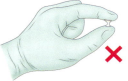

骨粗鬆症性椎体骨折に対するBKP手術

オペ時のメルクマール

● **セメント充填時②：椎弓根高位での脊柱管内セメント逸脱は2方向透視画像では判定困難である（図4）**

POINT セメントの逸脱がないようにゆっくりと十分注意しながら充填させる。

もしも椎弓根高位（＊）でセメントが脊柱管内に逸脱した場合，正面像（a）では椎体内に充填されたセメントと重なり，側面像（b）ではボーンフィラーデバイスと重なるため，正確な評価は不可能である。

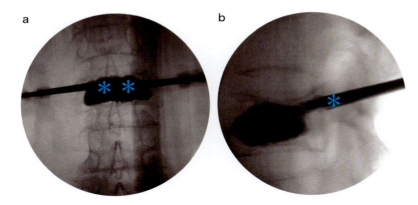

2 術後早期の矯正損失

なぜ起こるのか

セメント充填による骨折椎体の十分な初期固定性が得られないと，術後早期の矯正損失の発生リスクが高まる（図5）。

後壁損傷を伴った骨粗鬆症性椎体骨折に対するBKP症例の自験例29例（平均81.5歳）を調査したところ，術前のX線動態撮影における椎体不安定性が大きいほど術後早期の矯正損失量が大きかった（図6）。

Information

BKPは，即時的除痛効果が高いが，約45％では術後早期の当該椎体内の不安定性が残存していたと報告されている[5]。

充填されたセメント形態が表面平滑のままで固まると，術後の矯正損失も大きかったという報告がある[6]。

図5 術後早期の矯正損失例（L2椎体骨折，89歳，女性）

a：術直後の腹臥位像。椎体高の整復は良好である。

b：術後1週間の立位像。大きく矯正損失している。

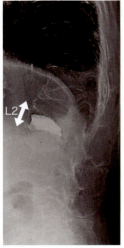
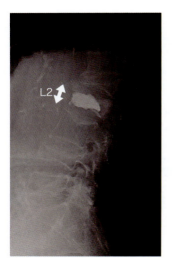

図6 後壁損傷を伴った骨粗鬆症性椎体骨折に対するBKP症例（自験例，29例）

術前のX線動態撮影における椎体不安定性（立位もしくは坐位と仰臥位の椎体圧潰率の差）[7]と術後早期の矯正損失量（術直後腹臥位と1週間後立位の椎体圧潰率の差）には強い正の相関がみられた（相関係数0.68）。術前の椎体不安定性は平均18.1%（±10.6），術後早期の矯正損失量は平均8.0%（±6.8）であった。
＊赤色は術後1カ月以内に隣接椎体骨折を生じた症例（*3* **術後早期の隣接椎体骨折**，参照）。

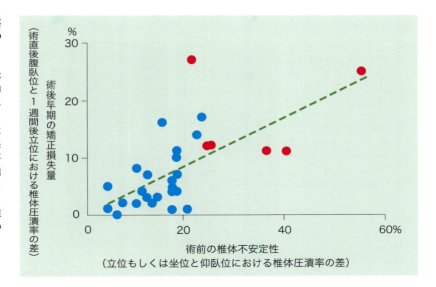

起こさないために

- 術前の椎体不安定性を正確に評価しておく[7]。
- バルーンで形成した骨欠損部にセメント充填後，椎体外にセメントが逸脱しないように十分気をつけながら，海綿骨の骨梁にセメントが樹枝状に染み渡る（cement anchoring）ようにごく少量追加する。
- 椎体内クレフトに骨硬化を伴う症例では，クレフトの尾側でバルーンを膨らませる工夫もあるが[8]，良好なcement anchoringが期待できない場合があるので，必要に応じて他術式を選択する。

起きてしまったら

- 矯正損失が起きても通常疼痛は改善していることが多い[5,6]。
- 経過によっては術後早期に隣接椎体骨折を生じる可能性があるため（詳細は*3* **術後早期の隣接椎体骨折**，参照），頻回に画像評価を行う。

オペ時のメルクマール

● 術前画像の評価①：動態撮影で椎体不安定性を正確に評価する（図7）

椎体不安定性の定義は，荷重位と非荷重位における椎体圧潰率の差[7]である。図5の症例では術前の椎体圧潰率の差は23%と大きい。

a：荷重位（立位もしくは坐位）のX線側面像（図5の症例）。

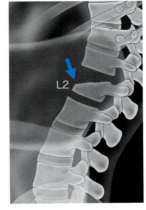

b：非荷重位（仰臥位）のX線側面像（図5の症例）。

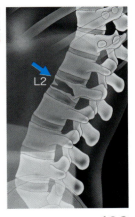

オペ時のメルクマール

● **術前画像の評価②：良好な cement anchoring が期待できない症例は他術式を選択する（図8）**

a, b：L1 椎体骨折の単純X線（**a**）およびCT（**b**）（81歳，女性）。椎体後壁損傷や終板の骨欠損に加えて椎体内骨欠損部の辺縁は骨硬化像が著明であり，良好な cement anchoring は期待できないため，BKPは適応外と判断できる。

c：椎体形成とインストゥルメンテーションを用いた後方固定術後のX線像。椎体形成は配向連通孔構造を有するハイドロキシアパタイト人工骨顆粒（リジェノス®，クラレ社）に正常椎体から採取した骨髄血を含浸させてから椎体に充填した[9]。

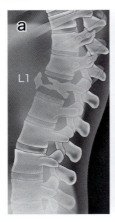
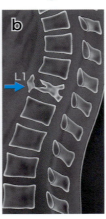
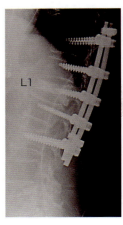

● **セメント充填時：海綿骨の骨梁にセメントが染み渡る（cement anchoring）ように充填する（図9）**

> **Point** 海綿骨の骨梁に樹枝状に染み渡るとセメントの表面形状は平滑ではなくなる。

バルーンで形成した骨欠損部にセメント充填後，椎体外にセメントが逸脱しないように十分気をつけながらごく少量のセメントを追加して良好な cement anchoring を目指す。

a：L1骨折に対する充填例（93歳，女性）。

b：T12骨折に対する充填例（91歳，男性）。

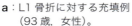
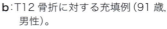
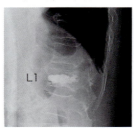
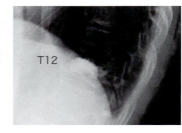
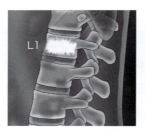
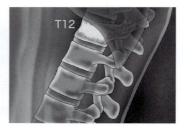

3 術後早期の隣接椎体骨折

なぜ起こるのか

　術後隣接椎体骨折の多くは術後1～2カ月以内の比較的早期に発生しており，椎体を過度に矯正すると発生リスクが高くなることが報告されている[10,11]。BKPによる後弯矯正の程度は術前の仰臥位 fulcrum-extension 撮影[12]や腹臥位撮影[13]で予測できると報告されている。したがって術前の椎体不安定性が大きい症例では，手術で

腹臥位をとるだけで過度な矯正となってしまい，BKP単独では十分な初期固定性が得られないまま術後早期に大きく矯正損失してセメント塊が頭側に突出し，発生リスクが高まることが考えられている[14]（図10）。

Information

BKP自験例29例（平均81.5歳，図6参照）では，術後1カ月以内の隣接椎体骨折を6例（21%）に認め，これらの術前のX線動態撮影における椎体不安定性は平均33.5%，術後早期の矯正損失量は平均16.3%と大きかった。

起こさないために

- 術前の椎体不安定性を正確に評価しておく。BKP後，早期の隣接椎体骨折は疼痛再燃による日常生活動作の再悪化に直結することを念頭におき，椎体不安定性が非常に大きくBKP単独では良好な初期固定は得られないと見込まれる場合は他の方法を考慮する。
- 術後早期に大きく矯正損失を生じた場合は頻回にX線評価を行い，隣接椎体骨折の早期発見に努める。
- 術後硬性タイプの体幹装具の着用[11]と術前早期からのテリパラチド製剤の併用[15]が，隣接椎体骨折発生リスクを減らす可能性がある。

起きてしまったら

- ◆隣接椎体骨折の画像（単純X線，CT，MRI）を詳細に評価する。
- ◆隣接椎体骨折の大部分は保存療法が奏功する。通常の骨粗鬆症性椎体骨折に対する保存療法と同様，初期2週間程度の入院安静を行う[16,17]。
- ◆隣接椎体骨折が保存療法抵抗性の場合は再度BKPを行うか，インストゥルメンテーションによる後方固定を行う（図12）。

図10 術後早期の隣接椎体骨折例（L2椎体骨折，73歳，女性）

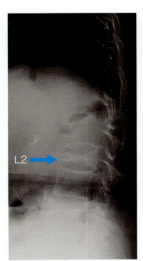

a：X線立位像。椎体圧潰率72%である。

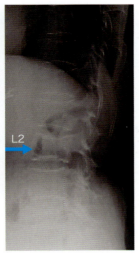

b：X線仰臥位像。椎体圧潰率17%で，椎体不安定性が非常に大きい。

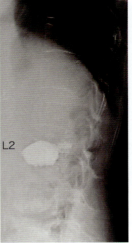

c：BKP術直後のX線像。

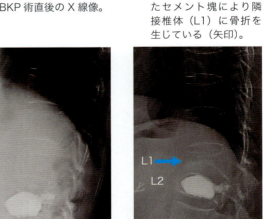

d：術後17日のX線像。早期にL2は大きく矯正損失し，頭側に突出したセメント塊により隣接椎体（L1）に骨折を生じている（矢印）。

（「船山 徹，新井規仁，菅谷 久，骨粗鬆症性椎体骨折に対するバルーン椎体形成術術後1ヶ月以内に生じた隣接椎体骨折の経験. 整形外科66（9），p.939，2015」より許諾を得て転載）

オペ時のメルクマール

● 椎体不安定性が特に大きい場合：他術式も考慮する（図11）

a, b：立位（**a**）と仰臥位（**b**）における椎体圧潰率の差が40％であり，椎体不安定性が非常に大きい。（L1椎体骨折，62歳，女性）

c：BKP単独治療では，術後早期の矯正損失とそれに引き続く隣接椎体骨折が予想されるため，人工骨による椎体形成を併用した後方固定術を選択している。

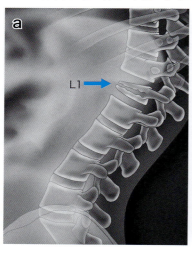
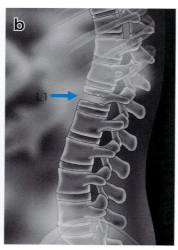
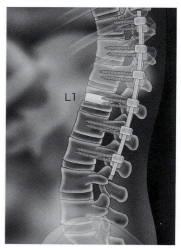

● BKP後の隣接椎体骨折が保存療法抵抗性の場合：追加手術を行う（図12）

a：隣接椎体骨折（矢印L1）も保存療法抵抗性であったため，発生後16週でBKPを行う（図10の症例）。

b：L3-5後方固定術後のL2骨折に対するBKP施行例（77歳，女性）。術後早期に大きく矯正損失し，隣接椎体骨折（矢印L1）を生じている。保存療法抵抗性であったため後方固定の延長術を行った。

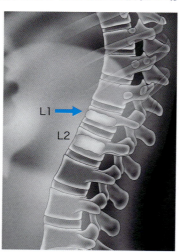
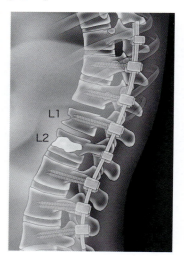

［船山　徹］

文献

1) 戸川大輔. 原発性骨粗鬆症性圧迫骨折に対する Balloon Kyphoplasty 日本の臨床試験成績. J Spine Res 2011；2：1485-93.

2) Layton KF et al. Vertebroplasty, first 1,000 levels of a single center: evaluation of the outcomes and complications. AJNR Am J Neuroradiol 2007；28：683-9.

3) KYPHON BKP システム添付文書. 2017 年 4 月改訂.

4) 德橋泰明. 椎体形成術 現在とこれから. バルーン椎体形成術. 南江堂. 東京. 2012, p110-20.

5) Tarukado K, Tono O, et al. Instability of the Vertebrae Remains following Balloon Kyophoplasty. Global Spine J 2014；；4：89-92.

6) 片山 幹, 吉田 真, ほか. 経皮的椎体形成術（BKP）におけるセメント形態が術後疼痛および後弯角に及ぼす影響. J Spine Res 2015；6：1312-6.

7) 船山 徹, 塚西敏則, ほか. 高齢者（75 歳以上）の骨粗鬆症性椎体骨折に対する椎体不安定性の定量評価に基づいた最適な治療アルゴリズムの確立に向けた試み. 別冊整外 2017：72：120-3.

8) 青木雅人, 信清正典, ほか. 骨粗鬆症性椎体骨折に対する balloon kyphoplasty の治療成績－椎体楔状率の術後矯正損失を減少させるために－. 骨折 2016；38：608-11.

9) 船山 徹, 塚西敏則, ほか. 骨粗鬆症性椎体骨折後遷延治癒に対する椎体採取骨髄血と一軸連遊孔ハイドロキシアパタイト顆粒を用いた椎体形成術の試み. 整形

外科 2017；68：505-9.

10) 大石陽介, 村瀬正昭, ほか. BKP 術後早期の隣接椎骨折の危険因子. J Spine Res 2013；4：1789-92.

11) 佐野秀仁, 市村正一, ほか. 当院での BKP の術後新規椎体骨折の評価. J Spine Res 2015；6：1076-82.

12) 茶薗昌明, 田中孝昭, ほか. 骨粗鬆症性椎体骨折後偽関節における Balloon kyphoplasty（BKP）の後弯矯正は Flucrum-extension 撮影により予測できる. J Spine Res 2014；5：1361-5.

13) Cho JH, Shin SI, et al. Usefulness of Prone Cross-Table Lateral Radiographs in Vertebral Compression Fractures. Clinics in Orthop Surg 2013；5：195-201.

14) 船山 徹, 新井規仁, ほか. 骨粗鬆症性椎体骨折に対するバルーン椎体形成術 術後 1 ヶ月以内に生じた隣接椎体骨折の経験. 整形外科 2015；66：937-41.

15) 上野正喜, 中澤俊之, ほか. バルーンカイフォプラスティー後の続発性椎体骨折に対する週 1 回皮下注射製剤テリパラチドの有用性. J Spine Res 2013；4：1399-404.

16) 柴尾洋介, 安部哲哉, ほか. 高齢者の骨粗鬆症性胸腰椎椎体骨折の初期入院安静を含む保存治療の臨床成績. 臨整外 2017；52：81-8.

17) 船山 徹, 安部哲哉, ほか. 新鮮骨粗鬆症性椎体骨折（OVF）に対する保存療法. 関節外科 2017；36：125-34.

トラブル & メルクマール 胸椎・胸腰椎

化膿性脊椎炎に対するPED
（PED for pyogenic spondylitis）

1 血管損傷による後腹膜血腫

なぜ起こるのか

椎間孔の近傍を走行する分節動脈の分枝を術中に損傷した場合，出血が多いと後腹膜に血腫が生じる（図1）。
（著者らの2009年6月からの連続32症例では幸い発生がない。）

図1 PED（percutaneous endoscopic discectomy）の経椎間孔アプローチによる分節動脈分枝損傷による出血

a：ガイド針により分節動脈分枝を損傷する。　　b：分節動脈分枝からの出血が右後腹膜腔で血腫を形成する。

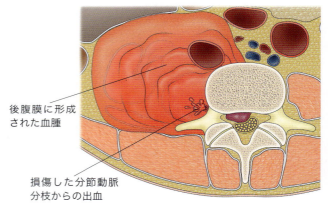

c：L4/5椎間アプローチ。ガイド針は罹患椎間の尾側（L5）上関節突起から椎弓根寄りで椎間板に到達するアプローチが安全である（c-1）。頭側（L4）椎体寄りにガイド針を刺入すると，分節動脈の分枝を損傷する危険が高くなる（c-2）。

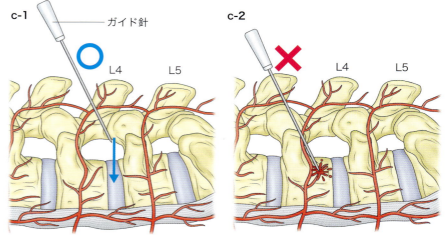

起こさないために	起きてしまったら
■ 術前 MRI の T2 強調画像矢状断像で罹患椎間の椎間孔とその周辺を観察し，分節動脈の分枝に走行異常がないか確認する。 ■ 異常を認めた場合は，椎間孔部で動脈損傷を避けるために，罹患椎間の尾側椎弓根上縁からアプローチするか，対側からのアプローチにするかを検討する。	◆ 患者の疼痛や皮下血腫は，後腹膜血腫を疑う症状である。 ◆ 術中に留置した閉鎖式ドレーンへの廃液性状と量およびバイタル・サインを確認する。 ◆ 後腹膜のタンポナーデ効果を期待して，補液や輸血を行う。 ◆ 保存的に経過観察が困難な動脈性出血の場合は，血管造影と塞栓術の適応を考慮する（図2）。 ◆ 切開による出血点の同定は困難なことが多く，神経麻痺を合併した場合の血腫除去を除いて，積極的な手術の適応はないと考える。

図2 分節動脈からの出血点が不明な例に行われた血管造影と塞栓術

a：右後腹膜腔に巨大血腫を形成し（赤矢印），肝臓や右の腎臓は前方に圧排されている。

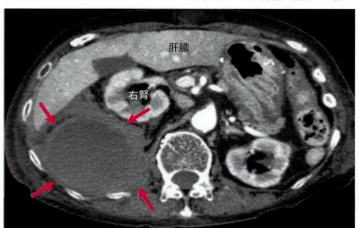
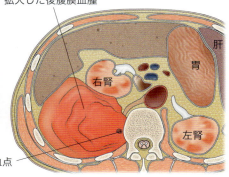

b：血管造影により L1 椎体分節動脈からの出血点が明らかである。

c：塞栓術を実施して，止血に成功した。

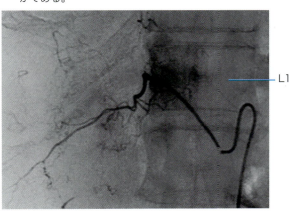
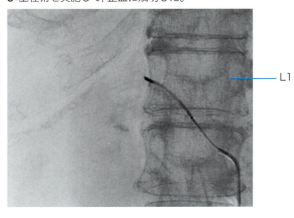

化膿性脊椎炎に対する PED

オペ時のメルクマール

● ガイド針の刺入時：術中に正しい正面像と側面像を描出することが大前提である（図3）

POINT 術前のCTやMRIの画像から，椎間板中央への進入角度や皮膚刺入点の棘突起正中からの距離をあらかじめ計測しておく。

a：術前透視正面像。左右の椎弓根像（青矢印）と正中の棘突起像（緑矢印）が二等辺三角形（赤点線）を作る正しい正面像を得ることが重要である。

b：術前透視側面像。罹患椎間の尾側椎体上位終板が一つの線としてみえ（青線），椎間孔・椎弓根・横突起の側面を捉えることが重要である。

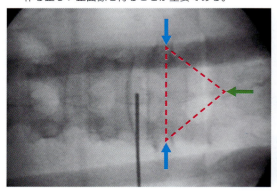

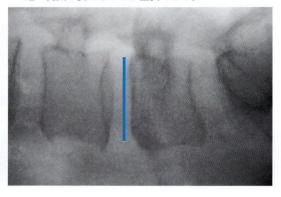

c：正面像では，外筒の先端が正中（棘突起）をやや超える位置まで挿入する。ガイド針や外筒は尾側椎体の上位終板寄りがよい。

d：側面像では，外筒の先端が椎体前1/3をやや超える位置まで挿入する（椎体前縁は決して超えてはならない）。ガイド針は，尾側椎体の上関節突起直下の椎間板に刺入する。

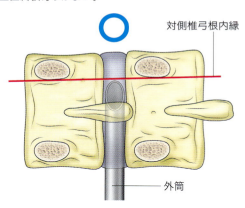

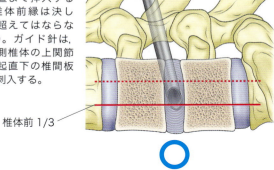

e：悪い例の正面像

f：悪い例の側面像

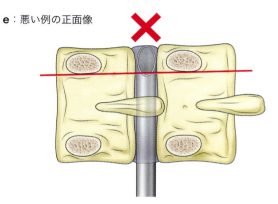

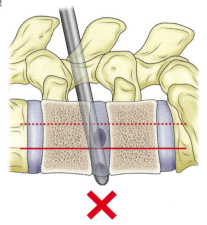

146 トラブル＆メルクマール 胸椎・胸腰椎

（図3つづき）

g：e，fの水平断。椎体前の大血管を損傷する危険がある。術中は生理食塩水を灌流させながら鏡視をするが，静脈性の出血が多いと容易に視野が確保できなくなる。

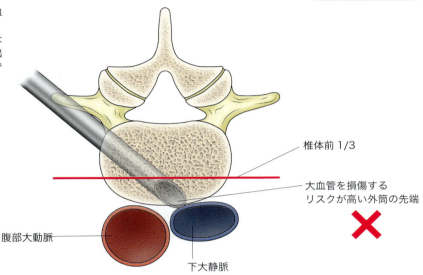

椎体前1/3
大血管を損傷するリスクが高い外筒の先端
腹部大動脈
下大静脈

h：術野で確認できる出血は，専用のバイポーラ（弯曲する先端をもつラジオ波）で止血する。出血点が確認できない場合は，外筒にアビテン®などの止血薬を挿入し，ペンシル型ダイレーターを挿入して5分ほど圧迫する。術野の止血が確認できたら，鏡視の手技を再開する。

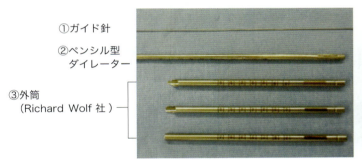
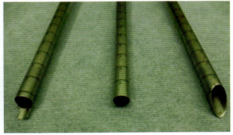

①ガイド針
②ペンシル型ダイレーター
③外筒（Richard Wolf社）
④外筒（Karl Storz社）

2 術後の痙攣発作

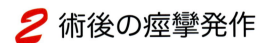

なぜ起こるのか

灌流圧を陽圧にすると静脈性の出血は抑えられ，術中の鏡視は容易となるが，陽圧灌流を行うことで硬膜外腔へ灌流液が異常流入する。それによる脳圧（頭蓋内圧）の変化が原因といわれる。

起こさないために
- 術中の灌流は自然圧で行うようにする。
- 灌流液に生理食塩水以外のものを使用することは避けたほうがよい。

起きてしまったら
◆維持輸液とモニター下の意識レベル，バイタル・サインの観察を行い，重篤な場合は挿管による人工呼吸器管理を考慮する。

化膿性脊椎炎に対するPED　147

オペ時のメルクマール

🔴 術中の灌流時：自然圧（自然滴下）で行う（図4）

万が一，陽圧灌流を行う場合は，全身麻酔下の実施を避け，局所浸潤麻酔などで意識レベルを確認しながら実施することが必要である。
赤矢印：生理食塩水バックの灌流（自然圧）

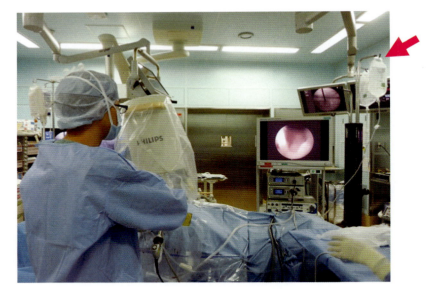

3 外筒や鉗子による臓器・大血管損傷

なぜ起こるのか

L1/2, 2/3 高位では，外筒挿入による腎損傷のリスクがある。

椎間前方への誤挿入は，椎体前方の腹部大動脈や下大静脈を損傷するリスクが高まるため，絶対避けなければならない。

起こさないために

- 術前のCTで罹患椎間高位の水平断から，椎間板中央への挿入角度と正中棘突起から皮切の位置までの距離を計測しておく。
- L1/2, 2/3 高位の場合は，肋骨や腎臓と干渉しない背側であることが条件となる。

起きてしまったら

- 直ちに手術を中止し，患者を仰臥位に戻して，補液とバイタル・サインのチェックしながら血管外科に血管造影と血管再建術などの適応について相談する。

オペ時のメルクマール

● 外筒挿入時：術前に計画した挿入点が腎臓と干渉しないことをエコーで確認する（図5）

a
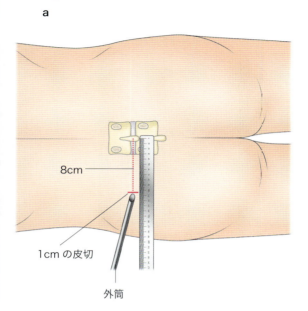

b
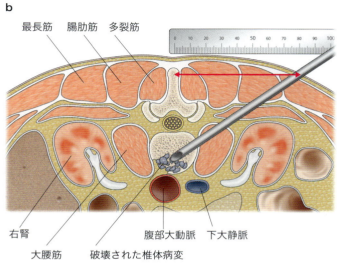

c

d：エコー像でアプローチが腎の背側であることを確認する。

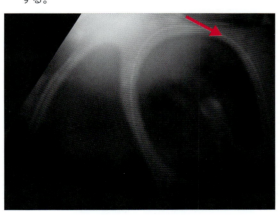

化膿性脊椎炎に対するPED

オペ時のメルクマール

● 摘出された感染性椎間板組織の確認：椎間板は融解，軟骨終板は破壊されている（図6）

> **POINT** 感染した椎間は椎間板ヘルニアとは異なり，椎間には容易に外筒を挿入・設置することができる。

感染椎間板組織（a〜c）

a：起因菌は *MRSA* である。

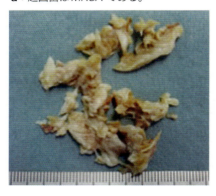

b：起因菌は *MSSA* である。

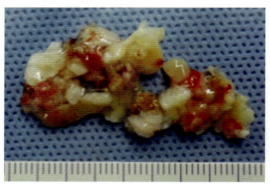

c：起因菌は *E.coli* である。

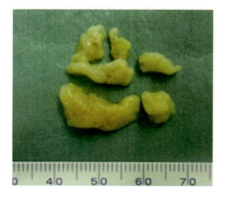

ヘルニア組織の肉眼所見（d〜f）

d：20歳代の患者から摘出されたヘルニア組織。インジゴカルミンで一部青染されている。

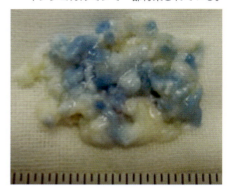

e：30歳代の患者から摘出されたヘルニア組織。軟骨終板はインジゴカルミンで一部青染されている。

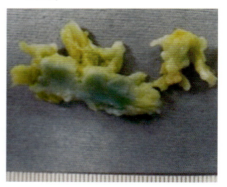

f：40歳代の患者から摘出されたヘルニア組織。椎間板組織の変性が進行している。

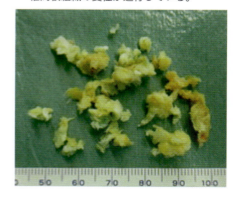

オペ時のメルクマール

● **感染椎間板に挿入する内視鏡の操作時：対側椎間外まで外筒や鉗子が挿入してしまうことに注意する（図7）**

POINT 容易に外筒を挿入できるが，外筒の安定性は悪く，不用意な操作で対側の椎間外まで外筒や鉗子が入ってしまうこともあるため注意する。

POINT 初めに外筒（の先端）は透視正面像で椎間板中央を超えて対側椎弓根内縁まで，側面像で椎体前1/3まで挿入し，掻爬と洗浄は徐々に外筒を手前に引きながら行うと安全である。

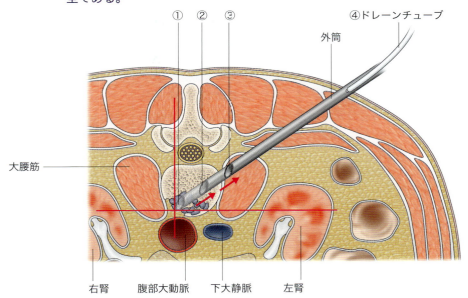

①椎体内に挿入されていることを確認する。
②破壊された椎体終板や椎間板組織を摘出し，出血を確認する。
③椎間孔部で線維輪外に出血がないことを確認する。
④閉鎖式陰圧ドレーンチューブを外筒から挿入する。

［安部哲哉］

文献

1) Ahn Y, Kim JU, Lee BH, et al. Postoperative retroperitoneal hematoma following transforaminal percutaneous endoscopic lumbar discectomy. J Neurosurg Spine 10：2009；595-602.

2) Choi G, Kang HY, Modi HN, et al. Risk of developing seizure after percutaneous endoscopic lumbar discectomy. J Spinal Disord Tech 2011：24：83-92.

トラブル & メルクマール 胸椎・胸腰椎

腫瘍脊椎骨全摘術
(Total en-bloc spondylectomy：TES)

1 分節動脈損傷

なぜ起こるのか

いきなり椎体側壁を剥離しようとすると分節動脈に遭遇し，損傷する可能性がある（図1a 赤矢印）。

椎体前方部分で剥離が不十分なまま椎体切除操作をすると，最悪の場合，分節動脈の引き抜き損傷が起こりうる（図1b 赤矢印）。

起こさないために

- 椎体側壁の剥離は，必ず椎間板レベルから始めるようにする。
- 上下の椎間板レベルを剥離し，粘膜ヘラなどで軟部組織をレトラクトしながら椎体側壁の剥離を行う。

起きてしまったら

◆ 椎体側壁剥離操作中の側壁部分での分節動脈損傷は，止血薬を充填して圧迫止血することでひとまずは対処可能なことが多い。一息入れて落ち着いてから本格的止血操作に入る。

◆ 剥離を追加すれば動脈を同定でき，しっかり止血することも可能な場合が多い。

◆ 椎体前面部分での分節動脈引き抜き損傷は，圧迫止血するにも counterpart がないため，止血できない。
（自験例：心血管外科に依頼してプレジェット付き縫合糸を縫着し，あてがうことでなんとか止血できた。熟練の心血管外科医でも椎体の裏側（前側）の出血点は同定が難しく，止血には非常に難渋する。椎体切除を完遂した後，ようやく出血点の同定が可能となり，止血を行うことができた。）

図1 分節動脈損傷の原因

a：椎弓根外縁から椎体側壁の剥離をいきなり始めると分節動脈に遭遇する（★）。

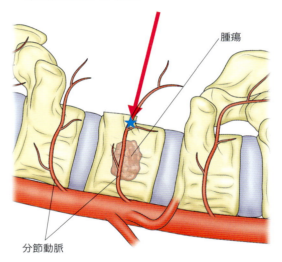

b：椎体前方部分での分節動脈引き抜き損傷

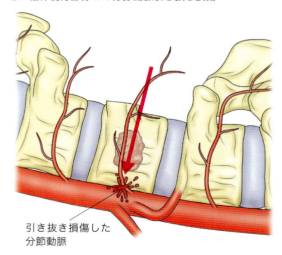

オペ時のメルクマール

● 椎体側壁の剥離時：必ず頭尾側の椎間板レベルから剥離する（図2）

椎間板レベル上には分節動脈はなく（ただし椎体前面まで達すると分節動脈が椎間板を横切ることはある），側壁の軟部組織も容易に剥がれる。

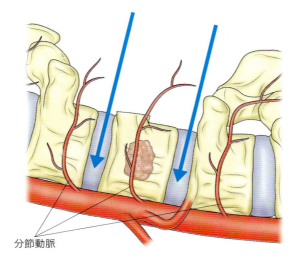

分節動脈

● 椎体前面の剥離時：椎体前面に何も残っていないことを確認する（図3）

a, b：椎体前面の剥離はゆっくり確実に行う。スパチュラが完全に左右から挿入できて，椎体前面に何も残っていないことを確認した後で，椎体切除操作に移る。

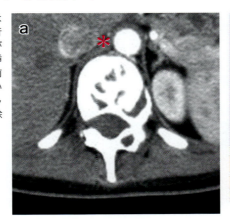
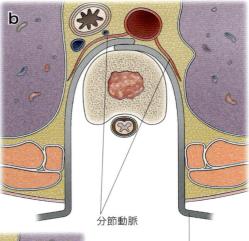

分節動脈

スパチュラ

c：椎体前方の剥離が不十分だと，最悪の場合，分節動脈を大動脈からの分岐直後（赤矢印，aの＊）で損傷する可能性があり，止血に非常に難渋する。椎体切除前だと完全に盲目的操作になってしまう，圧迫止血しようとしても椎体前面は軟部組織のみのため圧迫力が上手く伝わらず，十分な止血ができない。

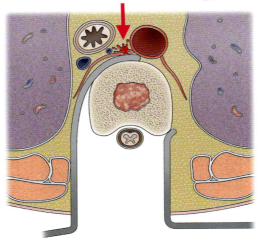

腫瘍脊椎骨全摘術 **153**

2 インストゥルメンテーション破損

なぜ起こるのか

骨癒合が遷延するとmicromotionが積み重なって最終的にロッド折損が起こる。特に椎体切除部の上下ロッド・スクリュー接続部で折れやすい（図4a）。

固定範囲が短い・ケージ沈下が5mm以上進む（図4b）とインストゥルメンテーションの破損が高率に起こるとの報告がある。

脊椎全摘出術（TES）の対象になる疾患の多くが悪性腫瘍であり，放射線療法や化学療法を併用することが多いため，骨癒合が悪い（図4a）。

Information
Matsumotoらは，TES後，実に40%の症例にインストゥルメンテーション破損が発生したと報告しており，その危険因子として5mm以上のケージ沈下・4椎間以下の固定範囲・術前放射線療法を挙げている[1]。

起こさないために
- 固定範囲を十分長くとり（基本的には頭尾側とも3椎体にスクリューを挿入），ロッドは可能であれば3本または4本を装着する。
- 骨移植をしっかりと行う。
- 放射線療法後の椎体では，骨壊死が生じて血行が乏しいので，母床は出血を確認するまで掻爬するように努める。しかし，掻爬しすぎると沈下の原因になるので注意する。

起きてしまったら
- ロッドを入れ替え，固定範囲を延長する（3ロッドまたは4ロッドとする）。
- 骨移植を追加する。メッシュケージだけでは骨癒合が得られにくいので，自家腓骨移植の併用も検討する。

図4 インストゥルメンテーション破損例

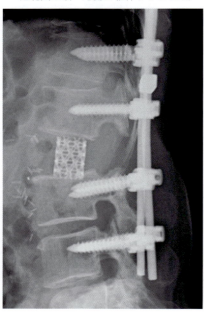

a：術直後X線像。L2肺がん転移に対し，放射線療法・化学療法後，L2全摘，固定範囲は頭・尾側2椎体ずつとした。

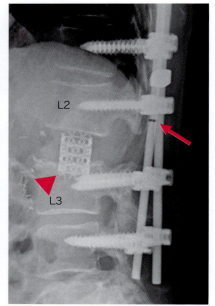

b：術後9カ月X線像。異音とともに腰痛が出現した。ケージ沈下（矢頭），ロッド折損（矢印）を認めた。

オペ時のメルクマール

● 術後のロッド損傷時：血行のよい椎体間に骨移植，メッシュケージ，自家腓骨移植を併用する（図5）

a：ケージ沈下，骨癒合不全のため術後4カ月でロッド折損（赤矢印）をきたしている。
ケージと移植母床椎体の間にlucent zone がはっきりしている（赤矢頭）。

b, c：頭・尾側椎体は放射線治療・化学療法の影響により血行不良だったため切除し，血行のよい椎体間に骨移植を行った。メッシュケージに加えて自家腓骨移植も併用し（赤矢印），ロッドは Co-Cr 製ロッドを3本装着している。

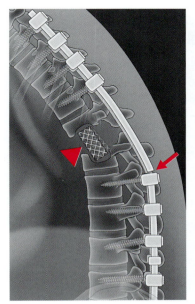
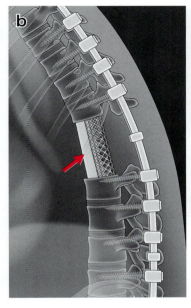
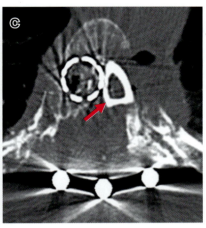

● メッシュケージ移植時：椎体終板のなるべく広い領域に接触するような断面積の大きなケージを選択する（図6）

a：ロッドは3～4本装着する。可能な限り断面積の大きなケージを選択する。症例によっては，自家腓骨の併用なども検討する。

b：椎体終板をほぼ覆えるような断面積の大きなケージを設置する。

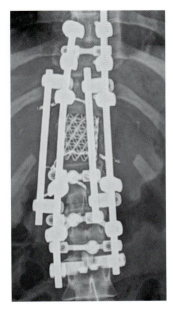
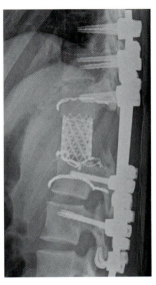

3 硬膜損傷

なぜ起こるのか

放射線療法の影響で，硬膜外組織の線維化およびくも膜の菲薄化が起こる[2,3]。そのため，硬膜腹側と後縦靭帯の間の剥離を盲目的な操作で行うと硬膜を損傷しやすい（図7）。

神経根切離後，硬膜腹側と後縦靭帯の癒着がある場合，硬膜損傷が起こりやすい。

Information

Yokogawaら（2018）は，TES時の硬膜損傷のリスク因子として放射線療法・年齢・再手術などを挙げており，損傷部位としては神経根近傍が多いとしている[2,3]。

起こさないために

- 神経根を切ってしっかり持ち上げ，硬膜腹側を十分観察しつつ剥離する。
- Hoffmann ligamentおよびlateral root ligamentは，可能な限り直視下に鋭的に切離する。

起きてしまったら

◆可及的縫合を試みることがもちろん基本であるが，腹側での硬膜損傷の場合，縫合は極めて困難なことも多い。その場合は，吸収性ポリグリコール酸シートとフィブリン糊で損傷部をカバーする。

図7 硬膜腹側と後縦靭帯の癒着に伴う硬膜損傷

硬膜と後縦靭帯を結合しているHoffmann ligament（矢印）は意外にしっかりした組織のため，直視下に鋭的に切離しないと，腹側のみえにくい部分で硬膜が損傷する危険がある（赤い部分）。

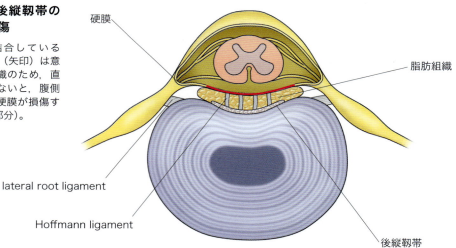

オペ時のメルクマール

● 硬膜と後縦靱帯の間の剥離時：切離した神経根をしっかり持ち上げ，硬膜腹側と後縦靱帯の間を直視下に操作する（図8）

a：切離した神経根は結紮した糸でしっかりと引っ張り上げる（青矢印）。

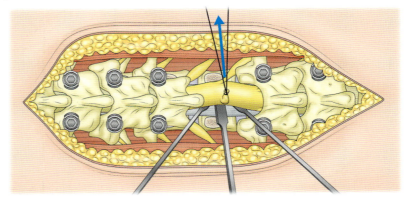

b：硬膜を軽く回転（青矢印）することで硬膜腹側と後縦靱帯間を直視下に剥離する。Hoffmann ligament は直視下に鋭的に切離する（赤線）。

c：切離した神経根の引き上げだけでは十分に腹側が直視できないときは，椎間板切除後，椎体を下（前方）に回転させつつ落とし込むと，硬膜腹側と後縦靱帯間をよりしっかり直視できる。

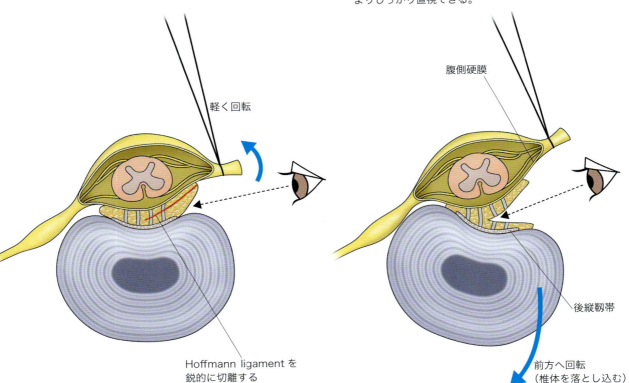

4 術後の硬膜外血腫

なぜ起こるのか

椎体切除部からの出血は完全には止血しにくいため止血不十分となる。

髄液漏が生じた場合は，ドレーンの吸引圧を上げることが躊躇されるため，ドレーンの効きが不十分になりがちになる。そのため血腫が形成されやすくなる。

周囲に広いスペースがあるため，硬膜外血腫で麻痺は生じにくい。しかし著者らは，椎体切除部の側方に片側性に貯留した血腫での麻痺例を経験している。

起こさないために
- しっかり止血すること，閉創時に止血確認することは基本である。
- 髄液漏が起こった場合は，吸引ドレーンは使いにくいが，出血状況と髄液漏の程度を勘案して低圧で吸引するなどを検討する。

起きてしまったら
◆緊急血腫除去術の適応は，麻痺の程度によって判断する。進行性の麻痺や重度の麻痺の場合は，緊急血腫除去を躊躇しないことが肝要である（図9）。（Bulkyなインプラントを入れているので，画像で硬膜外血腫を正確に診断するのが困難な場合も多い。）

図9 術翌日の左下肢麻痺発症例
CTでは，インプラントによるアーチファクトにより診断が困難であった（a）。症状から術後硬膜外血腫と判断し，緊急血腫除去術を行った。術中所見では血腫によって脊髄は左側から圧迫を受けていた（b，青矢印）。

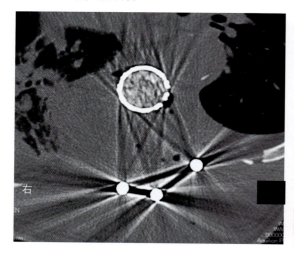
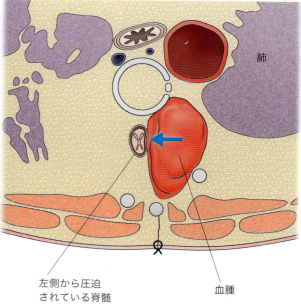

オペ時のメルクマール

- 緊急血腫除去術の適応の判断に際して：少々の血腫では麻痺は生じにくいと思いこむことは危険である（図10）

a：硬膜の左背側〜椎体の左側方部に血腫が存在する（青矢頭）。血腫は左背側および左側面から硬膜管を強く圧排している。

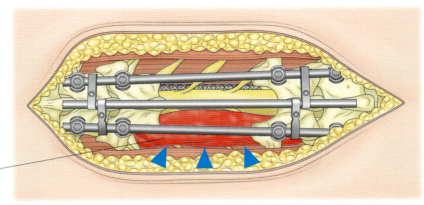

血腫

b：血腫を注意深く除去し，止血・洗浄すると，術後左下肢麻痺は速やかに改善した。
広い術野であり，少々の血腫では麻痺の発生は考えがたいと思いこんでいる。しかし，傍椎体部の空間にはまり込むような血腫であれば，硬膜管圧排が発生しうる。

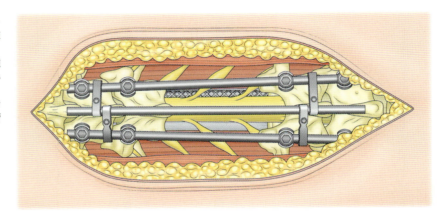

［國府田正雄］

文献

1) Matsumoto M, Watanabe K, Tsuji T, et al. Late instrumentation failure after total en bloc spondylectomy. J Neurosurg Spine 2011；15(3)：320-7. doi：10.3171/2011.5.SPINE10813.
2) Yokogawa N, Murakami H, Demura S, et al. Effects of radiation on spinal dura mater and surrounding tissue in mice. PLoS One 2015；10(7)：e0133806. doi:10.1371/journal.pone.0133806.
3) Yokogawa N, Murakami H, Demura S, et al. Incidental durotomy during total en bloc spondylectomy. Spine J 2018；18(3)：381-6.doi：10.1016/j.spinee.2017.07.169.

トラブル & メルクマール 腰椎

トラブル & メルクマール 腰椎

腰椎前方固定術
（Anterior lumbar interbody fusion）

Total information

　腰椎前方手術は，腰椎椎間板ヘルニア後方手術後の再手術，分離，変性すべり症，後側弯症，化膿性脊椎炎，脊椎腫瘍などに適応がある。
　腹膜外路法はL4-5椎間よりも頭側の腰椎前方手術に適した進入法であり，またL5-S1椎間の前方進入にも用いられる（図1）。
　経腹膜法は主としてL5-S1椎間の前方進入に用いられる（図1参照）。
　Systematic reviewによると，腰椎前方手術の合併症は14.1％に発症しており，3％の患者に再手術が行われている[1]。主な合併症は，血管損傷（3.2％），逆行性射精（2.7％），神経損傷（2％），術後イレウス（1.4％），感染（1％）などである[1]。

1 腰椎部の大血管損傷

なぜ起こるのか

　一般的な直視下手術の場合，血管走行を十分に考慮に入れない展開，感染による癒着，腫瘍病変による血管浸潤の無理な剥離は，大血管損傷の可能性を引き起こす。動脈に比して静脈は血管壁が薄いので注意が必要である。
　近年，腰椎前方固定の低侵襲化が進み，lateral lumbar interbody fusion（LLIF）が盛んに行われている。視野の狭い盲目的な操作も大血管損傷の危険因子である。

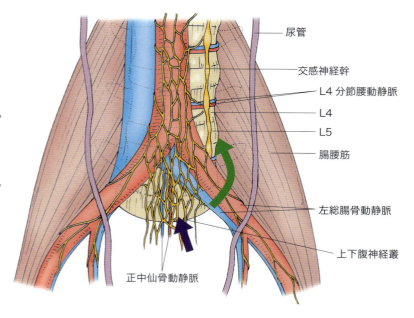

図1 血管と進入部位，腸腰筋の位置確認

椎間への進入経路
L4-5，L5-S1椎間ともに，前側方アプローチ（腹膜外路法），前方アプローチ（経腹膜法）が可能である。最近ではどの高位も腹膜外路法が一般的である。L5-S1椎間の場合は，真正面から経腹膜法で進入したほうが視野を得やすい。

血管と腸腰筋
L4-5高位の場合は，血管と腸腰筋の間が空いているほうが進入しやすい。L5-S1椎間の場合は，血管の間が最低2cmは空いている症例に行う。
困難例は，血管外科のサポートにてアプローチするのが望ましい。

L4-5高位の進入路 ➡
L5-S1椎間の進入路 ➡

起こさないために	起きてしまったら
■ 血管と進入部位，腸腰筋の位置確認が重要である。 ■ 椎体全摘などの場合は，動脈，静脈ともに剥離が必要となる．その場合に注意すべきは体位である． ■ 後腹膜腔の展開を進める際には，大動脈や総腸骨動脈の拍動を触知する． ■ 血管外科による "access surgeon" がいるか否かで血管損傷の合併症は変わらないなどの論文もあるが[2]，アプローチが厳しい症例には血管外科の協力は必要と考える．	◆ 大血管損傷の場合は，とにかく，圧迫止血，血管外科へのコンサルトである． ◆ 圧迫止血の場合は，各種止血剤（フロシール®，アビテン® など）や最近ではタコシール® が強力な止血剤である． ◆ 分節動静脈の場合も同様であるが，超音波凝固切開装置 HARMONIC®，LigaSure™ などを用いて止血してもよい[3]．

オペ時のメルクマール

● 術前の画像評価時：血管と腸腰筋の間，大血管の間が開いているほどアプローチしやすい（図2）

a：L4-5 椎間の進入経路．

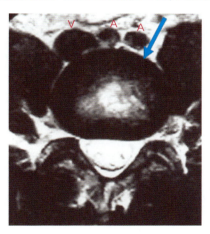

b：L5-S1 椎間の進入経路．

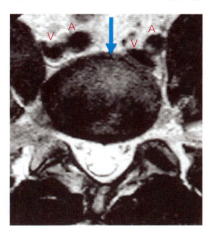

● 術前の画像評価時：椎間板高位で総腸骨動静脈が前面を覆っているような血管の走行の患者に前方アプローチは避ける（図3）

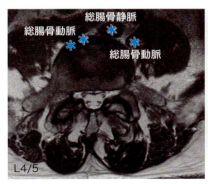
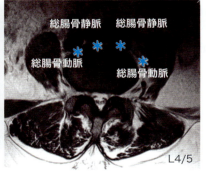

腰椎前方固定術 163

オペ時のメルクマール

🔴 **術前の画像評価時：3D-CT アンギオグラフィーによる血管走行の確認が参考になる（図4）**

POINT 動脈を術中に触診しておくことも重要である。

赤：動脈，青：静脈，黄色：尿管。

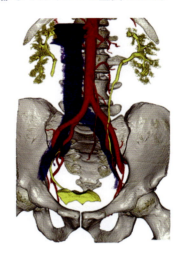
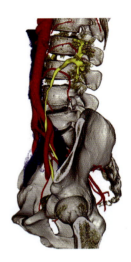

🔴 **体位決定時：椎体全摘などの場合は動脈，静脈ともに剥離が必要で，その際に注意すべきは体位である（図5）**

a：腹部斜切開による腹膜外路法。30°ほど傾斜させた右下半側臥位。L4-5 アプローチの皮切を示す。この体位であれば大動静脈の剥離は可能である。

b：経腹膜法。完全仰臥位。L4-5，L5-S1 アプローチの皮切を示す。L5 椎体の全摘などで必要となる血管分岐部すべての剥離が可能である。

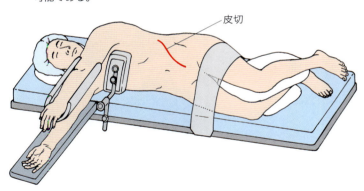
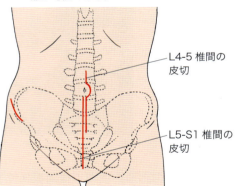

🔴 **後腹膜腔の展開時：L4-5 椎間板レベルでは，左総腸骨静脈の上外側が総腸骨動脈の下からはみ出ていることがあるので，損傷しないように注意する（図6）**

静脈は，圧迫され内部の血液が除去されると周辺の軟部組織との区別がむずかしくなるため，不明瞭な場合には圧迫を解除して静脈の位置を確認する。

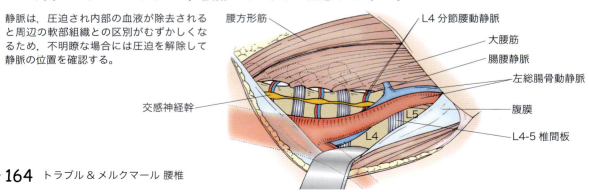

オペ時のメルクマール

● 血管損傷発生時 -1：分節動脈の引き抜き損傷などでは止血薬，超音波凝固切開装置を使用する（図7）

a：L2, L3 腫瘍に total enblock spondylectomy 施行の際に生じた大動脈からの分節動脈の引き抜き損傷に対してタコシール®で止血している。タコシール®は強力な止血薬である。

b：術前 MRI 像。

c：術後 X 線像。

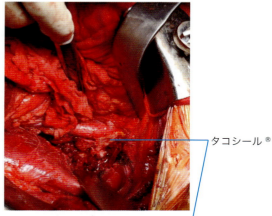
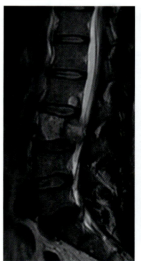
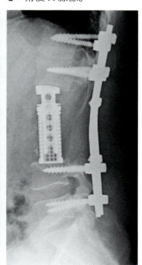
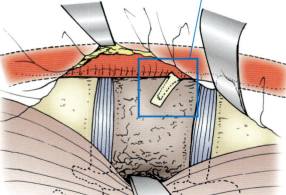

d：タコシール®

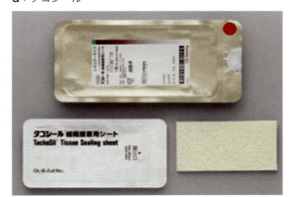

e：超音波凝固切開装置 HARMONIC®

f：LigaSure™

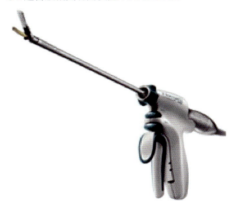
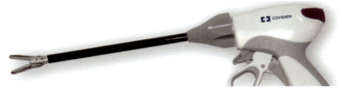

1 腰椎部の大血管損傷

腰椎前方固定術　165

2 腹膜損傷，腹壁瘢痕ヘルニア，逆行性射精

なぜ起こるのか

腹膜は薄く，アプローチの際に損傷することがある。また高齢者では，外腹斜筋，内腹斜筋，腹横筋の筋厚が薄いために，術後腹壁瘢痕ヘルニアになることがある。

交感神経障害の症状として，腰椎の前方アプローチでは交感神経幹を剥離し，レトラクトあるいは切離せざるをえない場合も多い。そのため，わずかな操作でも下肢の皮膚温の上昇，発汗の減少などが生じることがあるので，患者には術前からその可能性について説明しておく。ただし，この合併症が愁訴となることは少ない。

上下腹神経叢は仙骨の前にある神経叢で，網状をなす交感神経網である（**図1，8**）。ただし術中では確認できない。さまざまなバリエーションがあるとされ，障害すると男性患者において逆行性射精（retrograde ejaculation）を起こすことがある。

起こさないために

- 腹膜損傷の予防は，外腹斜筋，内腹斜筋，腹横筋を各層ごとに確認し，確実に・丁寧に展開することである。ただ高齢者では腹膜は薄く，損傷の可能性がある。
- 術後腹壁瘢痕ヘルニアの予防には，閉創時に外腹斜筋，内腹斜筋，腹横筋を各層ごとにしっかり縫合することである。特に遠位端は，腹壁瘢痕ヘルニアになりやすいのでしっかり縫合する。
- 過度の上下腹神経叢の障害は逆行性射精の危険となる。特にL5-S1椎間板にて電気メスを用いた血管の外側への広範囲剥離は避けることが重要である。

起きてしまったら

- **腹膜損傷**：腹膜が縫合可能なら縫合するが，できない場合はそのままでよい。その場合，外腹斜筋，内腹斜筋，腹横筋を各層ごとにしっかり縫合する。後方法に比較し，腸蠕動の低下をきたすので，排ガスを認めてから，飲水，食事を可とする。場合によっては腸蠕動を促進する輸液（パントール®，プロスタルモン®）を使用する。
- **腹壁瘢痕ヘルニア**：閉創時は十分に3つの筋層（外腹斜筋，内腹斜筋，腹横筋）を縫合する。一般的に腹壁瘢痕ヘルニアになった場合は，無症状のときは経過観察のことが多い。ただし，外見の問題で患者の主訴はそれなりに強いため，慎重に対応することが必要で，腹部外科へのコンサルトが重要である。経腹膜法の一般的な注意として，閉創時，腸管を元に戻し，腸管を大網にて覆うようにする。白線と腹膜は一塊に縫合する。縫合が不十分だと同様に腹壁瘢痕ヘルニアを起こすことがあるので，白線と腹膜はもう一度連続縫合を追加する。
- **逆行性射精**：当大学では，直視下の腰椎前方固定術後の逆行性射精は100例中5例にみられ，すべてL5-S1手術例であった。手術時30歳代以下の4例では，術後約1年6か月で自然回復がみられた。この逆行性射精は若い症例では不妊の原因になる可能性がる。これまで膀胱頚部の閉鎖に関係する交感神経系の作用を強める薬剤や三環系抗うつ薬（アモキサン®など）の投与などが試みられてきたが，必ずしも効果が十分ではない。現在は，補助生殖医療技術が普及し，膀胱内の精子を利用して妊娠が可能となっている。

図8 上下腹神経叢の解剖写真

a：血管上に網目状の上下腹神経叢を認める。　　b：血管の遠位に網目状の上下腹神経叢を認める。

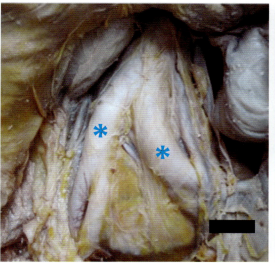
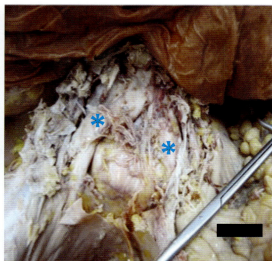

＊：総腸骨動脈

オペ時のメルクマール

● **腹膜損傷発生時：腹膜縫合ができない場合は，外腹斜筋，内腹斜筋，腹横筋を各層ごとにしっかり縫合する（図9）**

腹膜縫合ができない場合はそのままでよいが，腹横筋，内腹斜筋，外腹斜筋を各層ごとにしっかり縫合する。遠位端が腹壁瘢痕ヘルニアになりやすいので注意する。

a

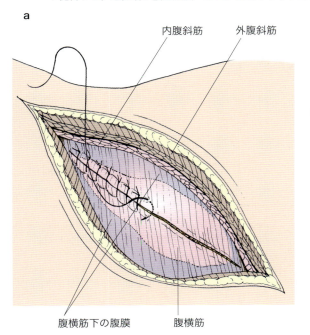

内腹斜筋　外腹斜筋

腹横筋下の腹膜　腹横筋

b：腹膜損傷の一例。これは腹膜縫合は不可能である。

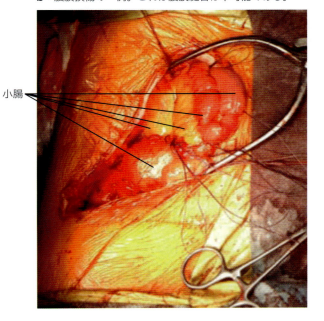

小腸

2 腹膜損傷，腹壁瘢痕ヘルニア，逆行性射精

腰椎前方固定術　**167**

オペ時のメルクマール

● 経腹膜法の閉鎖時：腸管を元に戻して腸管を大網にて覆う（図10）

腸管を大網で覆うことで，白線部と腸管との直接の癒着を防ぐことができる。

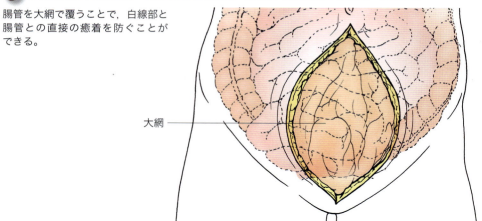

● 経腹膜法の閉鎖時：白線と腹膜は一塊に縫合し，連続縫合を追加（図11）

白線と腹膜は一塊に縫合する。縫合が不十分だと腹壁瘢痕ヘルニアを起こすことがあるので，白線と腹膜はもう一度連続縫合を追加する。

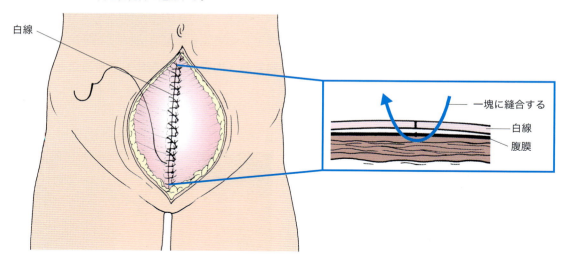

［大鳥精司］

文献

1) Bateman DK, Millhouse PW, Shahi N, et al. Anterior lumbar spine surgery: a systematic review and meta-analysis of associated complications. Spine J 2015；15：1118-32.
2) Phan K, Xu J, Scherman DB, et al. Anterior Lumbar Interbody Fusion With and Without an "Access Surgeon": A Systematic Review and Meta-analysis. Spine (Phila Pa 1976)．2017；42：E592-E601.
3) Watanabe J, Ohtori S, Orita S, et al. Efficacy of TachoSil, a Fibrin-Based Hemostat, for Anterior Lumbar Spine Surgery. Asian Spine J 2016 Oct；10(5)：930-4.

トラブル & メルクマール 腰椎

側方進入腰椎前方固定術（OLIF）
（Oblique lateral interbody fusion：OLIF）

1 展開時の腹膜損傷

なぜ起こるのか

　展開時に腹膜を十分に確認・認識していない，もしくは粗雑な手技や腰方形筋や大腰筋など，腹膜以外にメルクマールとなる臓器や組織の解剖を十分に確認せず，筋鉤などで強引に牽引・展開することで腹膜に裂傷をきたすことで起こる。

　過去に脊椎前方固定を含む腹部手術の既往がある場合，腹膜の癒着などの影響でも起こりうる。

起こさないために

- ■低侵襲前方固定法としてのOLIFの基本は，あくまで従来と同じ腹膜外路進入法である。解剖を熟知したうえでの手技，特に後腹膜腔についての正確な知識が重要である。
- ■術野における腹膜は腹横筋膜下に白く鈍い光沢を伴って確認されるが，その肉眼的な光沢所見だけを手がかりに腹膜の可及的な同定を試みると展開早期で腹膜損傷につながることがあるので注意する。
- ■術中操作や手術器械により腹膜損傷を起こさないよう細心の注意をはらう。
  レトラクターブレードの隙間から腹膜やその他が術野に張り出す場合などは，適宜筋鉤や腸ベラなどを用いてこれらを避ける。
- ■器械やレトラクターの抜去時の損傷にも注意し，閉創前に腹膜損傷の有無を確認する。
- ■高齢者では組織脆弱性に由来する広範囲の腹膜損傷をきたすこともあり，鼡径ヘルニアなどの関連疾患の既往にも注意する。

起きてしまったら

- ◆術中に腹膜損傷を知るきっかけとしては，直視下で損傷を認識するか，展開時に小腸をはじめとする腹膜腔内臓器を直接触知することで気づくことが多い。
- ◆損傷部を確認して可及的に縫合するが，損傷が広範囲にわたるときは修復せず，あえて経過観察とすることもある。ただしこのような対応は最終手段であり，術後イレウスなどの合併症を惹起しうるため，基本的には損傷腹膜の可及的縫合が望ましい。
- ◆術中操作で術者の認識しない程度の腹膜損傷を伴うこともあるが，このような場合は腹腔内のfree air が確認される（**図1**）。このfree air は，腸管穿孔の徴候としてのfree air とは機序と意義が異なるのは明らかであり緊急性に乏しいが，術後の腹部症状（疼痛，圧痛，反跳痛など）および術後採血データの変化などには注意する。

図1 OLIF術後に観察された腹腔内 free air の例（35歳，男性）

a：術後X線像。偶発的に free air が確認され，右腎臓陰影が確認される（矢頭）。

b：術後単純腹部CT。腹腔内には上腹部および胆嚢周囲に free air が認められる。

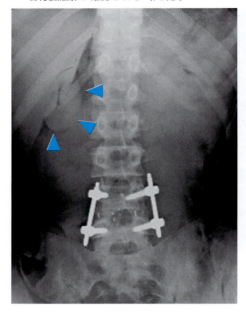
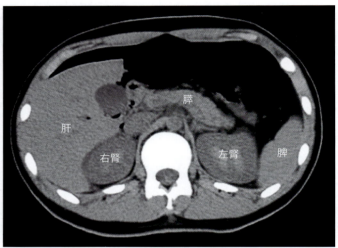

オペ時のメルクマール

🔴 術前の解剖知識：われわれがよんでいる「後腹膜腔」とは「後腎傍腔」である（図2）[1]

解剖学的には「後腹膜腔」とは前腎傍腔，腎周囲腔，後腎傍腔の3つの空隙からなり，それぞれ上行/下行結腸，腎臓などを納めている。われわれが「後腹膜腔」とよんでいるのは正確には「後腎傍腔」であり，後腎傍腔は，前腎傍腔，腎周囲腔と比して明らかな重要臓器はなく脂肪組織で満たされている。そのため，後腎傍腔に進入することで安全かつ確実に腹膜と前腎傍腔・腎周囲腔の臓器が前方に落ち込み，後腎傍腔が展開される。

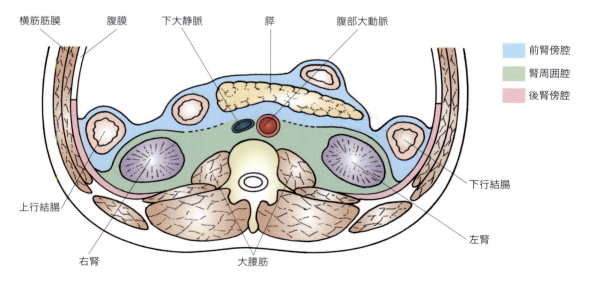

オペ時のメルクマール

● 腹壁展開時：横筋筋膜下の脂肪組織で後腎傍腔到達が確認できる（図3）

POINT 高齢者の場合は腹横筋膜が腹横筋の展開時に筋束とともに容易に穿破されることがある。

腹壁を外側から内側に向かって展開を進める際，通常は後腹膜腔内の脂肪組織が腹横筋膜越しに透見されるため，この脂肪組織を腹横筋膜下に確認することで後腎傍腔に達したことが確認できる。

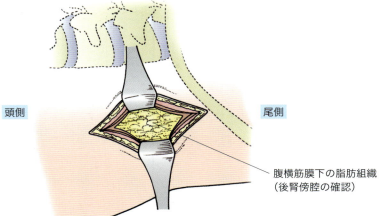

頭側／尾側／腹横筋膜下の脂肪組織（後腎傍腔の確認）

● 腹膜確認時：肉眼的な光沢所見のみを手がかりに腹膜の可及的な同定を試みると，展開早期で腹膜損傷につながることがあるため注意が必要である（図4）

術野における腹膜は腹横筋膜下に白く鈍い光沢を伴って確認されるが，症例によっては腹膜直上にきわめて薄く粗な腹横筋筋膜が密着していることがある。この場合，腹膜は光沢性を欠き，表面が粗造にみえることがある[2]。

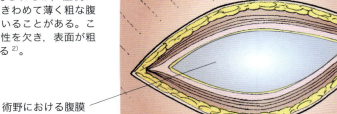

術野における腹膜

● 後腎傍腔到達時：指の先端が抵抗を減じ，脂肪組織に触れる（図5）

展開された腹横筋直下のスペースに，無理せずに両示指をゆっくりと側腹部に至るまで挿入し，そこで両示指で頭尾側方向にかき分けると腹横筋膜は側腹部で容易に破れ，後腎傍腔に到達する。このとき指の先端が抵抗を減じ，脂肪組織を触れることになる。

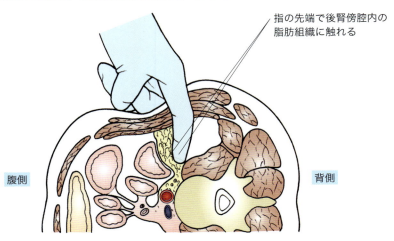

指の先端で後腎傍腔内の脂肪組織に触れる

腹側／背側

側方進入腰椎前方固定術（OLIF）　171

オペ時のメルクマール

● 後腎傍腔到達後：OLIFで進入するのは，基本的には大腰筋前方の解剖学的空隙である"oblique lateral corridor"とよばれる空間である（図6）

腹壁を展開して後腎傍腔に到達した後，まずはその裏面を触診しながら後方に向かって差し入れた指を進め，腰方形筋とその内側に位置する横突起を触れる。その状態から下方（内側）に位置する大腰筋の輪郭を確認する。

大腰筋は表面の薄い筋膜を穿破し，筋線維を直接同定・露出してから処理してもよい。大腰筋と椎間板とは比較的粗に結合しているため，椎間板直上で大腰筋はツッペル鉗子で比較的容易に後方にレトラクトされる。

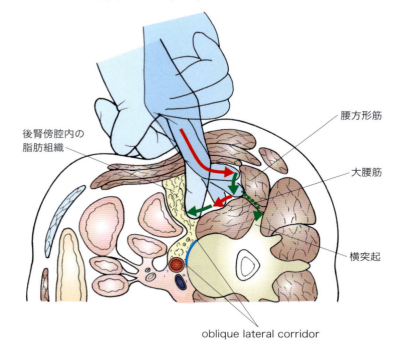

● 腹膜剥離時：腹膜を限局的に深くえぐり取るように一気に前方に引き寄せると損傷する（図7）

POINT 脂肪組織の中を分け進むように，大腰筋を直視しながら腹膜を正中に引き寄せ，筋膜を前方に落とし込むように展開を進めていくと「腹膜の折り返し」が確認される。

腹膜の折り返し部分を含め，鈍的かつ大きな動作で，広く浅く，十分に頭尾側方向に剥離しながら，腹膜およびそれに連続する筋膜を前方に落とし込む。

腹膜と隣接組織が十分に前方に落とし込まれれば，その後の腹膜損傷の可能性はきわめて低くなる（術中操作や手術器械による腹膜損傷には細心の注意が必要である）。

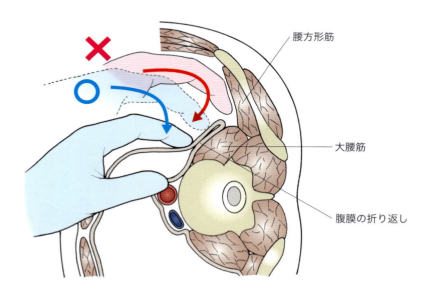

2 分節動静脈損傷

なぜ起こるのか

従来式の前方固定術のような広い展開による術野では，分節動静脈は同定し，結紮切離することが手技の前提であり基本であった。しかし小皮切下に後腎傍腔を展開し，局所的に椎間板を展開・処理する OLIF ではこのような血管の同定や処理は必ずしも伴わないことから，レトラクターをはじめとする手術中器械の設置や椎体への操作によって血管を損傷する可能性がある。

特に OLIF ではレトラクターを固定ピンで椎体に固定するため，分節動静脈の損傷をきたすリスクの可能性が高い。

下位腰椎の分節動静脈は走行や存在率に破格が多く[3]，また腸骨が器械に干渉することでインプラントの挿入方向が想定外の向きとなってしまいうることなどから思いがけない損傷をきたす可能性がある。

Information

OLIF 手術での分節動脈損傷の発生率はおおよそ 2.6% と報告されている[4]。

起こさないために

- ■ 術前に，分節動静脈の走行を確認する。
  - ・術前計画における分節動静脈の確認法は造影 CT によるものが確実であるが，MRI でも確認可能である（図8）。
  - ・MRI を用いた解析では L1-3 の分節動静脈は椎体に対して鋭角に走行するのに対し，L4，L5 では鈍角に走行すると報告されている[3]。さらに L5 の分節動脈（正確には腸腰動脈）は破格も多く，その存在率は 30 ～ 40% 程度とされている[3]。
- ■ 上位終板からの距離や椎体におけるおおよその走行位置を把握し，ピン刺入時の目安とする。
- ■ ピン刺入時に直接血管を損傷する可能性があるほか，ピンの固定時に先端が椎体上を滑ることで，結果として血管を損傷する可能性もあるため注意する。
- ■ OLIF では 2 椎間をひとつの術野で観察することも可能であるが，その場合レトラクターブレードを広げる際に分節動静脈を損傷しないよう注意する。
- ■ 椎体間固定終了後，レトラクターを抜去する際は，ピンの抜去およびレトラクターブレードを抜去しながら展開部を観察し，分節動静脈損傷に伴う活動性出血がないかどうかを確認する。出血が認められたらすぐにブレードを再設置し，視野を確保して十分な出血点の確認と止血処置を行う。

起きてしまったら

- ◆ 可能であれば術野中の出血点にガーゼを挿入し，圧迫タンポナーデによる止血ないし出血抑制を図る。出血の勢いが弱まったらガーゼを静かに取り除き，出血点を確認して可及的に止血処理を行う。
- ◆ OLIF の小皮切・小術野では，出血がすぐに充満して出血点の確認が困難であることも多く，その場合は，必要に応じて皮切および腹壁展開の拡大を図り，術野を確保する。
  - ・通常，分節動静脈からの出血は噴出性に観察されることが多く，圧迫解除後に術野を入念に観察することで同定できることも多い。
  - ・出血点が確認されたらバイポーラ，もしくはリガシュアなどで焼灼して止血を図るが，出血点の同定が困難である場合は，適宜アビテンなどの止血材も併用しながら圧迫止血と確認を行う。
- ◆ 断裂した分節動脈の末梢側は，椎弓根の尾側に潜り込む方向に走行することが多いため，走行を予測しながら該当部位を検索することも大切である。
- ◆ 止血困難な場合には，タコシール® などの組織接着シートも有用である[5]。

側方進入腰椎前方固定術（OLIF） **173**

図8 術前画像における分節動静脈の確認

a：造影CTによる3次元画像。空間的な走行がわかりやすく確実であるが、静脈は描出されにくいことも多い。

b：MRIによる分節動静脈の確認（矢印・冠状断像は左側のみ掲載）。上位終板からの距離や椎体におけるおおよその走行位置を把握してピン刺入時の目安とするが、おおよそ椎体下端1/3程度以内であれば問題ないことが多いことが本画像からもわかる。

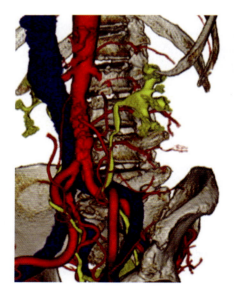
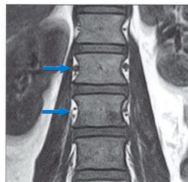
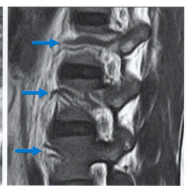

オペ時のメルクマール

● レトラクターブレード設置時：OLIFではレトラクターを広げることで2椎間をひとつの術野で観察することも可能であるが、レトラクターブレードを広げる際の分節動静脈損傷に注意する（図9）

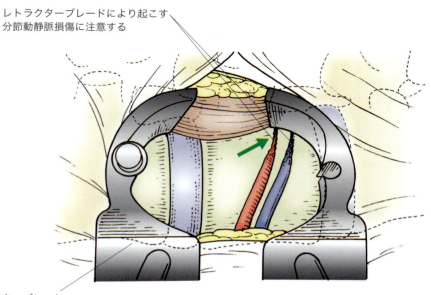

レトラクターブレードにより起こす分節動静脈損傷に注意する

レトラクターブレード

オペ時のメルクマール

● レトラクター固定ピンの刺入時：椎体下端1/3程度以内であれば問題ないことが多い（図10）

透視下に椎体の上下縁を確認し，術前画像と併せて分節動静脈の位置を同定する。おおよそ椎体下端1/3程度以内であれば問題ないことが多く，透視下にピン先のおおよその位置を確認しながら設置する。

> L1，L2，L3の分節動脈は鋭角に，L4，L5の分節動脈は鈍角に走行する。

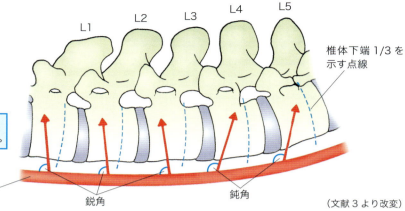

（文献3より改変）

● 椎体間固定終了時：分節動静脈損傷に伴う活動性出血がないか確認する（図11）

Point レトラクターを完全に抜去した後はすぐに対応することが困難であるため，一連の動作・確認と観察をゆっくりと着実に行うのが重要である。

レトラクターを抜去する際は，ピンの抜去およびレトラクターブレードを抜去しながら展開部を観察する。分節動静脈損傷に伴う活動性出血が確認されたらレトラクターを再度挿入し，出血点を確認する。

黄矢印：郭清されたL3/4椎間
青矢印：ケージ
青矢頭：分節動静脈

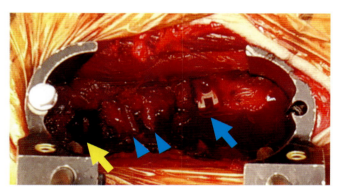

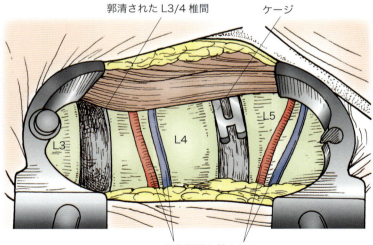

側方進入腰椎前方固定術（OLIF）　175

3 尿管損傷

なぜ起こるのか

尿管は後腹膜腔にて大腰筋前方を通過するが，通常は腹膜に線維性に結合していることからOLIF手術体位および術中の展開では前方に腹膜とともに移動し，術中に遭遇することはほとんどない。しかし，これを保護する脂肪組織などがほとんどないため，術野に出現した場合は適切に隔離・保護しなければ損傷のリスクが高い。

尿管の術野への出現に気づかずに術中操作を進めた場合や，レトラクター固定ピンによる損傷なども報告されている[6]。

潰瘍性大腸炎などの炎症性腸疾患や感染の既往，リウマチ・膠原病など結合組織不全，および後腹膜臓器の手術歴などに由来する組織の癒着がある場合にも，尿管損傷の可能性がある。

術中に明らかな所見はなくても術後に尿管損傷と診断される場合もある。これは尿管壁の平滑筋の働きにより，軽微な損傷では直ちに尿流出が起こらないためである。

尿管損傷の診断には，メチレンブルー試験，造影CT検査，逆行性尿路造影が有用であり，double-Jカテーテルの可及的な留置が有効とされる[7]。

カテーテル挿入による治療期間は約2カ月程度とされているが[8]，損傷の程度が大きい場合，カテーテルの長期にわたる定期交換や最終的に腎臓摘出などを要することもある。

起こさないために

■ 術前計画において，患者に後腹膜手術の既往や炎症性腸疾患などの基礎疾患がないことを確認し，術前画像で尿管の走行を確認する。
  - 造影CTにより構築した3D画像が評価には役立つが（**図12a**），尿管は通常，術野に現れないことが多いため全例への造影CT実施は現実的ではない。しかし単純CTでも腎盂から連続する尿管陰影を同定・確認することで尿管の走行を簡易的に確認することが可能である（**図12b〜d**）。
■ LIF術中においては，限定された小視野にて後腹膜に進入する術式であるため，尿管損傷発生の可能性を念頭に十分な術野の確認・確保を徹底する。
  - 術野に尿管を含む索状物が走行していないかを直視下に十分確認するのが望ましく（**図2**参照），特にダイレーター挿入時や椎間板郭清・ケージ挿入時，およびXLIFにおける椎間板へのシム，ボックスカッター穿孔時やOLIFにおけるレトラクター固定ピン設置時などは特に注意する。
■ 術中に尿管とおぼしき索状物を認めた場合には，尿管の平滑筋による周期的な蠕動（1分間に4〜5回）の有無や外部から軽く刺激を加えることにより反応的に蠕動することで尿管であることが確認可能である。
■ 術中の尿管損傷予防対策として，術前に尿管カテーテル設置を行う方法が知られており[8]，執刀開始まで30分程度の延長を要するものの，有意に安全性が担保される方法として報告されている[9]。この方法はLIFのみならず前方脊椎腫瘍全摘術など後腹膜腔内の高侵襲手術では有用である。

起きてしまったら	
◆損傷尿管の修復は尿管ステント挿入を前提とすることが多く，かつ非常に微細な連続縫合処置を要するため修復が困難となることもある。十分な修復効果が得られない場合は，時に腎摘出を要することもある[10,11]。 ◆カテーテル長期留置による保存療法も時に有効であるが[12]，いずれも適応決定や処置には泌尿器科専門医の協力が必須である。	◆OLIF手術に伴って生じた尿管損傷に対して，脊椎外科医が直接処置できることはほとんどないと言っても過言ではなく，患者の状態をみきわめ，早急な泌尿器科医へのコンサルトが重要である。 ◆尿管損傷が術中に判明した際は可及的な修復が望ましいとされるが，微少な損傷の場合は術中には気づきがたく，術後数日の対処となることも多い[8,13,14]。

図12 CTによる尿管の評価

a：造影CTによる術前評価。大血管と尿管の走行の関係が明らかである。

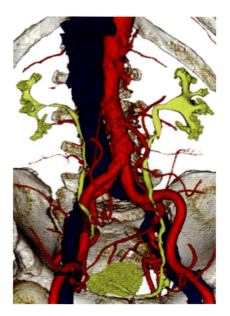

b～d：単純CTにおける尿管の簡易走行評価。単純CTでも腎盂から連続する尿管陰影を同定・確認することで，尿管の走行を簡易的に確認することが可能である。

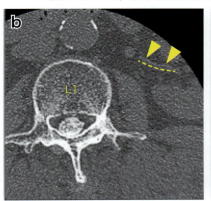 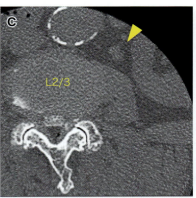 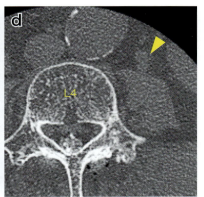

（文献15より）

側方進入腰椎前方固定術（OLIF） **177**

オペ時のメルクマール

● 尿管らしき索状物を認めた時：尿管の平滑筋による周期的な蠕動（1分間に4～5回）や外部から軽く刺激を加えて反応的蠕動をみたら尿管と確認できる（図13）

尿管は腹膜に線維性に結合するため、腹膜を前方に落とし込みながら行うOLIF手術では主要な損傷の対象とはなりにくいが、手術既往や基礎疾患のある患者では時に術野に出現し、損傷する可能性がある。OLIFにおける小皮切・小展開術野のなかでも、目視下に術野を確認し、手技ごとに安全を確保することが肝要である。

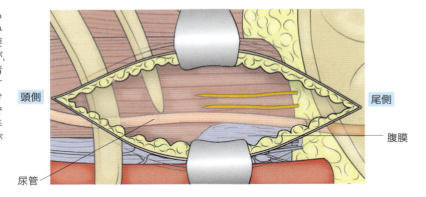

4 ケージ挿入時の終板損傷

なぜ起こるのか

「術中の終板損傷」の正確な評価はむずかしいが、術直後（術後1週間以内）に撮影されたCT画像において1mm以上の終板不整をきたしている場合は、術中の終板損傷として扱うのが一般的になりつつある。

術中処理においてケージ挿入に係わる椎間処理が適切になされなかった場合に起こりやすい。具体的には、①椎間の郭清・ディストラクションやトライアリング不足による不十分な椎間解離、②過度の郭清による骨性終板の損傷、③過度の高さのケージ挿入、④ケージのインサーター付属の椎体間ブレードを十分に挿入していない、などがあげられる。

起こさないために

- 椎体間の郭清においては、通常の椎体間固定術における注意点と同様に、十分な椎間板郭清と軟骨終板切除を行うが、その際に骨性終板を損傷しないよう注意する。
- 専用のコブラスパトリウムやディストラクターを用いて反対側の線維輪を穿破させ、さらにトライアルを用いて十分に椎体間の解離を行う（ケージのスムースな挿入を図る）。
- 骨質の脆弱性も危険因子のひとつとなる[16]。術前に骨密度低下や骨粗鬆症の存在が明らかであれば、テリパラチドなどの薬剤を術前3カ月程度から使用することで、術中・術後トラブルの回避策になりうる[17～21]。

起きてしまったら

◆ 術中のケージ挿入時に終板損傷が明らかであれば、ケージを抜去して位置を変更する、もしくはトライアリングや椎間郭清を追加するなどして適宜対応する。
・ケージ位置は、前方設置による前弯獲得や後方設置による脊柱管間接除圧など、設置位置による特徴も踏まえて決定する[22]。

◆ すでにケージ挿入が終了した後に判明した終板損傷については、抜去および再挿入はさらなる損傷をきたす可能性があるため現実的ではないことが多い。実際には後方のスクリュー固定を併用することで術後の骨癒合は十分に得られることが多く、偽関節となる確率は高くないことから術後の症状につながることは少ない。

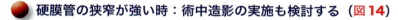

オペ時のメルクマール

● **硬膜管の狭窄が強い時：術中造影の実施も検討する（図14）**

　POINT 術中造影は，後方の直接除圧を加えるべきか否かの判断材料になる。

　POINT トライアリング後には椎体間が開大し，郭清した空間がより明確になるため，骨性終板を損傷しない範囲でさらに郭清を加えてもよい。

術中造影による硬膜管を目視しながら椎体間に挿入した専用コブラスパトリウムを回転することで，狭窄している硬膜管（赤矢印）が自然に開通している（青矢印）のが確認される。コブラスパトリウムを回転させることで（緑矢印），椎体間が開大・解離していることもわかる（破線）。この解離を十分に行うことがケージ挿入に伴う終板損傷予防には重要である。

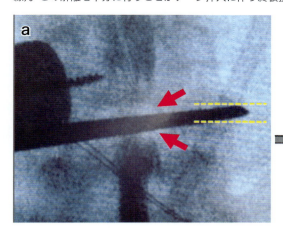
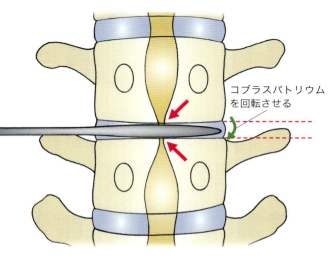
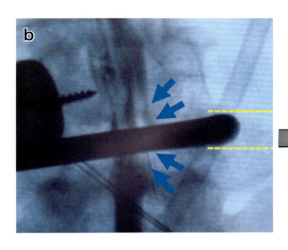
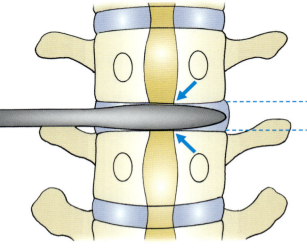

側方進入腰椎前方固定術（OLIF）

オペ時のメルクマール

● **ケージ挿入時：スライダーの先端を椎体間に差し入れて椎体終板を保護する（図15）**

POINT 本スライダーでケージの全幅が被覆されるわけではないため，ケージ高の大きなケージを挿入する場合は，十分な解離と郭清が前提となる。

a：ケージにインサーターを装着する。

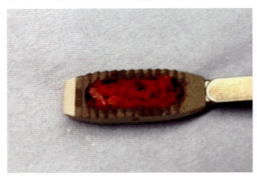

b：インサーターに付属しているスライダーブレードは，ケージを根本から全体を覆うまでスライドさせる。

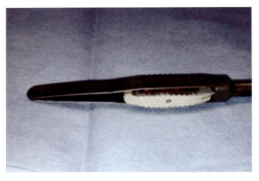

c：透視下に，スライダーブレードが椎体間をカバーするよう設置する。

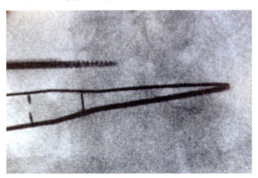

d：ケージ挿入に伴い，スライダーブレードは相対的に抜去される。ケージ挿入後は抜去器を用いてケージとともに抜けてこないことを十分に確認し，完全に抜去する。

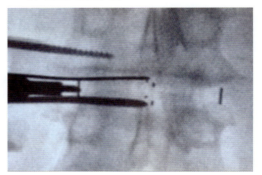

> OLIFでは，対象椎間の側面像をできるだけ正確に調整した透視画像（true lateral）を得ることが大切である。その画像を基に，正確な方向を把握した状態で椎体間郭清およびインプラント挿入を行うことで，終板の損傷は抑制される。

［折田純久］

文献

1) Kanemura T, Satake K, Nakashima H, et al. Understanding Retroperitoneal Anatomy for Lateral Approach Spine Surgery.Spine Surgery and Related Research 2017；1：107-20.

2) 辻　陽雄．前方手術．基本腰椎外科手術書．東京：南江堂；1991.276-369.

3) Orita S, Inage K, Sainoh T, et al. Lower Lumbar Segmental Arteries Can Intersect Over the Intervertebral Disc in the Oblique Lateral Interbody Fusion Approach With a Risk for Arterial Injury：Radiological Analysis of Lumbar Segmental Arteries by Using Magnetic Resonance Imaging. Spine (Phila Pa 1976) 2017；42：135-42.

4) Abe K, Orita S, Mannoji C, et al. Perioperative Complications in 155 Patients Who Underwent Oblique Lateral Interbody Fusion Surgery：Perspectives and Indications From a Retrospective, Multicenter Survey. Spine (Phila Pa 1976) 2017；42：55-62.

5) Watanabe J, Ohtori S, Orita S, et al. Efficacy of TachoSil, a Fibrin-Based Hemostat, for Anterior Lumbar Spine Surgery. Asian Spine J 2016；10：930-4.

6) Kubota G, Orita S, Umimura T, et al. Insidious intraoperative ureteral injury as a complication in oblique lumbar interbody fusion surgery：a case report. BMC Res Notes 2017；10：193.

7) Goris-Gbenou MC, Arfi N, Mitach A, et al. A case of delayed diagnosis of bilateral ureteral and bladder injury after laparoscopic hysterectomy：an unusual complication.　Case reports in urology 2012；2012：817010.

8) Han L, Cao R, Jiang JY, et al. Preset ureter catheter in laparoscopic radical hysterectomy of cervical cancer.　Genetics and molecular research：GMR 2014；13：3638-45.

9) Speicher PJ, Goldsmith ZG, Nussbaum DP, et al. Ureteral stenting in laparoscopic colorectal surgery. The Journal of surgical research 2014；190：98-103.

10) Omidi-Kashani F, Mousavi SM.Total ureteral avulsion leading to early nephrectomy as a rare complication of simple lumbar discectomy；a case report.Sicot-j 2015；1：30.

11) Sallami S.Iatrogenic ureteric injury：a real medicolegal dilemma. La Tunisie medicale 2012；90：819-23.

12) Zilberman DE, Rimon U, Morag R, et al.Non-surgical treatment of Iatrogenic postoperatively diagnosed ureteral injuries.The Israel Medical Association journal：IMAJ 2015；17：227-30.

13) Rao D, Yu H, Zhu H, et al.The diagnosis and treatment of iatrogenic ureteral and bladder injury caused by traditional gynaecology and obstetrics operation.Archives of gynecology and obstetrics 2012；285：763-5.

14) Menderes G, Clark LE, Azodi M.Incidental ureteral injury and repair during robotic-assisted total laparoscopic hysterectomy.J Minim Invasive Gynecol 2015；22：320.

15) 大鳥精司，折田純久，稲毛一秀．腰椎変性疾患への基本手技（ポジショニングを含む）.MISt 手技における側方経路椎体間固定術（LIF）入門．星野正洋，ほか編．東京：三輪書店；2018.p.208.

16) Satake K, Kanemura T, Nakashima H, et al. Cage subsidence in lateral interbody fusion with transpsoas approach：intraoperative endplate injury or late-onset settling. Spine Surgery and Related Research 2017；1：203-10.

17) Ohtori S, Orita S, Yamauchi K, et al.More than 6 Months of Teriparatide Treatment Was More Effective for Bone Union than Shorter Treatment Following Lumbar Posterolateral Fusion Surgery. Asian Spine J 2015；9：573-80.

18) Norimoto M, Ohtori S, Eguchi Y, et al.Teriparatide accelerates lumbar posterolateral fusion in a patient with risk factors for bone fusion: a case report.Chiba Med J 2014；90：39-77.

19) Ohtori S, Inoue G, Orita S, et al.Teriparatide accelerates lumbar posterolateral fusion in women with postmenopausal osteoporosis：prospective study.Spine (Phila Pa 1976) 2012；37：E1464-8.

20) Ohtori S, Inoue G, Orita S, et al. Comparison of teriparatide and bisphosphonate treatment to reduce pedicle screw loosening after lumbar spinal fusion surgery in postmenopausal women with osteoporosis from a bone quality perspective.Spine (Phila Pa 1976) 2013；38：E487-92.

21) Ohtori S, Orita S, Yamauchi K, et al. Does Discontinuing Teriparatide Treatment and Replacing It with Bisphosphonate Maintain the Volume of the Bone Fusion Mass after Lumbar Posterolateral Fusion in Women with Postmenopausal Osteoporosis? Asian Spine J 2017；11：272-7.

22) Shiga Y, Orita S, et al. Evaluation of the location of intervertebral cages during oblique lateral interbody fusion surgery to achieve sagittal correction. Spine Surg Relat Res 2017；1 (4)：197-202.

トラブル & メルクマール 腰椎

側方進入腰椎前方固定術（XLIF）
（Extreme lateral interbody fusion：XLIF）

1 後腹膜腔における下行結腸・上行結腸の損傷

なぜ起こるのか

左後腹膜腔（後傍腎腔）では，大腰筋の手前には下行結腸が存在し，十分前方に避けなければ損傷する危険性が高まる。同様の理由で右後腹膜腔では，上行結腸を損傷するリスクがある。

小皮切の展開では（図1a），術者のfinger navigationに依存した剥離・展開となることで，ガイドやダイレーターの挿入時に大腰筋手前に下行結腸（上行結腸）が入り込み，経腸管アプローチとなってしまうリスクがある[1]。

起こさないために

- 下行結腸（上行結腸）がきちんとよけられていることを確認できる十分な皮切で[2,3]，大腰筋と椎間板を直視しながらガイド針を当該椎間板に挿入し，serial dilatorからレトラクターの設置まで安全に行うことが重要である（図1b）。

起きてしまったら

- 術中に発見できれば，腹部外科に相談して損傷した腸管の修復を行う。
- 腹膜の損傷のみであればその場で修復し，不安があれば術後も絶飲食として腸管機能と全身状態の経過観察を行う。
- ただし，閉創後の発見時期は遅れる問題が指摘されており，注意が必要である[2,4]。

図1 下行結腸（上行結腸）の損傷を起こす皮切と起こさない皮切

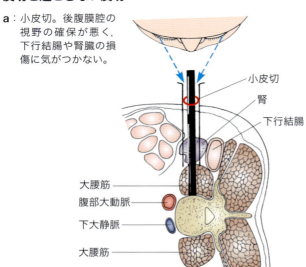

a：小皮切。後腹膜腔の視野の確保が悪く，下行結腸や腎臓の損傷に気がつかない。

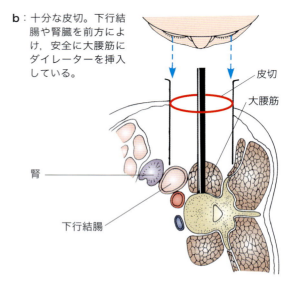

b：十分な皮切。下行結腸や腎臓を前方によけ，安全に大腰筋にダイレーターを挿入している。

オペ時のメルクマール

● **術前準備：腰椎高位ごとに異なる進入路の解剖学的特徴に注意する（図2）**

a：L1/2, L2/3 高位では，後傍腎腔と大腰筋の近傍に左後腹膜腔で下行結腸が，右後腹膜腔で上行結腸が存在しているため注意が必要である．また，大腰筋の直上を陰部大腿神経が走行しているため損傷しないように注意する．
　L1/2, L2/3 へのアプローチでは，第11肋骨の一部を切除したほうが開創器を設置しやすい．

b：L3/4 は，肋骨や腸骨など骨性要素の干渉が少なく，最も展開しやすい高位であるが，腹膜を大腰筋前方まで十分展開して避けないと尿管損傷の危険性が高まるので注意する．

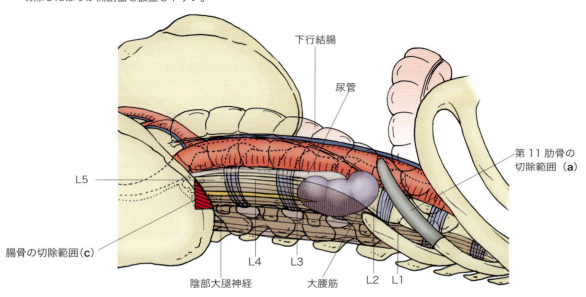

c：L4/5 は，腸骨が干渉しやすく，展開やレトラクターの至適位置の設置や開創に難渋することがある[3]．その場合，あらかじめ腸骨側方をL字に切除することで，側方椎間板のやや後方よりに開創器を設置しやすくなる．

d：L4/5 高位の大腰筋前の剥離・展開では，ilio-lumbar vein の存在に注意する[5,6]．破格が大きく，損傷すると大量出血の危険性が高まるので特に注意が必要である．

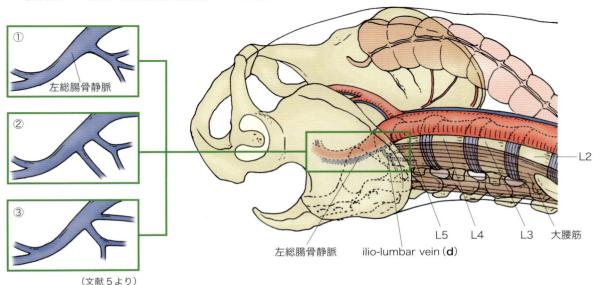

（文献5より）

2 腰神経叢損傷，動脈損傷

なぜ起こるのか

大腰筋の中を走行する腰神経叢や椎体および椎間板上を走行する動脈を，剥離操作やダイレーターおよび外筒で損傷することで発生する。

大腰筋や椎間板上を鈍的剥離せず，術中透視のみを参考にしてガイド針やダイレーターを挿入すると，腰神経叢や動脈を損傷するリスクが高まる。

起こさないために

- 大腰筋を鈍的剥離して，椎間板組織を直視できるための十分な皮切で展開し，後腹膜腔の術野を確保する[2,3]。
- 小皮切による手技の実施は，腰神経叢損傷や動脈損傷ならびに腸管損傷のリスクが高まることに注意する。

起きてしまったら

- ◆術後の疼痛や神経脱落症状を詳細に評価する。
- ◆大腰筋内の運動枝のみの損傷であれば，感覚障害は発生せず，股関節の屈曲筋は術後2週ほどで回復することが期待できる。
- ◆疼痛と感覚障害の部位を評価することで，腰神経叢のどの部分の損傷であるかを特定することができる[7]。術後6か月を経過しても改善が得られない場合は，永久的な障害となる可能性が高くなる。
- ◆筋電図は損傷神経回復の可能性の評価に有用である。

オペ時のメルクマール

● L3/4，L4/5高位のガイド針刺入時：椎間中央から5mm以上後方をメルクマールとし，直視下に同定した腰神経叢を大腰筋とともに背側によけながら刺入する（図3）

a：腰神経叢や動脈の走行には個体差がある[8〜10]。L3/4. 4/5高位では，側面透視画像で椎間板の後方1/3をメルクマールに大腰筋の鈍的剥離を行う。通常，大腰筋を指で触ると（finger navigation）最も突出している位置が椎間板中央である。大腰筋のsplit中に大腿神経（黄矢印）を同定している。

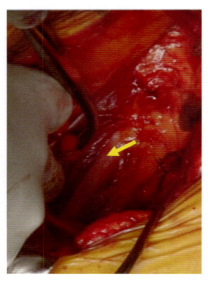

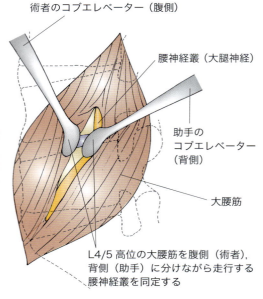

術者のコブエレベーター（腹側）
腰神経叢（大腿神経）
助手のコブエレベーター（背側）
大腰筋
L4/5高位の大腰筋を腹側（術者），背側（助手）に分けながら走行する腰神経叢を同定する

（**図3** つづき）

オペ時のメルクマール

b：大腿神経を大腰筋とともに背側に避けながら（青矢印），椎間板を露出してできるだけ後方にガイド針を刺入する。

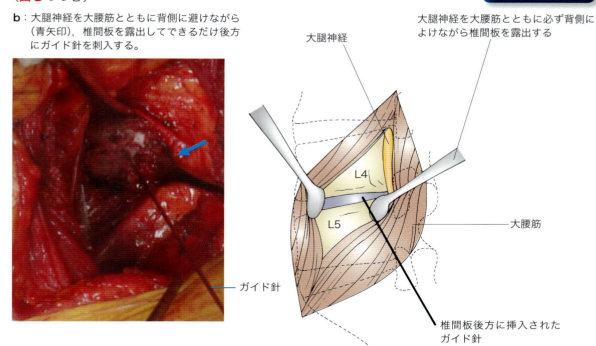

c：術中透視側面像でガイド針の位置を確認する。

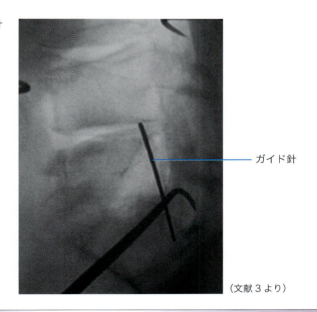

（文献3より）

- 外筒を椎間板に固定するシムを挿入するまでは，広範な椎間板操作は行わないように注意する。
- シム挿入予定部から前方の椎間板掻爬を先に行ってしまうと，シムの固定性が不良となる症例があるため注意が必要である。
- 椎間板変性が著明な症例では，シムの安定性を得るために椎体や後方の上下終板に意図的に挿入することもある。

側方進入腰椎前方固定術（XLIF）

3 前方線維輪（ALL）損傷，終板損傷

なぜ起こるのか

椎間板腔が狭小化した症例に過大なケージを挿入した場合や，外筒およびケージの前方設置によって前方線維輪（ALL）や椎体終板に過度なストレスがかかった場合に発生していると考えられる。

起こさないために

- 椎間は，椎間板組織と軟骨終板を手前から奥まで（透視正面像で椎弓根を超えて終板が狭小化する位置まで）徹底的に掻爬することが基本である。
- PEEKケージを挿入する前に，トライアルが透視正面像で椎体中央まで難なく挿入できることを確認する。
- 手前から強く叩かないと入らないサイズのケージ挿入は，ALL損傷や終板損傷のリスクが高いので注意する[11,12]。
- 術前のCTで椎間関節が癒合していないかを確認し，症例によっては先に後方からの椎間関節の部分切除を行うことでALL損傷を回避することを検討する。

起きてしまったら

- 前縦靱帯切開（ACR）を使用した側方椎体間固定術の手技[13]に切り替えるか，後方固定において損傷高位の骨切り（SRS分類 Grade 2）やロッドによる前弯矯正を控えるようにする。
- 術中に損傷が明らかではなかった場合でも，後方手術の腹臥位で明らかになる場合がある。腹臥位の体位取りで単純X線2方向を撮像し，ALL損傷がないか術者のみならずチームで確認することが望ましい。

オペ時のメルクマール

● 術前の椎間板高が低い時：前弯が大きいケージの挿入には注意が必要である（図4）

椎間は椎間板組織と軟骨終板を手前から奥まで徹底的に掻爬することが基本であり（a），著者らはトライアルケージが透視正面像で椎体中央まで難なく挿入できるサイズか，トライアルケージの1mmアンダーサイズを選択するようにしている（b, c）。国内で入手可能な前弯付きケージは8mm以上のため，選択が難しいと判断した場合は，高さを抑えたフラット（0°）ケージを挿入し，さらに必要な前弯は後方からの骨切りで獲得するように手術計画を変更する。

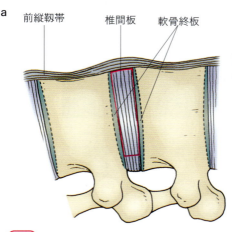

a　前縦靱帯　椎間板　軟骨終板
掻爬範囲

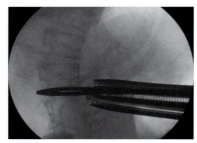

b：トライアルケージの挿入

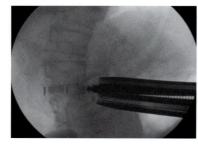

c：実際のケージサイズ

> オペ時のメルクマール

● **後方固定術の体位をとる時：側臥位ではわからない ALL 損傷が腹臥位で明らかになることがある（図5）**

a：術前の透視側面像。

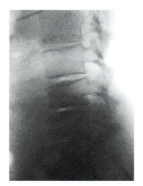

b：術後の透視側面像。L4/5 椎間のケージは前方設置で椎間が高くなっているが（青矢印），側臥位で ALL 損傷はわからない（潜在的）。

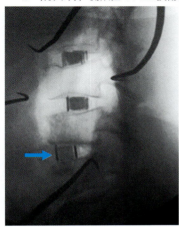
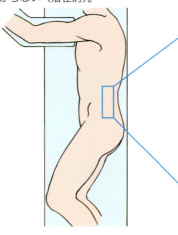
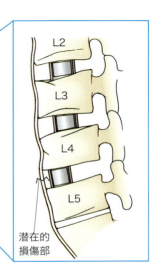

c：後方固定術中の透視側面像。腹臥位で多椎体に挿入した椎弓根スクリューに前弯をつけた脊椎ロッドを締結したところ，L4/5 椎間の前方が大きく開大し（赤矢印），椎体間ケージが浮いている（青矢印）。ALL 損傷が明らかとなる。

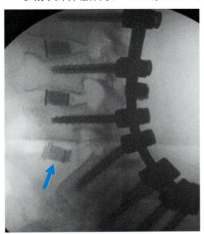
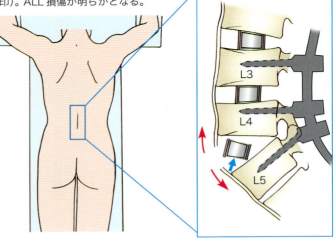

［安部哲哉］

文献

1) 金村徳相, 佐竹宏太郎, 中島宏彰, ほか. 腰椎側方アプローチにおける解剖. 脊椎脊髄 2017；30：872-83.

2) 吉田正弘. LLIF における腸管損傷のリスクマネジメント. 脊椎脊髄 2017；30：947-51.

3) 安部哲哉, 熊谷 洋, 野口裕史, ほか. 小皮切にこだわらない LLIF の意義. 脊椎脊髄 2017；30：923-32.

4) Uribe JS, Deukmedjian AR. Visceral, vascular, and wound complications following over 13,000 lateral interbody fusions：a survey study and literature review. Eur Spine J 2015；24 Suppl 3：386-96.

5) Jasani V, Jaffray D. The anatomy of the iliolumbar vein. A cadaveric study. J Bone Joint Surg Br 2002；8：1046–9.

6) Lolis E, Panagouli E, Venieratos D. Study of the ascending lumbar and iliolumbar veins：Surgical anatomy, clinical implications and review of the literature. Annals Anat 2011；193：516-29.

7) Ahmadian A, Deukmedjian AR, Abel N, et al. Analysis of lumbar plexopathies and nerve injury after lateral retroperitoneal transpsoas approach：diagnostic standardization. J Neurosurg Spine 2013；18：289-97.

8) Davis TT, Bae HW, Mok MJM, et al. Lumbar plexus anatomy within the psoas muscle: Implications for the transpsoas lateral approach to the L4-L5 disc. J Bone Joint Surg Am 2011；93：1482-7.

9) Nojiri H, Miyagawa K, Banno S, et al. Lumbar artery branches coursing vertically over the intervertebral discs of the lower lumbar spine：an anatomic study. Eur Spine J 2016；25：4195-8.

10) Orita S, Inage K, Sainoh T, et al. Lower lumbar segmental arteries can intersect over intervertebral disc in the oblique lateral interbody fusion approach with a risk for arterial injury：Radiological analysis of lumbar segmental arteries by using magnetic resonance imaging. Spine 2017；42：135-42.

11) Abe K, Orita S, Mannoji C, et al. Perioperative complications in 155 patients who underwent oblique lateral interbody fusion surgery: Perspectives and indications from a retrospective, multicenter survey. Spine 2017；42：55-62.

12) 鳥越一郎, 新井嘉容. LLIF における術中終板損傷. 脊椎脊髄 2017；30：933-40.

13) Turner JD, Akbarnia BA, Eastlack RK, et al. Radiographic outcomes of anterior column realignment for adult sagittal plane deformity：a multicenter analysis. Eur Spine J 2015；24：S427-432.

トラブル & メルクマール 腰椎

経大腰筋側方アプローチを応用した椎体置換術
（Spondylectomy via lateral trans-iliopsoas approach）

1 分節動静脈損傷

なぜ起こるのか

胸腰移行部の前方の展開では、大腰筋を椎間板レベルで前縁から後方へ剥離することで、分節動脈を容易に確認し、結紮することが可能である[1]。しかしながら、経大腰筋側方アプローチでは、小さな展開で大腰筋内から椎体や椎間板にアプローチするため、盲目的な展開になりやすい。そのため分節動脈を損傷すると大腰筋内に分節動脈が引っ込んでしまい、止血が困難になり、大量出血をきたすことになる（図1）。

起こさないために

- 術前に造影CTで血管の走行の確認を行う。正常であれば分節動脈は椎体側壁の底の部分に存在する。椎体側壁が損傷している場合、後方から椎体骨切り術を行っている場合や腫瘍性病変などの場合は注意が必要である。
- まずは上下の椎間板を展開したうえで、椎体側壁を丁寧に剥離して分節動脈を同定する。経大腰筋側方アプローチでは術野が深いため、分節動脈の結紮がしにくい。
- 剥離同定後、超音波メスでの使用が簡便かつ有用である。

起きてしまったら

- まずは出血点を同定して凝固を試みるが、大腰筋内に引っ込んでしまうと困難である。
- 凝固止血が困難であれば、出血部位の可及的な圧迫止血を行い、その間にもう一人が展開を拡大して大腰筋を前縁からめくり上げることで出血部を同定し、結紮する。
- 術者および助手は、従来法による前方アプローチに習熟していることが必須である。

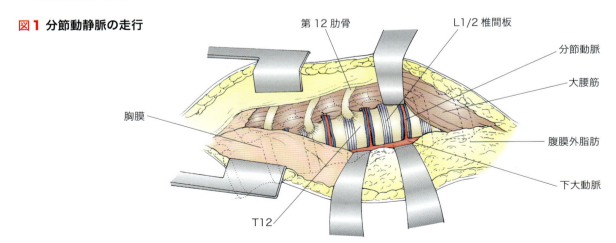

図1 分節動静脈の走行

オペ時のメルクマール

● 術前準備時：造影CTで分節動脈の走行を確認する（図2）

正常であれば，分節動脈は椎体側壁の底部に存在するが，側壁の損傷を伴っている場合はその限りではなく，術前の画像評価で走行部位をよく確認する。特に後方から椎体骨切り術を行っている場合や腫瘍性病変などの場合は，分節動脈の走行が大きく変化していることがあり，特に注意を要する。

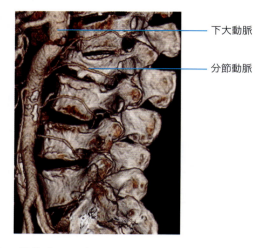

下大動脈
分節動脈

● 椎間板の展開時：目的とする椎体上下の椎間板からアプローチする（図3）

POINT 椎体間固定と同様に，先に椎間板切除を行うことで椎体側壁の展開部分の目安をつける。

目的の椎体頭側の椎間板から開創器を尾側に拡大することで，開創器内に大腰筋や腰神経叢が入り込まなくなる。
尾側椎間板まで開創器を開大した後，椎体を慎重に剥離して分節動脈を同定する。癒着を伴う病変ではより慎重に剥離を行う。

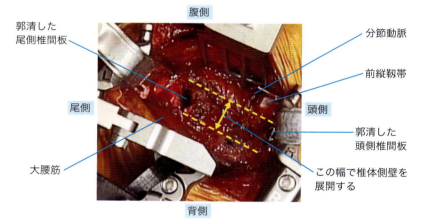

腹側
郭清した尾側椎間板
分節動脈
前縦靱帯
尾側
頭側
郭清した頭側椎間板
この幅で椎体側壁を展開する
大腰筋
背側

● 分節動脈の処置時：血管周囲の癒着が著明な場合は瘢痕組織ごと超音波メスで切離する（図4）

POINT 血管と椎体の間を剥離して処理を行うが，術野が深く結紮は困難なことが多いため，超音波メスの使用が便利である。

椎間板を展開および郭清したら，椎体側壁の展開に移る。椎間板から骨膜下に剥離を進めることで，分節動静脈を確認することが可能である。中央に太い動脈とその上下に2本静脈を伴走している（図1参照）

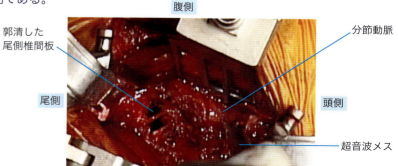

腹側
郭清した尾側椎間板
分節動脈
尾側
頭側
超音波メス
背側

190　トラブル＆メルクマール 腰椎

2 不適切なケージ設置

なぜ起こるのか

不十分な展開，椎間板や椎体の郭清が不良によりケージの設置位置が限定されるため，理想とするケージの設置ができなくなる（**図5**）。

骨粗鬆症が強い例に無理な開大を行うと，終板骨折によりケージの設置位置不良が生じる。

前方→後方の順に手術を行う場合，後方から矯正操作を加えるとケージが浮いてしまう。

起こさないために

- 丁寧な展開を行い，良好な視野を確保する。
- 椎間板は骨性終板を損傷せずに軟骨終板のみを剥離し，対側の外側線維輪までしっかり切除する。
- 椎体の切除が不十分だとケージが奥まで入らなくなる。対側の椎弓根内縁を目安に，しっかりと椎体切除を行う。幅についてもケージの幅よりひと回り大きく切除する。
- ケージの開大の際は，指3本で回して止まるところまでで一度確認する。十分な解離がなされていれば強い力は必要ない。
- 矯正が必要な場合，術前に仰臥位側面像や矯正X線撮影を行い，前方から矯正が可能かどうか評価する。

起きてしまったら

- 終板骨折を起こしていなければ，一度ケージを抜去して展開や剥離を追加する。
- 終板骨折を起こしている状況で，ケージが不安定でなければそのまま閉創，すぐに後方固定を追加する。最低上下4本ずつのスクリューを挿入し，太くて硬いロッドを3～4本ロッドにして後方固定を強固なものにする。
- ケージが不安定なら抜去すべきである。大きなサイズのケージに変更して安定する見込みがあれば入れ替えを行うが，それも困難な場合は腸骨や腓骨を移植して後方の強固な固定を行う。後療法も慎重に行う。
- 後方からの操作でケージが浮いてしまった場合は，支持性や骨癒合に問題を生じるため入れ替えを行うべきである。

図5 不適切なケージ設置の原因

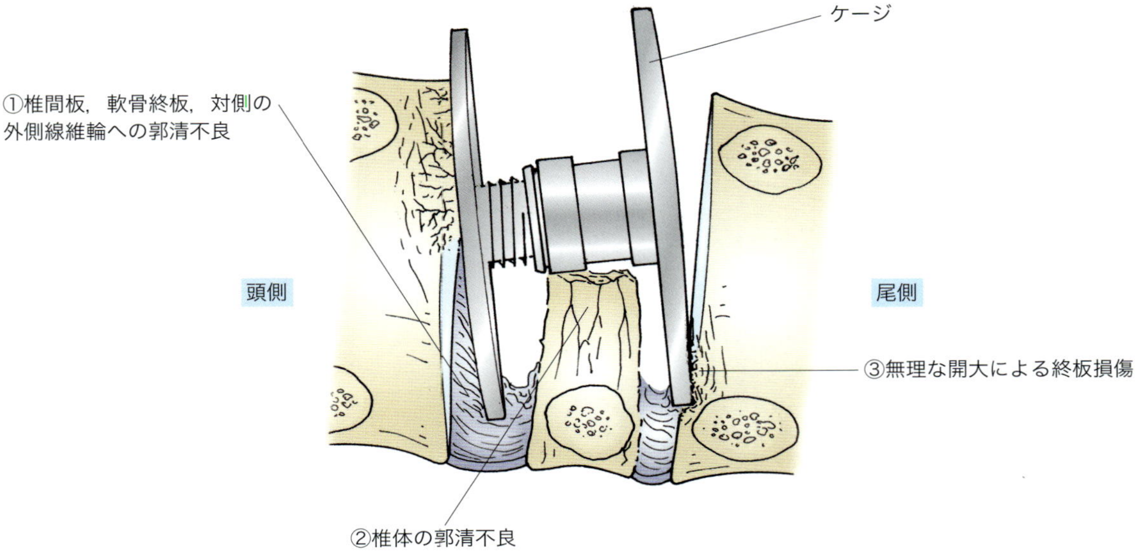

①椎間板，軟骨終板，対側の外側線維輪への郭清不良

ケージ

頭側

尾側

③無理な開大による終板損傷

②椎体の郭清不良

経大腰筋側方アプローチを応用した椎体置換術　**191**

オペ時のメルクマール

● **椎間板の郭清時：軟骨終板と骨性終板の間にコブラスパトリウムを入れて一塊に軟骨終板を剥がす（図6）**

  POINT 対側の外側線維輪も十分郭清することでケージ設置の際に終板に無理な力を加える必要がなくなり，終板骨折を予防できる。

正しいケージ設置には十分な展開が必須である。まずは椎体上下の椎間板をしっかり郭清する。その際に骨性終板を損傷してはならない。軟骨終板と骨性終板の間にコブラスパトリウムを入れて，一塊に軟骨終板を剥がす。

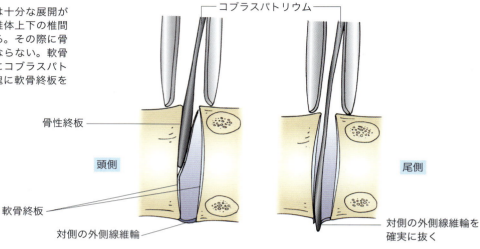

● **椎体の亜全摘時：鉗子やケージの幅と同じトライアルなどが対側の椎弓根内縁まで達すれば亜全摘は十分である（図7）**

  POINT 椎体亜全摘の際にどの程度奥まで切除するかの指標として，著者は対側の椎弓根内縁をメルクマールとしている。内縁より手前だとケージが奥までしっかり入らない可能性がある。対側の椎弓根外縁を越えると，場所によっては対側の分節動脈損傷をきたすリスクがあるので注意が必要である。

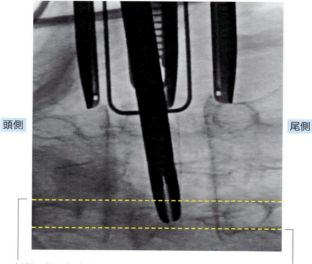
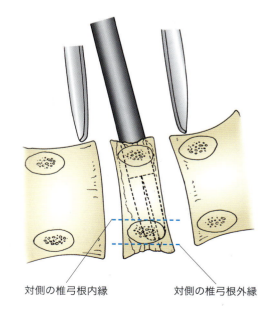

オペ時のメルクマール

● **ケージの設置時：エンドキャップにスパイクがついているケージでは挿入時に終板損傷を起こすリスクがあるので，スライダーを併用するほうがよい（図8）**

ケージの開大時はダイヤルを指3本でつまむようにして開大する。椎間板の郭清や椎体亜全摘が十分になされていれば，大きな力を入れることなく開大が可能である。開大時は透視および直視下によく確認しながら，慎重に開大する。

スライダー

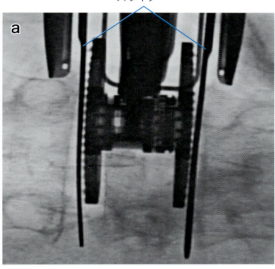
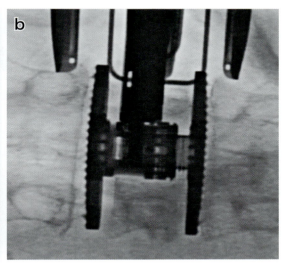

● **矯正操作を行う時：術前に仰臥位側面や矯正X線撮影を行っておく（図9）**

POINT 大きな矯正を行う場合や固い後弯の症例では，後方要素を短縮するように骨切りを行う必要がある。もしくは先に後方から骨切りを含めた矯正を行った後，前方に骨移植を行う必要がある。

予定の矯正が得られていれば前方から矯正が可能であるが，十分な矯正が得られない場合は前方から無理に開大すると終板損傷を起こしてしまう。
前方→後方の順で行う場合は，後方固定は *in situ* が原則である。後方から矯正を加えるとケージが椎体間で浮いてしまい，入れ替えが必要になる。

Furcrum Backward Bendingでも局所後弯が15°残存している。このような症例では前方のみで解離矯正するのは困難である。

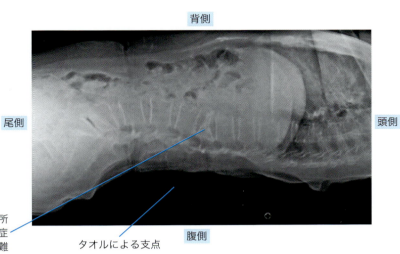
背側
尾側
頭側
タオルによる支点
腹側

［佐久間 毅］

文献
1) 藤村祥一．胸腰椎移行部．脊椎脊髄の手術．三輪書店，東京．2005, p.57-61.

トラブル & メルクマール 腰椎

腰椎椎間板ヘルニア摘出術（Love法）
(Lumbar disc herniotomy：Love's method)

1 硬膜外静脈叢からの出血

なぜ起こるのか

開窓や除圧処置，硬膜管操作などの際に不用意に硬膜外に器械を差し入れるなどの手技や骨切除・黄色靱帯切除などに伴う直接的な処置で，硬膜周囲や椎弓裏面，外側陥凹を走行する硬膜外静脈叢を損傷することで起こる。

また，ヘルニアによる前方からの硬膜管や神経根の圧排に加え，これらを脊柱に固定する靱帯（Hoffmann 靱帯）によるさらなる相対的な可動性低下があいまって，結果として必要以上の牽引操作を硬膜管や神経根に行う場合にも発生する。

起こさないために

■ 術前に硬膜外静脈叢や Hoffman 靱帯の走行および解剖をよく理解しておく（**図1, 2**）[1,2]。
■ 術中体位により腹圧が上昇すると，椎骨静脈叢がうっ滞することで椎骨静脈叢からの出血が起こりやすくなる。患者の体型にあわせてボルスター枕や4点フレームの調整を行い，腹圧がかからないように手術台をセッティングする。
■ 血圧の変動が大きい症例では展開時から出血しやすいため，創縁や筋剥離部の丹念な止血とともに，麻酔医に低血圧麻酔での管理を依頼する。

起きてしまったら

◆ 出血により術野が確保されにくくなり操作に支障をきたすほか，不十分な止血による術後血腫発生の可能性などもある（発生率 0.1 ～ 0.5% [3]）。出血を確認したら可及的速やかに出血点を確認し，外科手術における止血の基本である凝固と圧迫手技を組み合わせた止血を図る [4]。
・ 凝固止血法：脊柱管内操作で内椎骨静脈叢からの出血を認めた場合は止血点を早急に同定・確認し，バイポーラによる丹念な双極凝固を心がける。
・ 圧迫止血法：出血点が確認できない場合は神経を強く圧迫しないよう十分注意し，止血用材料（アビテン®，インテグランなど）にて一度パッキングして一定時間（10 ～ 15 分程度）待機後に再度止血する。
◆ 特に脊柱管内や硬膜外における限られた視野では，解剖学的な血管走行（**図1** 参照）を頭に思い描くことが，迅速な出血点の同定や効果的な止血のために重要である。実際の術野では完全に止血できないこともあるが，出血の速度を抑制できれば凝血により自然止血することも多々あるため，可能な範囲で止血を試みることは重要である。

図1 硬膜外静脈叢

a：硬膜腹側

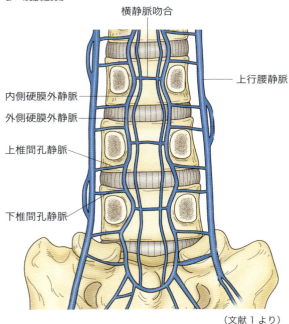

b：横断面。脊柱管内だけでなく椎弓裏にも走行することに注意する。

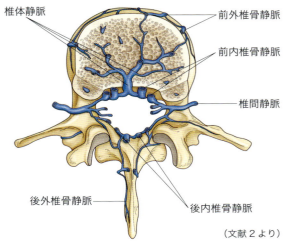

（文献2より）

c：脊柱管内，神経根周囲の血管模式図。破格も多いため，術中の入念な観察が重要である。

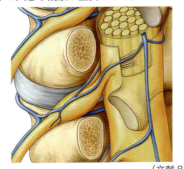

（文献8参考に作図）

（文献1より）

図2 Hoffmann靱帯

Hoffmann靱帯は硬膜や神経根を脊柱に固定している。

a：背側

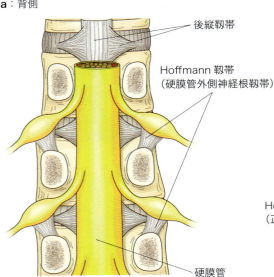

b：側面

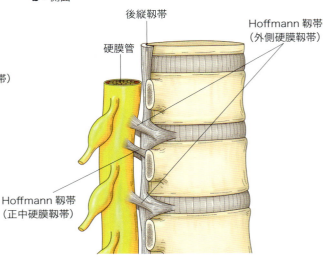

（文献1より）

腰椎椎間板ヘルニア摘出術（Love法）　195

オペ時のメルクマール

● **硬膜管や神経根のレトラクト時①：ヘルニアの確認や摘出の際，背側に存在する硬膜外静脈叢を損傷しないように愛護的に神経ベラ（ペンフィールド剥離子）を差し入れる（図3a）**

> Point 硬膜外静脈叢は椎弓裏にも走行し（図1 参照），破格も多い。およその走行を念頭におくことで術中出血の出血源を想定しやすくなる。

> Point ヘルニアにより圧排された硬膜外静脈叢は菲薄化し（図3a），内腔が消失することで存在がわかりにくくなることもあるため，椎間板ヘルニア摘出のために後方線維輪を切開する際は，あらかじめ予定部位を入念に焼灼するのも止血対策として重要である。

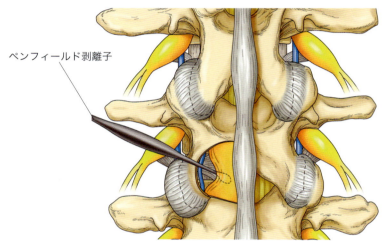

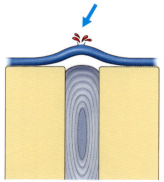

d：硬膜外静脈の存在を念頭に硬膜腹側や椎体後面を観察し，必要に応じてバイポーラなどで焼灼する。

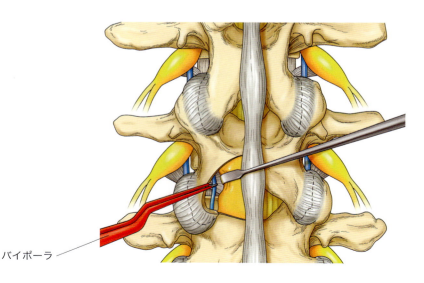

オペ時のメルクマール

● 硬膜管や神経根のレトラクト時②：Hoffman 靱帯を少しずつ愛護的かつ鈍的に剥離することで過度の負荷を静脈叢にかけないようにする（図4）

POINT Hoffman 靱帯の存在（図2 参照）を念頭におきながら操作することは，術中出血を抑制するために重要である。

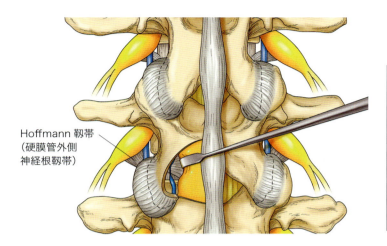

Hoffmann 靱帯
（硬膜管外側神経根靱帯）

神経根の伴走血管，硬膜管腹側の内側・外側静脈叢，椎弓根や椎弓裏に走る内椎骨静脈叢などは注意深く術野を観察することで同定できることが多いが，硬膜管・神経根や骨組織の死角に入り確認できない場合も多いため，それらの存在を念頭におきつつ静脈叢の存在・走行には破格も多々あることを想定しながら術中操作を進める。

2 硬膜損傷

なぜ起こるのか

硬膜損傷は椎間板ヘルニアにおける黄色靱帯切除，硬膜管や神経根のレトラクトなどの術中操作により発生する。

黄色靱帯と硬膜管の癒着を十分に剥離しない場合に起こる損傷はもちろんのこと，癒着がなくても硬膜外腔や外側部などの狭い部分に無理にケリソン鉗子や鋭匙などの鋭的器具を差し入れ，操作することが機械的な損傷も誘因となる。
（硬膜損傷は本術式に限らず脊椎の除圧術・固定術など他の術式によっても起こりうるため，より重篤な損傷の機序と対策などは他項目に譲る。）

起こさないために

- ケリソン鉗子で骨切除を進める場合は，操作直前にペンフィールド剥離子などを用いて硬膜外腔をよく触知・剥離し，癒着のないことを確認する。
- 骨切除の際，ケリソン鉗子先端を奥まで挿入することによる安全性が確保されない場合は，安全性を優先し，肉眼で確認される部分のみ切除を行うようにする[5]。
- ケリソン鉗子を持つ手と反対側の手に吸引管を持ち，レトラクター代わりに硬膜管や黄色靱帯を避けつつ骨切除を行うのも有用である。

起きてしまったら

（ケリソン鉗子や鋭匙による穿孔など，比較的小さな損傷の場合）
◆ 硬膜損傷の発生時，まず損傷部からの髄液流出を低減するため手術台を操作して頭部を下げる。そして患者と術者自らのバイタルサインが安定しているのを確認した後に損傷部を確認する。術野に髄液が充満すると術者としては焦りが生じるが，心を落ち着け，直前の骨切除など損傷の原因となった操作も思い返しながら硬膜管の損傷部位を検索・確認する。
◆ 術後はドレーンの内容に注意するが，ドレーン内容が明らかに髄液様であれば早期の抜去も検討する。これにより髄液漏部内外は圧平衡に達し，髄液漏は自然停止することがほとんどである。

オペ時のメルクマール

● **ケリソン鉗子による骨切除時：操作直前にペンフィールド剥離子などで硬膜外腔をよく触知・剥離して癒着のないことを確認し，肉眼で確認される部分のみを切除する（図5）**[5]

> POINT ケリソン鉗子を持つ手とは反対側に吸引管を持ち（レトラクター代わりに），硬膜管や黄色靱帯を避けつつ骨切除を行うのも有用である。

a：骨切除の際，ケリソン鉗子の先端を奥まで挿入することによる安全性が確保されないときは安全性を優先し，肉眼で確認される部分のみ切除を行うようにする[5]。事前の硬膜剥離は必須である。

b：硬膜を十分に剥離していない場合にケリソン鉗子を挿入すると，その部分で硬膜を損傷しやすい。

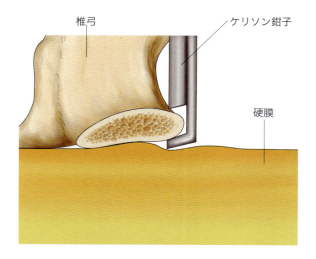
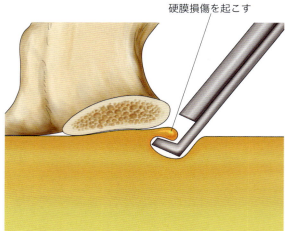

● **術中の硬膜損傷部の確認時：凝固前の貯留した血液をよく観察する，もしくは硬膜損傷が疑われる部分にイソジン液をかける（図6）**[6]

> POINT 硬膜損傷部からの髄液流出は，術野中の血液中に透明の液体流出もしくは噴出として観察されるほか，イソジン液を術野にかけ透明な髄液の流出として観察するなどの工夫もある。

a：凝固前の貯留した血液をよく観察する，または硬膜損傷が疑われる部分にイソジン液をかける。

b：硬膜損傷部からは透明な髄液の流出が確認される。

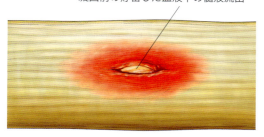
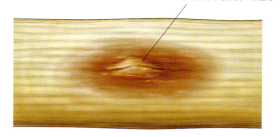

オペ時のメルクマール

● **硬膜損傷部の確認後：くも膜が裂けていないかどうかを確認する（図7）**

   POINT くも膜が裂けておらずに髄液が漏れる程度であれば，薄くした筋肉の小切片を硬膜と
           くも膜との間に挟み込む程度でよい。

   POINT 修復後は必要に応じて吸収性縫合補強材（ネオベール®）やフィブリン糊などで被
           覆・補強する。

a：馬尾が裂隙から飛び出してくるようであれば，ペンフィールド剥離子やマイクロ剥離子などを用いて愛護的に還納し，神経の脱出を予防する。

b：損傷部を6-0ナイロンなどの糸を用いて可及的に縫合修復する。硬膜はなるべくペンフィールド剥離子の上で縫合する。損傷部が小さければ吸収性縫合補強材で被覆し，フィブリン糊などで修復する。

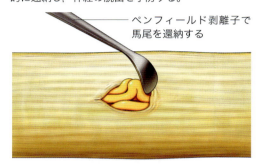
ペンフィールド剥離子で馬尾を還納する

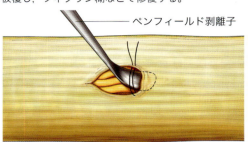
ペンフィールド剥離子

● **損傷部が硬膜管外側・外縁（外側陥凹部など）の時：適宜開窓を外側に拡大して作業空間を確保する（図8）**

硬膜管を内側にめくりあげなければ確認できないこともある。開窓を外側に拡大するとともに，場合によっては棘突起を切除し，椎弓切除を行って十分な空間を確保する判断も重要である。

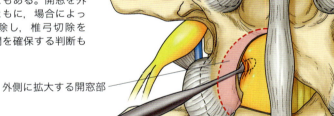
外側に拡大する開窓部

3 不適切な開窓幅

なぜ起こるのか

　腰椎後方椎間板摘出術を報告したLove氏による原法[7]では，椎弓間進入を基本とし，必ずしも椎弓の切除・開窓は前提としていない。しかしながら開窓幅を十分にとることで，ヘルニア操作時の安全性に加えて後方除圧をかねた術後成績の確実性を獲得できることから，現状では椎弓の開窓がほぼ前提となっている（いわゆるLove変法。ここでもそのような立場で解説する）。

　Love法では腰部脊柱管狭窄症における除圧開窓術と異なり，除圧幅を十分に確保しなくても硬膜管や神経根のレトラクトが実現されれば椎間板摘出は可能であるため，開窓に不慣れな初心者では不十分な開窓幅での処置を行いがちである。これにより無理な神経レトラクト，狭い空間での器具の出し入れなどが誘発され，結果として出血や神経損傷などの合併症を併発することになる。

起こさないために	起きてしまったら
■術前のCTやMRIなどで椎弓の形，幅などを計測し，開窓幅を確認する（図9a）。特に上位腰椎と下位腰椎では椎弓幅が異なり，上位腰椎では幅が狭いため，片側の開窓では十分な硬膜管・神経根へのアプローチが困難となる（図9b）。棘突起基部切除による両側開窓によるワーキングスペースの確保も考慮する。 ■術中は，硬膜管や神経根の外縁を確認しながら開窓を進める。	◆開窓幅を外側に拡大し，硬膜管および神経根の外側縁を確認する。硬膜管をあまり正中にレトラクトしなくても外側縁が確認される状態が理想である。 ◆開窓幅拡大する際，不要な開窓拡大をしないよう，椎弓根の内縁を確認しながら除圧幅を決める。

図9 腰椎における椎弓幅と厚さの関係

a：L1/2 高位と L5/S 高位で比較すると，椎弓幅（上関節突起内側間距離）はそれぞれ 18mm，30mm となっており，上位腰椎で解剖学的に狭小化していることがわかる。

L1/2 高位   L5/S 高位

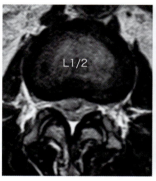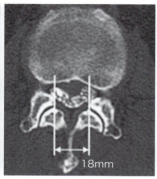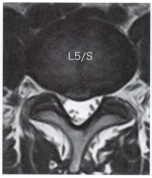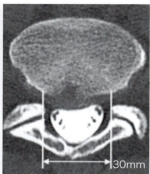

b：椎弓の厚さは上位腰椎にいくにつれて厚くなり，幅は狭くなる。

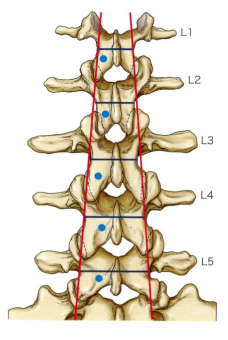

● 椎弓の厚さ　L1 ＞ L2 ＞ L3 ＞ L4 ＞ L5
― 椎弓の幅　　L1 ＜ L2 ＜ L3 ＜ L4 ＜ L5

（文献8より）

オペ時のメルクマール

🔴 開窓幅を外側に拡大する時①：椎弓から関節突起に移行する変曲点が開窓外側端のメルクマールになる（図10）

椎弓根内縁を適宜触知しながら外側への開窓を広げていくことも大切である（赤色部分）。

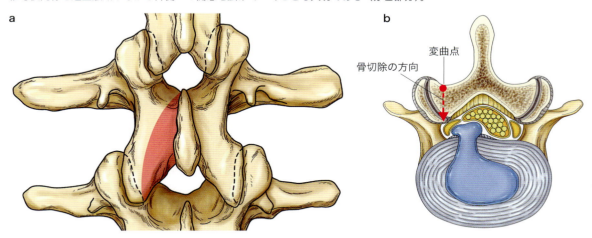

🔴 開窓幅を外側に拡大する時②：術後麻痺を含む神経症状の原因の可能性がある神経根外側レトラクトは避ける（図11）

不十分な開窓幅の場合に神経根と硬膜管外縁に到達することが予想されるが，開窓幅を外側に広げて神経根外縁を確認するか，開窓幅拡大がむずかしければ硬膜管のみ内側に避けることでできる．若干のスペースから少量のヘルニアを摘出し，改めて神経根の内側レトラクトを試みるよう心がける[8]。

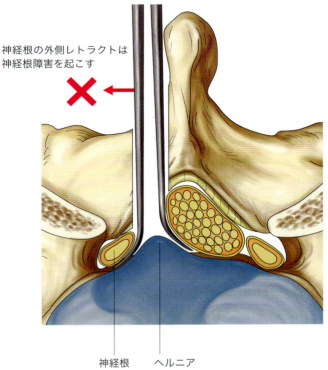

腰椎椎間板ヘルニア摘出術（Love法） **201**

4 前方線維輪（ALL）の穿破

なぜ起こるのか

後方から挿入したヘルニア鉗子が前方の線維輪および前縦靱帯を穿破して超え，前方の大血管近傍に向かうことでそのまま椎間板と錯誤して血管を損傷してしまうことで起こりうる。

対象椎間板の十分な計測を行わないことや術中オリエンテーションの誤認によるものが多く，まれではあるが重大な致死的合併症として報告されている[9]。

起こさないために

- 術前の画像から，椎間板の前後方向の距離や前方の大血管との関係など十分な評価を行う（図12）。
- 術中操作の際，ヘルニア鉗子に骨ろうなどを用いて印をつけるなどの工夫を行うことで，必要以上に鉗子を挿入することを防止する。
- ヘルニア摘出のためにヘルニア鉗子を差し入れる際は最少限とし，椎間板深部では摘出動作をしないよう心がける。
- 椎間板ヘルニアの摘出はLove手術手技の後半であることから，この際に発生した大血管損傷による出血は終刀時や帰室後に顕在化することもある。術後のバイタルサインの変化には十分注意する。

起きてしまったら

- 最も急性の徴候は術中に突然発生する血圧低下と頻脈である[10]。この場合は時に補液や昇圧薬に反応せず，時にポンピングを要するほどの血圧低下がみられる場合もある。術野での大量出血がみられた場合は大血管損傷を疑う。
- 椎間板腔内に吸引筒を3cm程度差し入れ，血液の噴出があればほぼ大血管損傷である[9]。しかし，損傷血管からの出血は必ずしも椎間板を経由して後方に流出するとは限らず，後腹膜腔内に優位に流出することもあるため，術野への大量出血が必ずみられるとは限らないことも念頭におく。
- 大血管損傷による出血が疑われる場合は，腹部の異常な緊満や大腿動脈拍動の左右差なども合わせて観察する。開腹手術も念頭に至急血管外科医に連絡し，5,000mL相当の輸血を用意して早急な交差試験を行う。
- 前縦靱帯穿破部および後方線維輪ポータルを止血材やガーゼを用いてパッキングし，出血の勢いを弱めて出血性ショックの進行を抑えるよう努め，早急に仰臥位に体位変換を行う。
- 血管外科医の到着のタイミングによっては脊椎外科医による正中切開・経腹膜進入が必要となることもあるが，閉鎖腔となっていた後腹膜腔が開腹により開放されると，急速に進む大量出血により血圧が急激に下がる可能性があるため，血管外科医の指示を仰ぐことが肝要である。
- 亜急性・慢性の徴候は偽性動脈瘤や大静脈瘻によるものであり，腹部の有痛性腫瘤や異常雑音，下肢腫脹，心不全などがある[9]。これらは時間的余裕があるため人工血管移植と動静脈瘻の縫合などの治療を血管外科に依頼する。

図12 椎間板の計測例

術前のMRI，CTなどを用いて，自ら切開する部位からの椎間板の鉛直方向の奥行き，さらに対角線の深さを計測しておく。また，椎間板の前方を走行する大血管についても確認する。

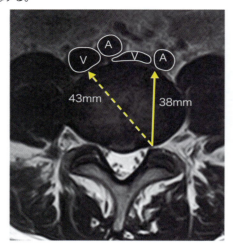

オペ時のメルクマール

● **ヘルニア鉗子の操作時：ヘルニア鉗子に骨ろうなどで印をつけて必要以上に挿入することを防止する（図13）**

POINT ヘルニア摘出のためにヘルニア鉗子を差し入れる際は最少限とし，椎間板深部では摘出動作をしないよう心がける。

ヘルニア鉗子の先端から3cmの位置に骨ろうでマーキングをしている。著者はこのような工夫により，設定した以上の深度で椎間板に進入しないよう留意している。

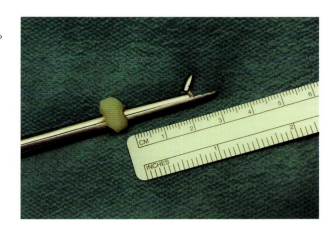

十分に椎間板の寸法を評価しておくことが重要であり，後方線維輪ポータルからの出血が急激に増加しないかどうかを含め，術中のバイタルサインの変化には十分に注意する。

［折田純久］

文献

1) Kirkaldy-Willis WH, CV. B.Managing low back pain.Livingstone. 1992：14-9.
2) 佐藤栄修，百町貴彦，吉本　尚．術後硬膜外血腫に対する処置．脊椎脊髄術中・術後のトラブルシューティング．三輪書店，2003：33-6.
3) Kou J, Fischgrund J, Biddinger A, et al. Risk factors for spinal epidural hematoma after spinal surgery. Spine (Phila Pa 1976) 2002；27：1670-3.
4) 三井公彦，清水　暁．硬膜外静脈叢からの出血に対する処置．脊椎脊髄術中・術後のトラブルシューティング．三輪書店，2003：33-6.
5) 松崎浩巳．Instrumentによる神経・血管損傷(2)．脊椎脊髄術中・術後のトラブルシューティング．三輪書店，2003：124-6.
6) 三井公彦．硬膜損傷における髄液漏の対策．脊椎脊髄術中・術後のトラブルシューティング．三輪書店，2003：97-9.
7) Love J, MN W. Intraspinal protrusion of intervertebral discs. Arch Surg 1940；40：455-62.
8) 辻　陽雄．後方椎間板切除術の基本．基本腰椎外科手術書．南江堂，1991：134-51.
9) 佐野茂夫．腰椎後方ヘルニア手術における前方大血管損傷に対する処置．脊椎脊髄術中・術後のトラブルシューティング．三輪書店，2003：22-4.
10) Fargally M, Christenson JT. Combined aortic and inferior vena cava injury during laminectomy.A serious complication. Vasa 1988；17：288-92.

トラブル & メルクマール 腰椎

腰部脊柱管狭窄症に対する後方除圧術
(Posterior decompression for lumbar canal stenosis)

1 硬膜損傷

なぜ起こるのか

腰部脊柱管狭窄症に対する後方除圧術の目的は，椎弓や黄色靱帯を切除して脊柱管を拡大することである．硬膜は椎弓や黄色靱帯の腹側直下に接しており，癒着や脆弱化を起こしている場合もあるため，不用意な操作を行うと容易に損傷される（図1）．

図1 硬膜損傷の主な発生原因

エアトーム，骨ノミ，ケリソン鉗子などによる除圧操作時に不用意な操作を行うと硬膜損傷が起こりうる．硬膜と周囲組織が癒着している場合には，十分に剥離をしなければ除圧操作中に硬膜損傷を起こしやすい．剥離操作で硬膜が損傷されることもある．

a：スチールバーによる椎弓の貫通

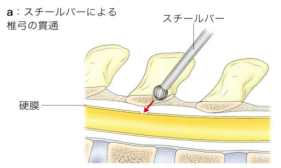

b：骨ノミやケリソン鉗子による損傷

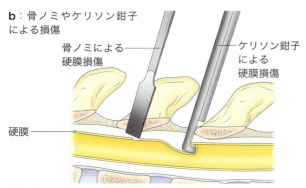

Information

ヨーロッパを中心とした大規模研究の結果より，腰部脊柱管狭窄症に対する後方除圧術において，高齢であること，腰椎手術の既往，低侵襲手術，全椎弓切除，肥満などが硬膜損傷の危険因子として挙げられている[1]．

起こさないために

- 硬膜が露出する前にスチールバーからダイヤモンドバーに変更する．
- 頭側椎弓切除時には，黄色靱帯を残した状態でダイヤモンドバーにて椎弓を貫通するか菲薄化する．尾側椎弓切除時にはエアトームで椎弓を貫通しないようにする．
- 硬膜と周囲組織の癒着がないことを確認しながら除圧操作を進める．
- 骨切除の際に，ケリソン鉗子は窮屈な部位に無理やり押し込まない．

起きてしまったら

- ベンシーツで損傷部を保護し，損傷部から離れた部位で除圧を進め，損傷部を縫合するためのスペースを確保する．
- 縫合するためのスペースが不十分と判断した場合は，躊躇なく除圧範囲の拡大によりスペースを確保する．
- 原則的に water tight になるよう6-0～8-0の縫合糸（プロリンなど）で閉鎖する．完全に閉鎖できない場合は，人工硬膜，遊離脂肪移植，フィブリン糊などを使用して髄液の漏出を防ぐ．ポリグリコール酸（PGA）シートとフィブリン糊の併用による硬膜修復も簡便かつ有効な方法である[2]．
- ドレーンは，完全に water tight に修復できた場合は通常通りの吸引圧をかけてよいが，そうでない場合は平圧とする．

オペ時のメルクマール

● エアトームによる椎弓切除時：黄色靱帯の付着位置を十分に理解しておく（図2）

a：注意すべき骨切除部位
　①頭側椎弓尾側部
　②尾側椎弓頭側部
　③片側進入時の反対側椎弓

b：黄色靱帯は頭側椎弓の腹側，尾側椎弓の背側に付着している．

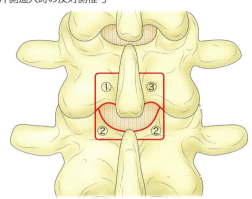
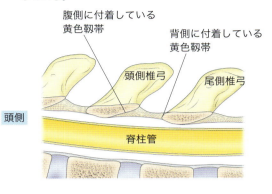

c, d：頭側椎弓は腹側に黄色靱帯があるので，椎弓を貫通するまでエアトーム（ダイヤモンドバー）で削ってもよい．しかし尾側椎弓は椎弓を貫通しないように，椎弓頭側を少し残すくらいが安全である．

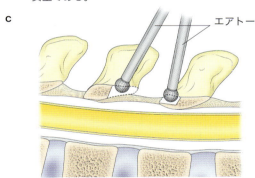
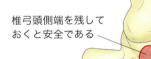

e, f：片側進入両側除圧の際も黄色靱帯を残した状態でエアトーム（ダイヤモンドバー）で椎弓腹側を削る．

g：黄色靱帯との境界が不明瞭なときは椎弓腹側の骨皮質を少し残しながら削ると安全である．

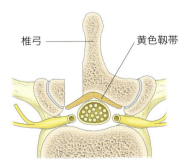
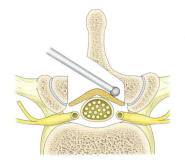
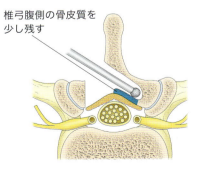

腰部脊柱管狭窄症に対する後方除圧術　205

オペ時のメルクマール

● **除圧操作で硬膜癒着の有無を確認する時：剥離子を持つ手には力を入れず，黄色靱帯の腹側を滑らせるように探る（図3）**

切除したい組織（黄色靱帯など）の腹側を剥離子で探り，硬膜癒着の有無を確認する。剥離の際，指先に抵抗がなく，硬膜の動きがないことも確認する。

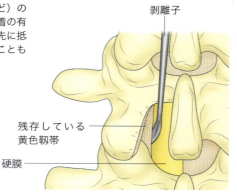
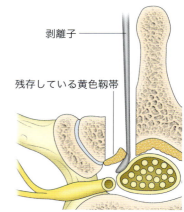

● **椎弓の切除時：窮屈な状況でケリソン鉗子を使用しない（図4）**

a：ケリソン鉗子で椎弓を切除する際，先端を椎弓腹側にフィットさせることを心がける。椎弓を十分に菲薄化して余裕をもってケリソン鉗子を挿入し，椎弓腹側部にしっかりフィットさせることが望ましい。

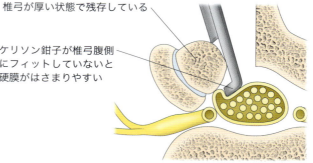
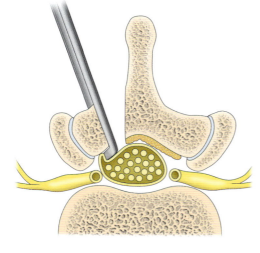
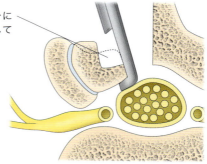

b：ケリソン鉗子を椎弓や黄色靱帯の腹側に挿入する際，スムーズに挿入され，硬膜に動きのないことを確認する。引き抜く際も同様である。

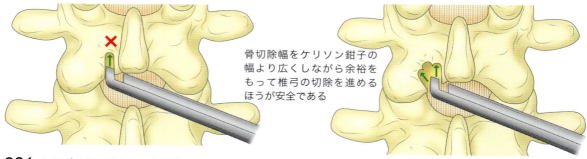

オペ時のメルクマール

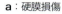 **硬膜損傷時：スペースを確保し，損傷部に適切な処置を行う（図5）**

a：硬膜損傷

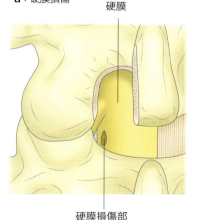

b：硬膜損傷部をベンツシーツで保護し，損傷部から離れた部分から骨切除を再開する。

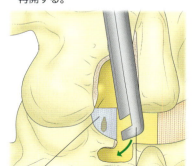

c：十分な術野を確保してから硬膜処置（縫合）を行う。

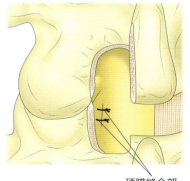

 椎間関節損傷

なぜ起こるのか

腰部脊柱管狭窄症に対する後方除圧術を行う際には，神経根除圧のために椎間関節の部分切除が必要である。椎間関節損傷により腰椎の不安定性が惹起されるため[3]，椎間関節は1/3以上切除すべきではない。しかし椎間関節面の位置を把握せずに切除を行うと，過度の椎間関節切除を行ってしまう可能性があり，損傷を起こす。

粗暴な手術操作により下関節突起の骨折を起こす可能性もある（図6）。

Information
　椎間関節全切除による非固定除圧術を行い，良好な短期・長期成績を得たという報告もある[4]。過度の椎間関節切除は厳に慎むべきだが，手術中は慌てずに対処することが重要である。

図6 椎間関節損傷の要因

a：下関節突起外側縁の位置を把握せずに骨切除を進めると過度に下関節突起を切除する可能性がある。

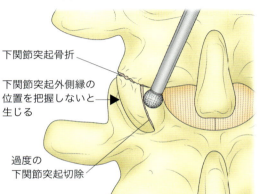

b：骨ノミで骨切除を行う際，下関節突起基部に強い力が加わり骨折することがある。骨ノミをこじる操作で骨折することもある。

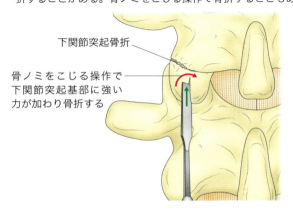

腰部脊柱管狭窄症に対する後方除圧術　207

起こさないために

- 椎間関節は2/3以上温存するようにする。
- 術前に椎弓の幅，椎間関節の形態を把握する。上位腰椎ほど椎弓の横幅が狭く，椎間関節面が矢状面化しているので注意を要する。
- 椎間関節の位置を把握したうえで，除圧操作を行うことが安全である。
- 下関節突起はトランペット型に骨切除を行い，背側の骨要素を可及的に温存する。

起きてしまったら

- さらなる椎間関節損傷が加わらないよう，椎間関節を保護しながら神経除圧を完遂する。
- 関節突起の不全骨折の場合は，3ヵ月程度のコルセット使用，腰椎後屈・回旋の制限により骨癒合を目指す。
- 高度の椎間関節損傷が起きた場合は，横突起まで露出して後側方固定術の追加を検討する。
- 椎間関節損傷があっても術後経過が良好な場合もある。経過不良であった場合に後日固定術を追加するという選択もある。

オペ時のメルクマール

● 椎間関節の切除時：術前画像で確認した椎弓の切除幅を念頭に行う（図7）

術前画像で目標の椎弓切除幅を計測しておき，術中に使用するエアトームのヘッド径の何倍かを頭に入れておく。

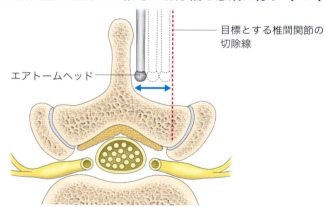

● 除圧操作時：上関節突起内縁と下関節突起外縁（椎間関節）を確認する（図8）

a：上関節突起内縁の確認法
尾側椎弓頭側を覆う軟部組織を除去し，上関節突起の立ち上がり（＊）を確認する。
剥離子先端で上関節突起内縁を確認すれば，下関節突起の切除量が適切かどうか判断できる。

b：下関節突起外縁の確認法
コブラスパトリウムなどで下関節突起下端を押すことで関節面が動き，下関節突起と上関節突起の境界が確認できる。愛護的に行わないと下関節突起骨折をきたすリスクがある。

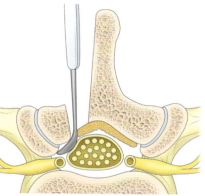
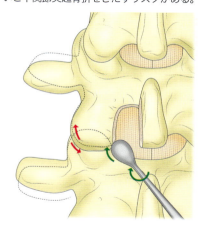

オペ時のメルクマール

● 骨ノミで下関節突起の切除する時：切除線を外側に設定しすぎると下関節突起の基部が細くなり，骨折を起こしやすくなる（図9）

a：下関節突起の基部を切除線（＊）まで切除しておくと，骨ノミによる骨切除後に抵抗なく切除部を遊離することができる。

b：赤線のような切除線で骨切除を行い，下関節突起を可及的に温存する（トランペット型椎弓切除）。

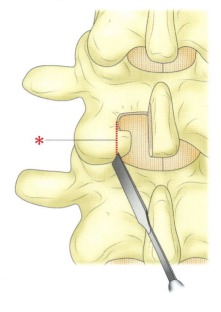

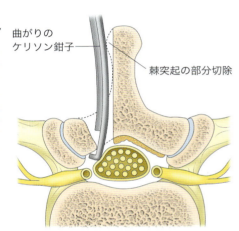

c：椎弓の横幅が狭い場合，操作の妨げになるときは棘突起の一部を切除する。椎弓の横幅が狭くて通常のケリソン鉗子を傾けて挿入できない（トランペット型椎弓切除ができない）場合は，先の曲がったケリソン鉗子を使用すると下関節突起を温存しやすい。

［青木保親］

文献

1) Herren C, Sobottke R, et al. Incidental durotomy in decompression for lumbar spinal stenosis: incidence, risk factors and effect on outcomes in the Spine Tango registry. Eur Spine J 2017；26(10)：2483-95.
2) Shimada Y, Hongo M, et al. Dural substitute with polyglycolic acid mesh and fibrin glue for dural repair：technical note and preliminary results. J Orthop Sci 2008；11(5)：454-8.
3) Jaumard NV, Welch WC, et al. Spinal facet joint biomechanics and mechanotransduction in normal, injury and degenerative conditions. J Biomech Eng 2011；133(7)：071010.
4) Pichelmann MA, Atkinson JLD, et al. Total lumbar facetectomy without fusion：short and long term follow-up in a single surgeon series. Br J Neurosurg 2017；31(5)：531-7.

トラブル & メルクマール 腰椎

腰椎後方除圧術（MED）
（Lumbar posterior decompression〈MED〉）

1 Tubular retractor の不適切な設置（高位誤認含む）

なぜ起こるのか

　従来法では，事前に棘突起にメルクマール針（18ゲージ注射針など）を刺して高位を確認しておき，術中に棘突起を展開すれば高位を確認することができる。

　しかし，内視鏡下腰椎椎間板切除術（micro endoscopic discectomy；MED）では，一般的に棘突起を展開しないため高位の確認がしにくい。また，術野が狭く全体像が把握しにくいため，tubular retractor の設置位置を誤りやすい（**図1**）。

図1 Tubular retractor 内の術野
1.6mm（1.8mm）径の tubular retractor 内では，頭尾側椎弓の一部のみ観察可能で，棘突起先端は視認することはできない。

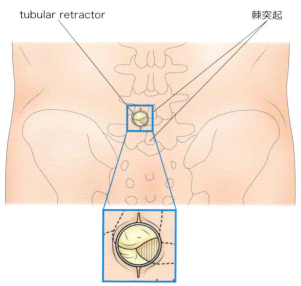

起こさないために
- 術前画像で棘突起・椎弓・椎間関節の形状を確認し，頭の中でイメージを作っておく。
- 術直前にX線透視を用いて，皮切部を決定する。メルクマール針は必ずしも必要ではない。
- Tubular retractor を設置する前に，術野に指を挿入して椎弓，椎間関節などの位置を確認する[1]。
- Tubular retractor の設置に邪魔になる場合は，棘突起を一部切除する。
- Tubular retractor 設置後にX線撮影（または透視）を行い，設置位置が適切かどうか確認する。側面像が不鮮明な場合は正面像も確認する。
- Tubular retractor 内の軟部組織を切除し，頭側椎弓尾側端と黄色靱帯の移行部の確認ができてから，骨切除を開始する。その間に tubular retractor の位置がずれることもあるので，設置位置が疑わしい場合は再度X線撮影（または透視）を行い確認する。

起きてしまったら
- X線（または透視）を確認しながら，設置位置を修正する。大幅な修正が必要な際は，いったん tubular retractor を抜去し，適切な方向へ向けてダイレーターから再度挿入し直す。
- カメラを外して tubular retractor 内を肉眼で直視すると，オリエンテーションがつくこともある。
- 椎間板を露出して注意深く探索しても，椎間板ヘルニアがみつからない場合は，X線（または透視）で高位誤認がないか確認する。

オペ時のメルクマール

● Tubular retractor の設置前①：目的とする椎間板の位置を参考に MED 法の皮切を決める（図2）

従来法では，目的とする椎間板の頭側棘突起から尾側棘突起まで 5cm 程度の皮切をおく。MED 法では，椎間板の横断面に平行線を引き（＊：赤点線），その中心（もしくはやや尾側）に 2cm 程度の皮切をおく。

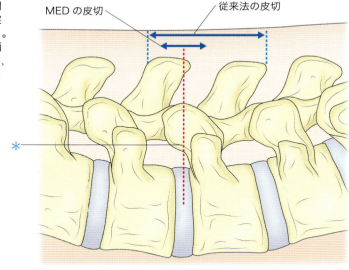

● Tubular retractor の設置前②：触診により椎弓位置を確認する（図3）

a：筋膜切開部に指を入れ，椎弓の幅や椎間関節の位置を確認する。メルクマール針は手に刺さる可能性があるので使用しないほうが安全である。

b：頭側椎弓から尾側へ指を滑らせていき，頭側椎弓尾側端の位置を確認し（青矢印），tubular retractor 設置位置の参考にする。

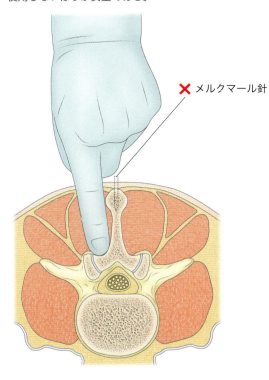

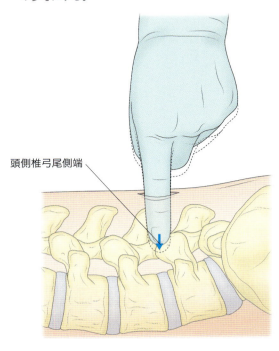

腰椎後方除圧術（MED）

オペ時のメルクマール

● Tubular retractor の設置時 -1：棘突起の側方の張り出しは切除する（図4）

a：棘突起が側方に張り出している場合は，tubular retractor の位置が難しくなる。

b：棘突起の一部を削ることで，tubular retractor を適切な位置に設置することができる。

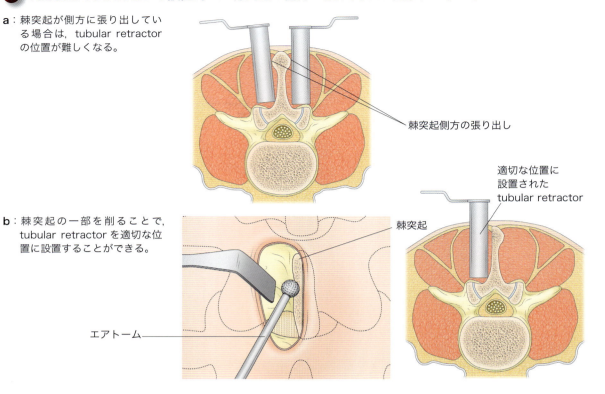

● Tubular retractor の設置時 -2：頭側椎弓下縁と黄色靱帯の境界を確認する（図5）

＊の位置で軟部組織を切除し，頭側椎弓下縁と黄色靱帯の境界を確認してから除圧操作を開始する。

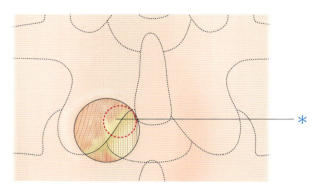

2 硬膜損傷

なぜ起こるのか

MED では 1.6mm（もしくは 1.8mm）径の tubular retractor 内の狭い術野を二次元モニターでみながら手術を行うため（図6），従来法と比べて立体視ができないこと，手術操作の自由度が低いことなどにより，硬膜損傷を起こすことがある。

Information

日本整形外科学会のインシデント報告集計結果（2015年1〜12月）では，MEDにおける硬膜損傷発生率は1.6%であり，低率であることが報告されている[2]。

図6 Tubular retractor 内でのケリソン鉗子操作の自由度

狭い tubular retractor のなかで操作を行うため，ケリソン鉗子などの操作は自由度が低い。

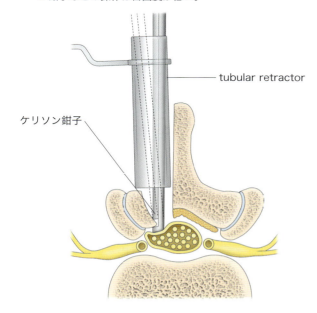

起こさないために

- 解剖学的知識や従来法の経験，手先の感触から，2次元モニター上の映像を術者の頭の中で3次元化する。
- エアトームでの骨切除は，黄色靱帯を切除する前にできる限り完遂し，硬膜露出部付近でのエアトーム使用を極力避けるようにする。
- 黄色靱帯切除時には，ボールプローブを用いて硬膜との癒着がないことを確認してから切除を行う。
- ケリソン鉗子を用いた黄色靱帯の切除は，中央から外側へ向けて進めるようにする。中央へ向ける場合は先端が垂直になっているケリソン鉗子を使用する。
- 黄色靱帯を部分切除した後に，外側峡部の骨性除圧が必要となる場合がある。エアトームを使用する場合は，その部の黄色靱帯を完全に切除する前に行うほうがよい[1]。

起きてしまったら

- ピンホール損傷であれば，ポリグリコール酸（PGA）シートとフィブリン糊による処置で損傷部を被覆する[3]。
- 一次縫合を試みてもよいが，難しいと感じたら躊躇なく open conversion して硬膜修復を行う。

オペ時のメルクマール

● 椎弓切除〜硬膜外腔への進入時：エアトーム，ヘラ，鋭匙を使い分ける（図7）

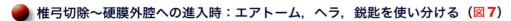

a：黄色靱帯を残した状態でできる限りエアトームを使用した骨切除を完遂する。

b：黄色靱帯の正中頭側縁（＊）から硬膜外腔に進入するか，十分に菲薄化した黄色靱帯をヘラや鋭匙で裂いて硬膜外腔に進入する。

鋭匙で黄色靱帯を裂く

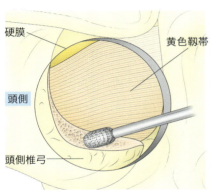
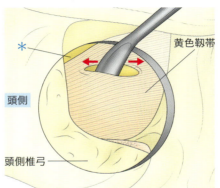
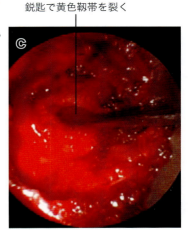

オペ時のメルクマール

● 黄色靱帯の切除時①：硬膜が癒着していないことを確認する（図8）

黄色靱帯の腹側にボールプローブを挿入し，硬膜との間で癒着がないことを確認してから黄色靱帯を切除する。

● 黄色靱帯の切除時②：ケリソン鉗子を使い分ける（図9）

a：黄色靱帯の切除はなるべく内側から外側へ向けて進めていく。

b：黄色靱帯の切除を外側から内側に向けて行う場合は，先端が垂直の形をしたケリソン鉗子を使用する。

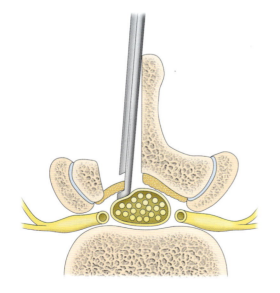
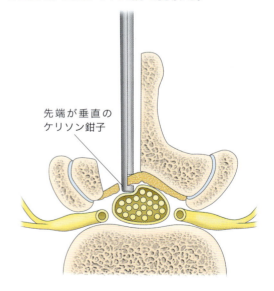

オペ時のメルクマール

● 黄色靱帯切除後の追加骨切除時：エアトームでは黄色靱帯を一部残して切除する（図10）

黄色靱帯を部分切除した後に下関節突起の追加骨切除が必要となる場合がある。その際にエアトームを使用する場合は，その部分の黄色靱帯を少し残した状態で骨切除を行う。

● ピンホール損傷が生じた時：PGAシート（ネオベール®）で被覆する（図11）

a：適切なサイズに切ったPGAシートにフィブリン糊（ベリプラストPなど）A液を擦り込み，硬膜欠損部を被覆する。

b：PGAシートを十分に覆うようにフィブリン糊を投与する。

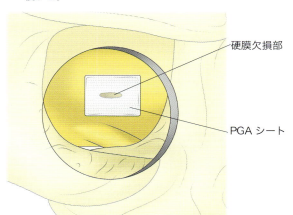
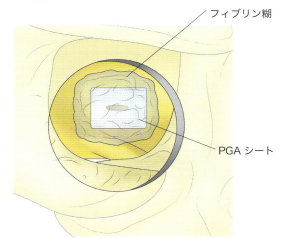

3 術後の硬膜外血腫

なぜ起こるのか

MEDにおける術中出血量は通常少量のみであり，計測不能なことも多い。しかし，術野が狭く，手術操作の自由度が低いことにより，傍脊柱筋や硬膜外静脈叢からの止血に難渋する場合もある。従来法と比べ血腫が貯留するスペースも狭いため，少量の血腫でも神経症状を呈する可能性がある。（図6 参照）

起こさないために

- Tubular retractor の辺縁部から入り込んだ軟部組織は，バイポーラで十分に止血してから切除を行う。
- ケリソン鉗子で骨切除を行うよりも，エアトーム（ダイヤモンドバー）を使用したほうが骨からの出血が少なくなる。可能な限りダイヤモンドバーによる骨切除を心がける。
- 神経根を確認して愛護的によけ，椎間板表面をバイポーラで丁寧に止血してから椎間板を切除する。バイポーラでの止血が困難な場合は，コラーゲン製剤やセルロース製剤などを出血部に充填し，止血を行う。
- Tubular retractor を抜去する際にゆっくりと抜いていき，出血のないことを確認する。
- ドレーンを留置する場合は，適切な位置に留置されていることを確認してから閉創し，閉創後にドレーンが抜けていないこと，閉塞していないことを確認する。
- ドレーン挿入時に筋からの出血を認めることがあるので注意を要する。筋間にガーゼを充填し圧迫することにより止血することが多い。

起きてしまったら

- 術直後と比べ，疼痛が徐々に悪化する場合は血腫の可能性がある。激しい腰下肢痛や下肢筋力低下があれば MRI を行い，血腫の有無を確認する。
- 腰下肢痛の増強だけであれば，鎮痛薬の使用や局所麻酔薬による仙骨硬膜外ブロックなどで症状が改善することがある。
- 筋力低下や排尿障害を呈する場合は，可及的早期に手術室で血腫除去を行う。

Information

腰椎後方手術後には高頻度に硬膜外血腫が認められるため，少量の血腫は合併症とはいえない。大量の血腫が貯留していても無症状の場合もあるが，量が多いほど神経症状を呈する可能性は高くなる[5]。激しい疼痛，筋力低下，排尿障害などを呈する場合は早急に血腫除去を行う必要がある。

Information

術中と比べ術後に血圧が上昇すると，止血されていたはずの術野から出血が起こる可能性がある。術中低血圧麻酔の場合は特に注意が必要である[4]。

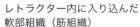

オペ時のメルクマール

● Tubular retractor 設置直後：入り込んだ軟部組織をバイポーラで電気焼灼する（図12）

Tubular retractor 内に入り込んだ軟部組織を切除する際は，レトラクター内に入り込んだ筋などの軟部組織をレトラクターの壁に沿って全周性にバイポーラで電気焼灼してから切除すると出血が少なくなる。

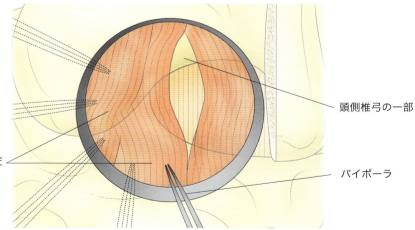

頭側椎弓の一部

レトラクター内に入り込んだ軟部組織（筋組織）

バイポーラ

● 椎間板切開前：切開部および周囲の血管をバイポーラで電気凝固する（図13）

止血しきれない場合は，出血部にコラーゲン製剤（インテグランなど）とベンツシーツを充填し，十分な止血が得られてから椎間板切開を行う。

ストレートのバイポーラで出血点をとらえきれない場合には，先端の曲がったバイポーラが有効なこともある。

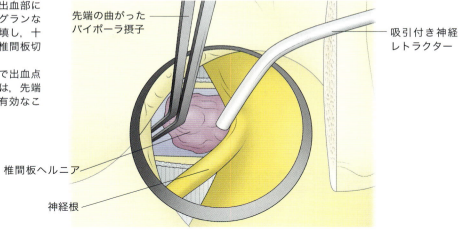

● ドレーン挿入時：予想外の出血をきたす場合があるので注意する（図14）

術野にガーゼを充填して圧迫止血することで，たいていは止血される。

[青木保親]

文献

1) 中川幸洋，吉田宗人．腰部脊柱管狭窄症に対する片側進入内視鏡下後方除圧術．執刀医のためのサージカルテクニック　脊椎アドバンス，松崎浩巳，徳橋泰明編，メジカルビュー社，東京，2008，p166-79.

2) 日本整形外科学会脊椎脊髄病委員会．脊椎内視鏡下手術の現状—2015年1月〜12月手術施行状況調査・インシデント報告集計結果—．日整会誌 2016；90：1052-8.

3) Shimada Y, Hongo M, et al. Dural substitute with polyglycolic acid mesh and fibrin glue for dural repair: technical note and preliminary results. J Orthop Sci 2008；11(5)：454-8.

4) Fujiwara Y, Manabe H, et al. The impact of hypertension on the occurrence of postoperative spinal epidural hematoma following single level microscopic posterior lumbar decompression surgery in a single institute. Eur Spine J 2017；26(10)：2606-15.

5) Sokolowski MJ, Garvey TA, at el. Postoperative lumbar epidural hematoma: does size really matter? Spine 2008；33(1)：114-9.

トラブル & メルクマール 腰椎

腰椎後側方固定術（PLF）
（Posterolateral lumbar fusion：PLF）

1 高位誤認

なぜ起こるのか

　正中切開で棘突起から横突起までそのまま展開する従来法では起こらないが，低侵襲化のためWiltseのアプローチ[1]を使用して横突起間を展開する場合，術前に棘突起に刺入したメルクマールで確認した高位と異なる高位を展開してしまうことがある（図1）。

　Lumbarizationやsacralizationがあると，単純X線正面像と側面像，CT，MRIで罹患高位を数え間違えてしまうことがある（図2）。

Information

　Çavuşoğluらは，腰部脊柱管狭窄症に対する後方除圧術100例で2例の高位誤認を報告している[2]。

　カナダの脳神経外科医へのアンケートでは，4,695例の腰椎椎間板切除術で6例（0.13％）の高位誤認があったと報告されている[3]。

起こさないために

- 術前にX線透視で手術高位を確認し，皮膚にマーキングしておく。
- 横突起展開後は，術前腰椎X線やCTと術野を比較し，横突起の形状や横突起間距離に違いがないか注意をはらう。
- LumbarizationやsacralizationがRある場合，各椎体の形状や骨棘，すべりや椎間狭小化などの特徴から単純X線正面像と側面像，CT，MRIを見比べて，罹患高位を間違えないようにする。

起きてしまったら

- 術中に気づいた場合，X線で高位を再確認し，展開を広げて正しい高位で固定し直す。
- 術後に気づいた場合，高位誤認の影響の程度により再手術の要否を判断する。

図1 Wiltseのアプローチ

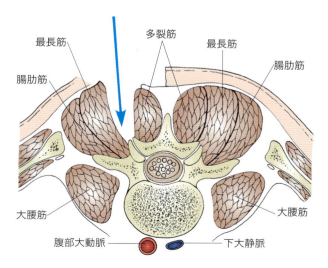

図2 高位誤認しやすい lumbarization 症例の画像

a：単純X線像正面像ではL6まであるようにみえるが，L6左側は仙骨翼と一体化している（赤矢印）。
b：単純X線側面像ではL6/S椎間は不鮮明で（赤矢印），手術時のメルクマールを刺入した高位を数え間違える可能性がある。
c：MRIではL6/S椎間板が明瞭で，L5/6をL4/5と誤認する可能性がある。
d：CTでもL5/6をL4/5と誤認する可能性がある。

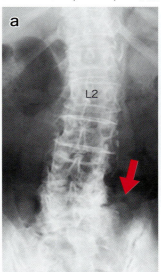
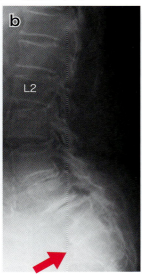
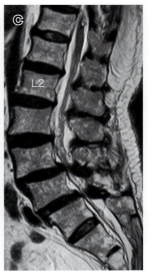
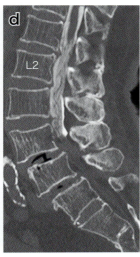

オペ時のメルクマール

術前準備時：手術高位をX線透視像で確認する（図3）

a：術前のX線透視像。
b：固定高位の横突起を皮膚上にマーキングしておく（青線部分）。

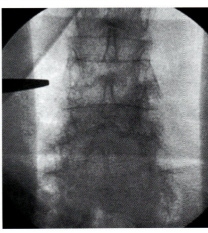
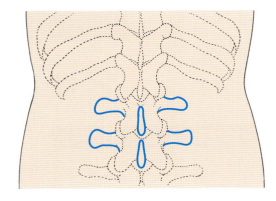

腰椎後側方固定術（PLF） **219**

オペ時のメルクマール

● 横突起展開後：術前腰椎X線像やCTと術野を比較する（図4）

a：横突起と仙骨翼の術中写真。

b：単純X線正面像（左右反転）。青線内が術野の展開範囲で，横突起や仙骨翼の形状や位置関係が一致しているのがわかる。

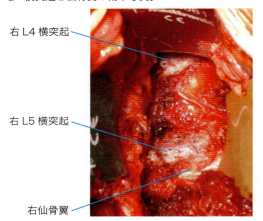
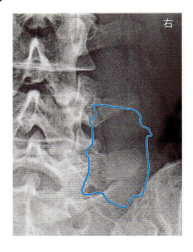

右L4横突起
右L5横突起
右仙骨翼

● 椎弓根スクリュー挿入時：X線透視像で固定高位を最終確認する（図5）

特にlumbarizationやsacralizationがある場合は，各椎体の形状や骨棘，すべりや椎間狭小化などの特徴から高位を慎重に判断する。

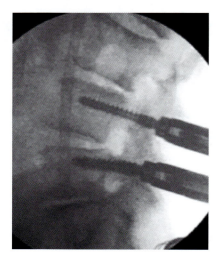

2 横突起骨折

なぜ起こるのか

骨粗鬆症がある場合，展開操作でも折れてしまう。

骨母床作製時にdecorticationし過ぎて折れてしまうこともある。

上関節突起が外側に張り出している（副突起が大きく突出している）症例に対する椎弓根スクリュー挿入時に，経皮的椎弓根スクリューの挿入のように横突起と上関節突起外側面との接合部から挿入すると，スクリュー孔により横突起基部が離断されてしまうこともある（図6）。

Information

PLFの過程での横突起骨折の頻度の報告はみつからなかったが，著者は数例の経験がある。

起こさないために

- 骨粗鬆症例では，展開や decortication などの操作を特に愛護的に行う。Decortication にはノミではなくエアドリル（ダイヤモンドバー）を使用する。
- 椎弓根スクリューの挿入を上関節突起外側面や副突起内側から挿入する従来法で行う。

起きてしまったら

◆ 椎間関節外側部も骨母床として decortication と骨移植を十分に行う。
◆ 椎間関節固定のみでも PLF 以上の良好な臨床成績が得られる[4]（ただし分離症や椎間関節切除例は適応外である）。

図6 スクリュー孔による横突起基部の離断例

経皮的椎弓根スクリューの挿入のように横突起と上関節突起外側面との接合部から挿入すると，スクリュー孔により横突起基部が離断されてしまうことがある（赤矢印）。

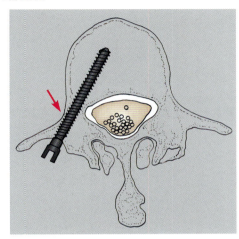

オペ時のメルクマール

● **横突起の展開時：電気メスで愛護的に展開する（図7）**

Point すぐ近くを神経根が走行するため出力に注意する。

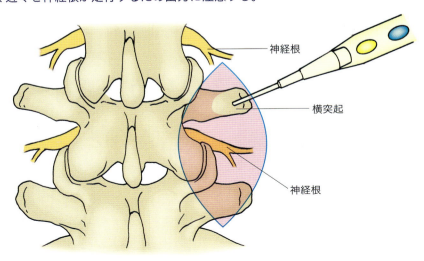

腰椎後側方固定術（PLF） **221**

オペ時のメルクマール

● 横突起の decortication 時：ダイヤモンドバーで慎重に行う（図8）

横突起基部から連続して椎間関節外側も骨母床としてdecortication する。

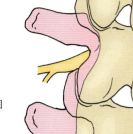

decortication の範囲

● 椎弓根スクリューの挿入時：上関節突起外側面や副突起内側から挿入する（図9）

従来の椎弓根スクリュー挿入法で副突起内側から挿入すると，スクリュー孔は横突起基部から離れた経路となる。

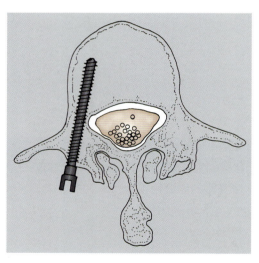

3 経筋膜的椎弓根スクリューのトラブル

なぜ起こるのか

後側方固定術あるいは椎間関節固定術[4]で経皮的椎弓根スクリューを挿入する際に，スクリュー挿入部直上に皮切を置くより，正中切開後，皮下を外側に剥離・展開して筋膜を切開するほうが美容的に優れる。しかし，皮膚によってガイドワイヤーや椎弓根スクリューシステムが正中に押され，さまざまなトラブルが起こることがある。

ニードルやトロッカー，プローブ挿入時に皮膚で正中に押されると，矢状面に対するガイドワイヤー刺入角度の減少により，横突起骨折や貫通が起こり，スクリューが椎体の外側に挿入されることがある（図10）。特に，横突起を貫通して椎体の外側面から椎体内にガイドワイヤーが刺入され

た場合，ガイドワイヤー先端が椎体内の骨組織に当たる感触や，タッピング時の骨をねじ切る感触が得られるにもかかわらず，タッピングによって椎体外側壁が大きく欠損してガイドワイヤーが椎体外に逸脱し，スクリュー自体が椎体外に挿入されてしまう（図11）[5]。

ガイドワイヤーが適切に刺入された後に椎弓根スクリューシステムが正中に押されると，ガイドワイヤーが弯曲してしまう（図12）。

Information

Wiltseらは，傍脊柱筋間アプローチでの椎弓根スクリュー挿入法を報告した際，正中皮切後に皮下を外側に展開する方法が美容的に望ましいとしている[1]。

起こさないために

- スクリュー挿入中は常に助手が筋鉤で皮膚を外側に牽引し，ガイドワイヤーや椎弓根スクリューシステムが正中に押されないようにする。
- ガイドワイヤー挿入後は助手がガイドワイヤーの端を鉗子で把持し，ガイドワイヤーが椎体前方に穿破したり，後方に抜けたりすることを防ぐ。

起きてしまったら

- ◆ 矢状面に対するガイドワイヤー刺入角度が小さくなった場合は，角度を大きくして入れ直す。
- ◆ ガイドワイヤーの弯曲はわずかでもスクリュー挿入困難，ガイドワイヤーの椎体穿破や抜去困難の原因となるため，すぐに新しいものと交換する。
- ◆ 横突起骨折が起こった場合は，骨折部からより内側にニードルを傾けて再刺入するか，上関節突起外側面など従来の椎弓根スクリューの挿入点から挿入する。

図10 ニードルが外側から皮膚に押されて起こるトラブル

ニードルが外側から皮膚に押されて矢状面に対する刺入角度が小さくなり，椎弓根の軸を外れている。このままニードルを進めると横突起骨折や貫通が起こる（×部分）。

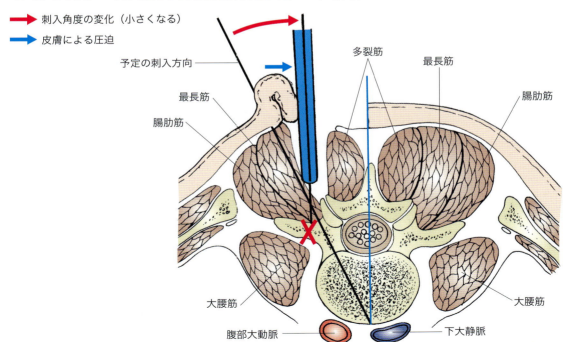

腰椎後側方固定術（PLF） **223**

図11 ガイドワイヤーの横突起貫通時に起こるスクリュートラブル（逸脱）

a：横突起を貫通したガイドワイヤーが椎体の外側面から椎体内に刺入される。

b：タッピングを続けると，通常通り骨をねじ切る感触は得られるが，椎体外側壁に大きな欠損孔ができる。

c：椎体外側壁の欠損孔から容易にガイドワイヤーが椎体外に逸脱するため，スクリューは椎体外に挿入される。

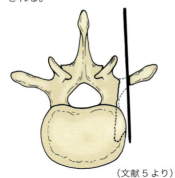

（文献5より）

図12 ガイドワイヤーの弯曲

ガイドワイヤーが適切に刺入された後に椎弓根スクリューシステムが正中に押されるとガイドワイヤーが骨内に刺入された部位の近傍で弯曲する。

→ 刺入角度の変化（小さくなる）
→ 皮膚による圧迫

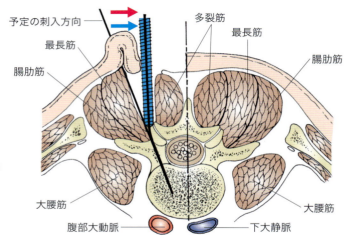

オペ時のメルクマール

● ガイドワイヤーの刺入時：助手が皮膚を外側に引く（図13）

助手が皮膚を外側に引いた状態で，スクリューシステムの挿入手技に従って挿入を進める。

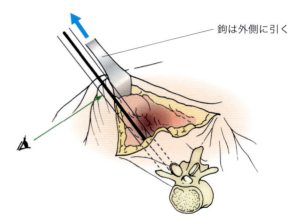

鉤は外側に引く

ガイドワイヤーが皮膚で正中に押されないように常に注意をはらう。

224 トラブル＆メルクマール 腰椎

● タップ・スクリュー挿入時①：助手がガイドワイヤーの端を把持する（図14）

a：助手は鉗子でガイドワイヤーの端を適宜把持し（青丸部分），ガイドワイヤーが椎体前方に穿破したり後方に抜けたりすることを防ぐ。

b：骨粗鬆症がある場合は容易に椎体前方に穿破するため，適宜X線側面透視で確認する。

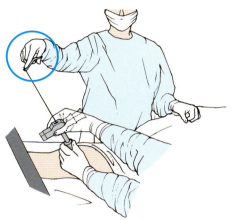
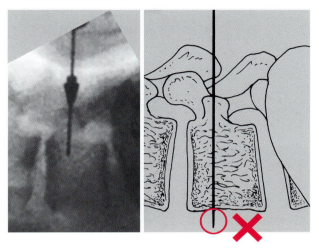

● タップ・スクリュー挿入時②：ガイドワイヤーが弯曲していないか常に注意する（図15）

弯曲したガイドワイヤーのままタップやスクリューを挿入すると，弯曲部でデバイスが引っ掛かり，挿入困難となるか，引っ掛かったままガイドワイヤーごと前方に進んでいき，ガイドワイヤーが椎体前方を穿破してしまう。
ガイドワイヤーを交換する際も，デバイスに引っ掛かって抜けないこともあるため，デバイスのみを後方に少し戻してからガイドワイヤーを抜くとスムーズにいくことが多い。

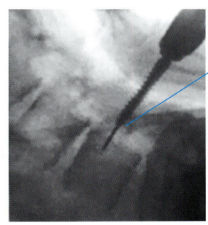

タップの先端部でガイドワイヤーが弯曲している。

［宮下智大］

文献

1) Wiltse LL, Spencer CW. New uses and refinements of the paraspinal approach to the lumbar spine. Spine 1988; 13: 696-706.
2) Çavuşoğlu H, Kaya RA, et al. Midterm outcome after unilateral approach for bilateral decompression of lumbar spinal stenosis: 5-year prospective study. Eur Spine J 2007; 16: 2133-42.
3) Jhawar BS, Mitsis D, et al. Wrong-sided and wrong-level neurosurgery: a national survey. J Neurosurg Spine 2007; 7: 467-72.
4) Miyashita T, Ataka H, et al. Good clinical outcomes and fusion rate of facet fusion with a percutaneous pedicle screw system for degenerative lumbar spondylolisthesis. Minimally invasive evolution of posterolateral fusion. Spine 2015; ; 40：E552-7.
5) 宮下智大, 安宅洋美, ほか. 経筋膜的椎弓根スクリュー刺入のコツ. 別冊整外 2014；66：217-21.

トラブル & メルクマール 腰椎

腰椎後方椎体間固定術（TLIF）
（Transforaminal lumbar interbody fusion：TLIF）

1 椎弓根スクリューの不適切な設置

なぜ起こるのか

　腰椎椎体間固定における不適切なスクリュー設置は，主にスクリューが椎弓根から逸脱する場合と，適切な経路を通過しているにも関わらずスクリュー長が不適切な場合が考えられる。

　椎弓根から逸脱する場合は，挿入口の誤設置，ペディクルプローブで骨孔作製する際の逸脱，作製した骨孔と異なる方向にスクリューを挿入してしまうために生じる。

　スクリュー長の誤りは，術前計画不足もしくは計画と異なる位置にスクリュー設置した際に生じる。また椎体の回旋など形態異常を認識していない場合にも生じる。

　透視で椎弓根がみえにくい仙骨への挿入も十分注意が必要である。

　スクリュー挿入時に椎間関節や骨硬化部など海綿骨より硬い部分があると，意図した方向にプローブが進まずに逸脱しやすい。

起こさないために

■術前にCT横断像で椎弓根横径，スクリュー挿入方向とスクリュー長を確認する。特にL5は縦径が小さいとされており[1]冠状断像でも椎弓根の縦径を忘れないように計測しておく。

■手術体位をとってから，椎体の傾斜および回旋を把握しておく必要がある。

■骨孔作製およびスクリュー設置が計画通りであるか確認するためには，ナビゲーションシステムの使用もしくはX線撮影が必要であり，当該椎体の正面・側面像が正しく描出できるように撮影する必要がある。

■回旋変形を伴う場合は，透視装置の使用が望ましい。

■スクリュー挿入経路は，椎間関節や骨硬化部など海綿骨と異なる硬度は通過しないように計画することが望ましい。

起きてしまったら

◆椎弓根からの逸脱によるスクリューの支持力低下に対しては，直ちに適切な方向に挿入し直すべきである。

◆短すぎるスクリュー選択により固定力が不十分の場合は，直ちに適切な長さのスクリューに挿入し直すべきである。

◆内側に逸脱した場合の馬尾もしくは神経根障害の可能性に対しては，スクリューを抜去したうえで損傷部の確認を行う。硬膜管であれば修復を行い，髄液漏を防ぐ。

◆外側逸脱による分節動静脈損傷および前壁穿破による大血管損傷が疑わしい場合は，スクリューを抜去せずに血管造影CTで評価を行う。スクリュー抜去により出血が助長する可能性があるので，評価前の安易な抜去は慎むべきである。血管損傷が生じた場合は，循環動態の確認を行い，安全が確認できてから適切な位置に再設置する。

オペ時のメルクマール

● **椎間関節の同定時：骨鉗子などで棘突起を把持して椎間関節に動きを与えると関節面の同定に役立つため，スクリュー挿入までは棘突起を温存しておくほうがよい（図1）**

a：椎間関節外側まで十分に展開することが望ましい。すべりを伴う症例の多くが椎間関節で骨が肥厚しており，触知により椎間関節の同定は可能である。横突起を触知することも望ましいが，横突起周囲の剥離の際に筋層から出血がみられるため，展開時には注意が必要となる。

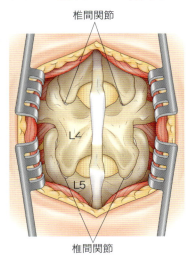

b：固定頭側レベルの棘突起を尾側半分切除し，固定椎間のみ棘突起間の靱帯が切離される。
固定頭側レベルの棘突起を全部切除すると頭側隣接椎間の棘突起間の靱帯が切離されてしまうので避けなければならない。

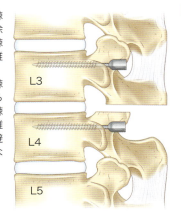

● **スクリュー挿入時：椎間関節の遠位レベルで上関節突起外側が挿入点となる（Roy-Camille 法[3]）（図2）**

a：固定頭側スクリュー挿入の際に生じる椎間関節の損傷は，隣接椎間損傷の原因となるため注意する。上位腰椎であれば副突起も挿入部の指標となる。

b, c：分離すべり症の場合の分離椎体の挿入は，Roy-Camille 法[3]では分離部の硬化部を通過するためスクリュー設置が困難となる（b）。そのため外側からのWeinstein 法[2]で設置となるが（c），筋層が厚い症例では外側の展開に難渋するため，別皮切を用いてPPSで挿入することも考慮する。

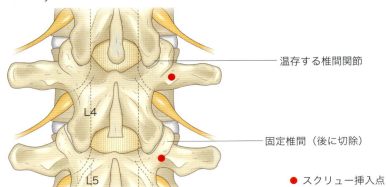

a：Roy-Camille 法による挿入

b：分離椎体では偽関節部が硬化しており，Roy-Camille 法では逸脱しやすいので注意を要する。

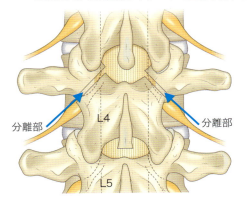

c：Weinstein 法による挿入

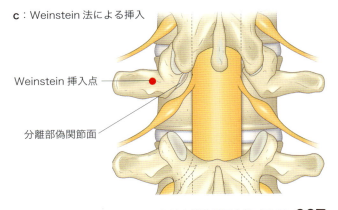

腰椎後方椎体間固定術（TLIF）

オペ時のメルクマール

- **スクリュー挿入の確認時：中空デバイス挿入中にガイドピンを中空の部分で滑走させる（図3）**

    POINT スクリュー孔に生理食塩水を圧入して脊柱管内への漏出を評価する方法や，diathermy test[4]などでも骨孔の逸脱がないことを確認できる。

a：一度作製した骨孔にスクリューを確実に設置するためには，オープン法であってもPPSで用いるガイドピンを用いることが有用である。ただしガイドピンは細いため，過信するとガイドから逸脱した方向にタッピングやスクリューが向かうことになる。中空デバイス挿入中にガイドピンを中空の部分で滑走させることで，正確に挿入できていることを確認することができる。

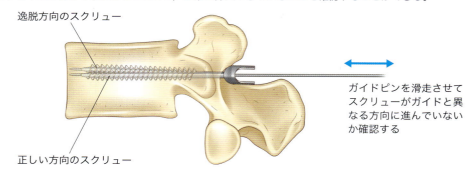

b～d：ガイドピンを滑走させることでスクリューが逸脱していないことを確認できる。

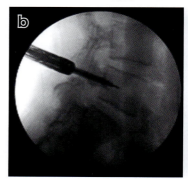
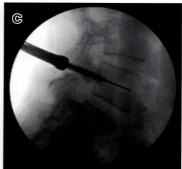
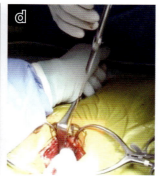

不適切なケージ設置

なぜ起こるのか

不適切な設置として起こりうるのは前方への逸脱，終板損傷，後方へのmigrationが考えられる。

前方への逸脱は，前方線維輪（ALL）を損傷した際に生じ，腸管損傷[5]，血管損傷[6]などが生じる可能性がある（図4a）。

終板損傷は，椎間板腔と椎弓根の位置関係が高位の差異，椎体傾斜角の個人差などによる椎間板腔の誤認により生じるものと（図4b），椎間板腔は認識できているものの椎体間の郭清もしくは不相応に大きなケージ挿入による骨脆弱性により生じるものがあり，いずれも術後のケージ沈降につながる。

術後のバックアウトは椎体後方で椎体間が開大したままであると生じるが（図4c），個体的特徴としてはBMI低値，ペディクルスクリューの弛み，椎体間形状が洋梨型の際にも後方に逸脱しやすいとされている[7]。

起こさないために

- ALL を穿破しないために，椎間板内の前方の髄核を郭清する際にキュレットは前方(奥)から手前に掻き出すように使用する。しかし，椎間板後方の髄核の際には硬膜損傷・神経根損傷を防ぐためにキュレットを後方（手前）から押し込むように使用する必要がある。
- ケージ挿入の際には透視装置で方向を確認しながら慎重に進める。特に椎体後面を通過する際に抵抗が加わるが，重いハンマーなどで叩くと一気に前方まで進みすぎる場合もあるため，軽めのハンマーや拳を使用するほうがよい。
- 骨粗鬆症患者では，骨脆弱性のため椎間板腔を見誤っても挿入時の抵抗が小さいため，椎体を掘り込む可能性がある。術前計画で椎間板腔と椎弓根の位置関係，椎体傾斜角，椎体間の間隙の大きさを確認し，必要があれば透視などで確認する。
- 終板損傷を防ぐために，椎体間操作の際には挿入した椎弓根スクリューもしくは椎弓に distracter を設置して椎体間を開大してから椎体間操作を行う。もちろん骨脆弱性を伴う患者に対して手術を計画した段階で，骨粗鬆症に対する治療を事前に行っておくことは重要である。
- ケージ挿入後は，椎弓根スクリューを用いて椎体間に圧迫をかけ，ケージ後方における椎体間を閉じることで脊柱管への逸脱を防ぐことができる。ケージをより前方に設置するように心がけておくことが重要である。
- 前方にケージが逸脱した場合の回収は困難となるため，ケージを把持しないインパクターは使用しないほうが望ましい。

起きてしまったら

- ALL を穿破した場合は，術後にケージが前方脱転しないよう，ケージの設置位置を内側もしくは外側に偏位させる。ブーメラン型ケージへの変更もよいと思われる。
- 血管損傷が疑われるときは直ちに造影 CT を行う。
- 術中に椎体損傷や終板損傷が生じた場合には，残っている正常部にケージを設置する。骨欠損が大きく荷重に耐えられないようならば，固定椎間を頭側もしくは尾側に延長する。

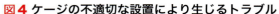

図4 ケージの不適切な設置により生じるトラブル

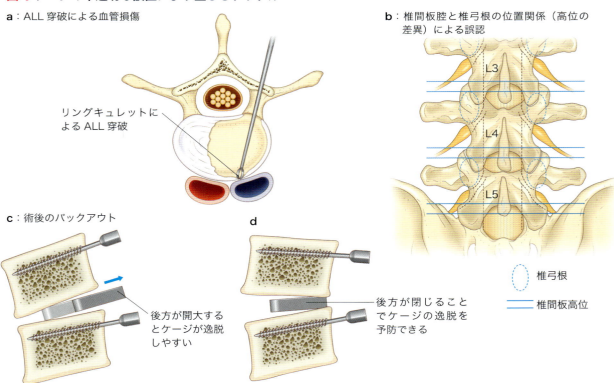

a：ALL 穿破による血管損傷
リングキュレットによる ALL 穿破

b：椎間板腔と椎弓根の位置関係（高位の差異）による誤認

c：術後のバックアウト
後方が開大するとケージが逸脱しやすい

d
後方が閉じることでケージの逸脱を予防できる

椎弓根
椎間板高位

オペ時のメルクマール

● ケージ挿入時：硬膜を十分に露出し，椎間関節を切除して working space を確保する（図5）

> **POINT** 椎間板腔を見誤らなければ，終板の硬さを手応えで感じながら椎間板を安全に郭清することが可能である。

> **POINT** 固定最頭側の棘突起には固定隣接の棘間靱帯が付着しているため，棘突起頭側は温存すべきである。

a, b：椎間関節を切除して exiting root を確認できていれば，硬膜管と exiting root の間に十分な挿入スペースが確保されているはずである。

c, d：ケージ挿入時のホルダーと棘突起の位置関係が助手からもみえるため，温存した棘突起が指標になり，誤った方向にケージを打ち込むことによる終板損傷を防ぐことができる。

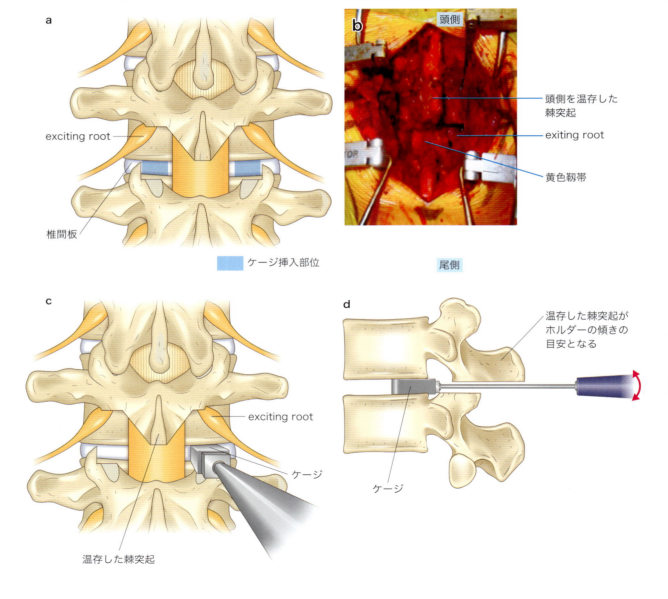

230 トラブル＆メルクマール 腰椎

3 不十分な椎間孔除圧

なぜ起こるのか

多くの場合は，椎体間固定により椎間板高が復元し，椎間孔は間接的に除圧される。しかしケージの沈降など椎間板高が十分に広げることができないと椎間孔狭窄が残存することがある（図6a）。ケージを挿入するためにに椎間関節の完全な切除は必須ではなく，より外側に存在する尾側椎体の上関節突起が残されて椎間孔狭窄が残存することもある（図6b）。

椎間孔出口における神経根の癒着を剥離しないことが，椎間孔出口による神経根症状の残存に繋がることもある。

起こさないために

- 術前に椎間孔の狭窄を評価することが重要である。MRI T1強調矢状断像の傍正中部で椎間孔内の神経根と周囲の脂肪組織が確認できる。ただしMRIは非荷重で行われる検査であり，椎間板高が保たれ，椎間孔狭窄は過小評価されることもあるので注意が必要である。
- 術前の身体所見を十分に確認し，必要なときには神経根ブロックを行い，症状の原因が椎間孔由来の神経根症状である可能性があるかどうかを見極める必要がある。
- 術中に椎間孔除圧や神経根癒着を確認し，直視で確認する必要がある。ゾンデなどを用いて椎間孔の狭窄を触感で確認する方法があるが，盲目的な操作で神経根を圧迫損傷する可能性もあるので，愛護的に行う。

起きてしまったら

- 椎間孔の除圧が不十分だったとしても，術後に離床して活動性が上がるまで自覚症状は生じないと考えられる。したがって椎間孔除圧不足が発覚するのは術数日後となる。
- 生じた症状が椎間孔除圧不足である場合には，再除圧が適応となる。
- PEDシステムによる除圧も可能であるが，挿入したインプラントが透視の妨げとなるため要注意である。
- 同じアプローチで再除圧する場合は，ロッドを一度外してから行うほうが視野を確保しやすい。

図6 椎間孔狭窄を起こす要因

a：ケージの沈み込みによる椎間孔狭窄

b：残存された上関節突起による椎間孔狭窄

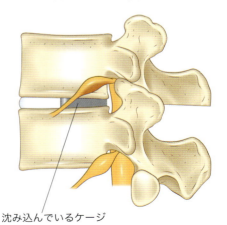

沈み込んでいるケージ

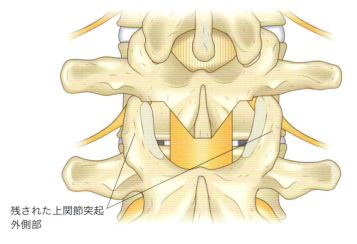

残された上関節突起外側部

オペ時のメルクマール

- **椎間孔の除圧時：下関節突起→上関節突起→黄色靭帯を切除し，神経根の可動性を確認する（図7）**

  POINT 神経根は上位の椎体背側に沿って椎弓根の内下方を通過する。そのため椎間孔を除圧する際には背側から順に組織を確認しながら除圧すると安全である。

  POINT 椎間孔操作の際の術中筋電図モニタリング（free run）は神経根刺激を描出することができるため[8]，神経根損傷を予防しうる手段として有用である。

a：まず下関節突起を切除するが，上関節突起の頭側端が確認できるまで十分切除する。

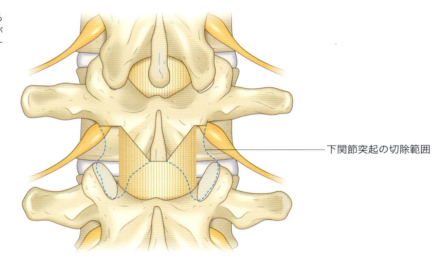

下関節突起の切除範囲

b：次に上関節突起を切除するが，上関節突起の外側の筋付着部は血管が豊富なため凝固しながら剥離する。

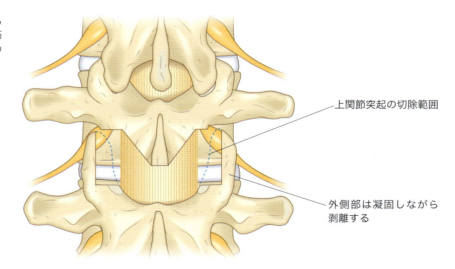

上関節突起の切除範囲

外側部は凝固しながら剥離する

（図7 つづき）

c：露出された黄色靱帯は正中から順に外側にかけて切除する。

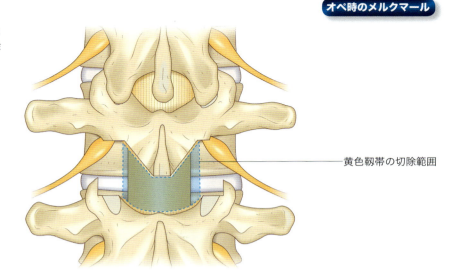

黄色靱帯の切除範囲

d：黄色靱帯を切除すると脂肪組織があるため止血しながら展開し，神経根を描出する。周囲（特に椎間板）との癒着を剥離して神経根可動性を確認する。
神経根の走行は個体差があるため展開が難しい例が少なくない。暗くて狭い視野を助手と共有するためにも顕微鏡を使用するとよい。

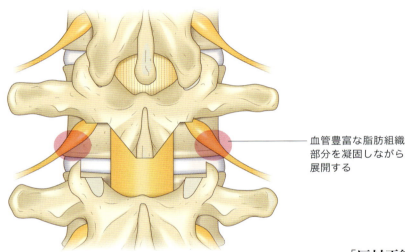

血管豊富な脂肪組織部分を凝固しながら展開する

［辰村正紀］

文献

1) Makino T, et al. Analysis of lumbar pedicle morphology in degenerative spines using multiplanar reconstruction computed tomography: what can be the reliable index for optimal pedicle screw diameter? Eur Spine J 2012；21：1516-21.
2) Weinstein JN, Rydevik BL, Rauschning W. Anatomic and technical considerations of pedicle screw fixation. Clin Orthop Relat Res 1992；284：34-46.
3) Roy-Camille R, Saillant G, Mazel C. Internal fixation of the lumbar spine with pedicle screw plating. Clin Orthop Relat Res 1986；203：7-17.
4) 山崎隆志，ほか．電気メスの刺激を用いてペディクルスクリューを安全に刺入する方法−Dia thermy Test. 日脊会誌 2003；14：262.
5) Ruf M, Voigt A. Kupczyk-Joeris D, et al. Perforation of the sigmoid colon due to intradiscal spacer dislocation. Eur Spine J 2011；20：S289-93.
6) Ariyoshi D, Sano S, Kawamura N. Inferior vena cava injury caused by an anteriorly migrated cage resulting in ligation: case report. J Neurosurg Spine 2016；24：409-12.
7) Lee DY, Park YJ, Song SY, et al. Risk Factors for Posterior Cage Migration after Lumbar Interbody Fusion Surgery. Asian Spine J 2018；12：59-68.
8) Suess O, Brock M, Kombos T. Motor nerve root monitoring during percutaneous transforaminal endoscopic sequestrectomy under general anesthesia for intra- and extraforaminal lumbar disc herniation. Zentralblatt für Neurochirurgie. 2005；66：190-201.

トラブル & メルクマール 腰椎

CBT 法
(Cortical bone trajectory)

1 スクリューの逸脱

なぜ起こるのか

椎弓根の解剖学的な軸とは異なる方向に挿入するCBTスクリューの特性上，矢状面や横断面における挿入角度が大きいと逸脱する確率が高くなり（図1），逆に挿入角度が小さすぎても逸脱してしまう（図2）。

さらに挿入点の位置や椎弓根の太さにも影響される。

Information

CBTスクリューの椎弓根穿破は，平均スクリュー径5.5mm以下のナビゲーション使用下で11.4%[1]，平均スクリュー径4.66mmのフリーハンドで20%[2]との報告がある。

X線2方向透視下での自験例では7.4%（13/176本）で，7本は7.5mm径，4本は6.5mm径であった。

図1 挿入角度が大きすぎて逸脱する例

スクリュー①に比べてスクリュー②は，外側への挿入角度が大きく，先端が椎体外側に出ている。

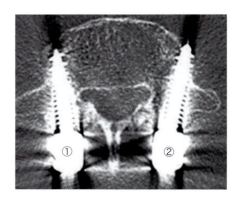

図2 挿入角度が小さすぎて逸脱する例

a：スクリュー②の外側への挿入角度が小さくて脊柱管内へ逸脱している。

b：尾側のスクリュー②の頭側への挿入角度が小さいため椎間孔内へ逸脱している。

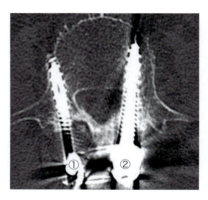
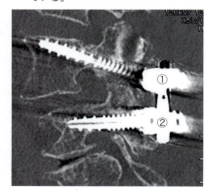

起こさないために	起きてしまったら
■ 挿入点や，矢状面や横断面における挿入角度を下記「オペ時のメルクマール」に示す方法に則って決定する。 ■ X線透視やナビゲーションの使用により挿入の精度を高める。	◆ 術中に認識できた場合は入れ直す。 ◆ 術後に判明した場合は，神経障害を伴っていなければ経過観察でよい。

オペ時のメルクマール

● 挿入点の決定時：X線透視正面像でみる椎弓根の内側縁と下縁の交点が挿入点（赤丸）となる（図3）

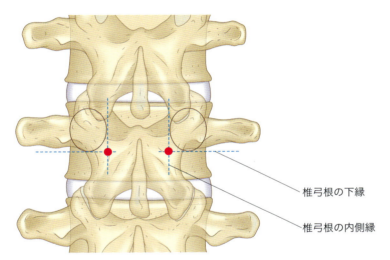

椎弓根の下縁
椎弓根の内側縁

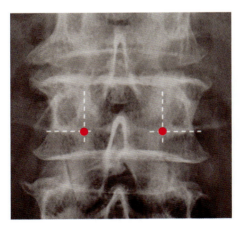

オペ時のメルクマール

● 挿入経路の作製時①：X線透視正面像で途中まで作製する（図4）

a：エアドリルの3mmダイヤモンドバーでスクリュー挿入孔を作製する。バーの先端から基部までは約18mmである。

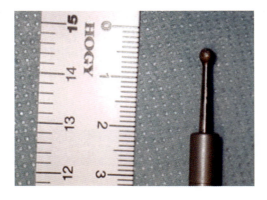

b：X線正面透視下にエアドリルバーの基部まで挿入したときに，バーの先端が椎弓根の中央にくるようにスクリュー挿入経路を作製する（赤丸部分）。

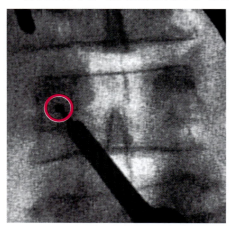
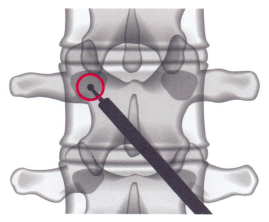

● 挿入経路の作製時②：X線透視側面像で最後まで作製する（図5）

頚椎用プローブを用い，X線透視側面像で椎体頭側終板中央に向けてスクリュー挿入経路を作製する（赤丸部分）。

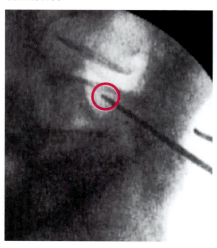
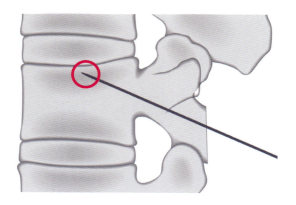

2 骨孔周囲骨折

なぜ起こるのか

椎弓切除範囲が広すぎるとスクリュー挿入孔と椎弓切除縁の間の残存骨が少なくなり，骨折を起こすことがある（図6）。

Information

CBTスクリューを開発したHynesらの挿入手技書では，タッピング後に最低3mm骨を残すことを推奨している[3]。

起こさないために

- 除圧時の椎弓切除範囲を広くしない。脊柱管狭窄症の除圧は，トランペット型椎弓切除と黄色靱帯の確実な切除で十分得られ，CBTスクリュー併用椎間関節固定術[4]では，7.5mm径のタッピング後でも残存骨が5mm以上ある（図7）。
- スクリュー挿入孔を作製してから椎弓を切除する。

起きてしまったら

◆ 経皮的椎弓根スクリューに入れ替える（CBTスクリュー挿入に最初から経皮的椎弓根スクリューシステムを使用すると同じシステムですぐに対応できる）[5]。

図6 スクリュー挿入孔と椎弓切除縁の間の骨折例
椎弓切除範囲が広すぎることでスクリュー挿入孔と椎弓切除縁の間の残存骨が少なくなり，骨折を起こしている。

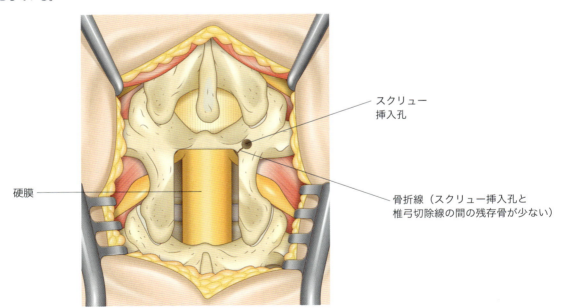

CBT法 237

オペ時のメルクマール

● 椎弓切除時①：スクリュー孔作製前に除圧する場合，椎弓切除範囲を広くし過ぎない（図7）

POINT 術前画像で椎弓切除幅を計測しておくのも一法である。

a：椎弓切除幅はそれほど広くせず（青矢印），椎間関節内側をトランペット型に切除する。これにより硬膜の除圧は十分に得られ，かつスクリュー挿入孔と椎弓切除縁との間に十分な骨を残すことができる。

> 著者らは，X線透視を必要とするスクリュー挿入以外のすべての手技を先に行い，一度手を下ろしてプロテクターを着て手洗いし直し，最後にスクリューを挿入している。

b，c：CBTスクリュー併用椎間関節固定術[4]の術野
トランペット型椎弓切除縁（矢印）と7.5mm径タッピング後のスクリュー挿入孔（矢頭）との間の残存骨は5mm以上ある。

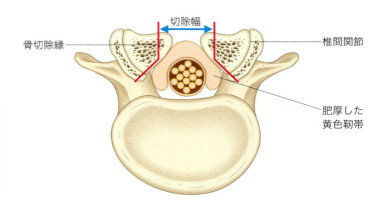
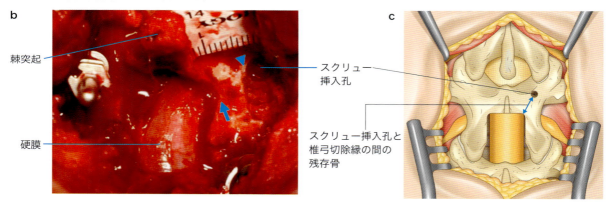

● 椎弓切除時②：椎弓切除前にスクリュー挿入孔を作製する（図8）

a：椎弓切除前にスクリュー孔を作製する場合，挿入予定のスクリューと同径のタッピングを行う。

b：スクリュー孔との間（青矢印）に3mm（理想的には5mm）以上の骨が残るように注意して椎弓切除を行う。

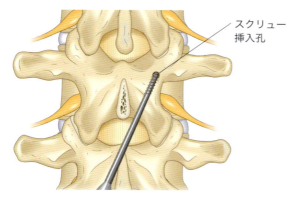
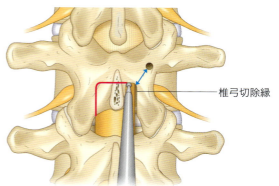

3 ロッド連結困難

なぜ起こるのか

アライメントが前弯となっている通常の腰椎で，スクリュー挿入時に頭側への挿入角度を大きくすると，ロッド連結時にスクリューヘッドの可動域を超えてしまい，連結できなくなることがある。無理に連結するとアライメントを悪化させたり，スクリューの弛みの原因にもなる（図9）。

Information

各メーカーのスクリューにより多少異なるが，一例としてSOLERA™（メドトロニックソファモアダネック社，大阪）のスクリューヘッドの可動域は片側に 28° である（図10）。

起こさないために

- スクリューの挿入角度を大きくしない。
- 固定椎間の頭側椎には長いスクリューを用い，スクリューヘッドを背側にやや浮かせたまま挿入する[5]。
- プリベントロッドではなく，ストレートロッドを使用する[5]。
- スクリューヘッドの可動域の大きいスクリューを使用する。
- 長範囲固定では従来の椎弓根スクリューの使用を考慮する。

起きてしまったら

- ◆挿入角度を小さくして入れ直す。
- ◆固定椎間の頭側スクリューをやや抜いて浅くするか，尾側スクリューをやや進めて深くする。
- ◆ロッドを曲げる。

図9 ロッドとスクリューヘッドの連結困難例

スクリューの頭側への挿入角度が大きく，スクリューヘッドの可動域制限のためロッドとスクリューヘッドが直角に交われず，無理に連結した結果脊椎が後弯位となっている。

ロッド連結前

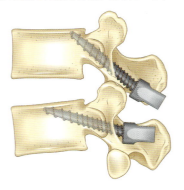

ロッド連結後

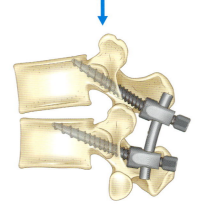

図10 スクリューヘッドの可動域例

SOLERA™ のスクリューヘッドの可動域は片側に 28° である。

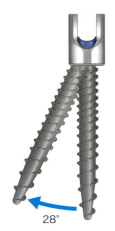

CBT法 **239**

オペ時のメルクマール

 スクリュー経路の作製時：頭側への挿入角度を大きくしない（図11）

Hynes らの原法[2]（青線）に比べ，著者ら（赤線）は，スクリュー経路を椎体頭側終板中央に向けて頭側への挿入角度を小さくしている。

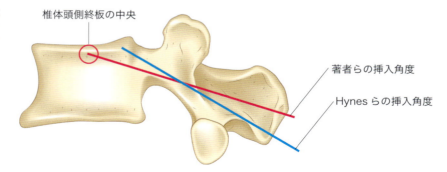

 スクリュー長の決定時：固定椎間の頭側椎には長いスクリューを用いて浅めに挿入する（図12）

a：固定椎間頭側椎には長めのスクリューを用い，尾側椎のスクリューに比べてスクリューヘッドが浮くように（青矢印）浅めに挿入する。スクリュー長はスクリュー経路作製後にデプスゲージで測定し，計測値よりやや長い（通常 5mm 追加）スクリューとする。

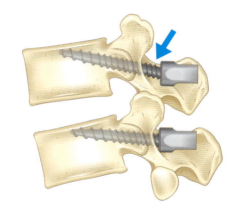

b：SOLERA™ ではスクリュー基部の 16mm 以上が皮質骨スクリューとなっており，その範囲内であればスクリューヘッドを浮かせてもしっかり皮質骨をとらえることができるようになっている。

スクリューの長さ	20mm	25mm	30mm	35mm
Cortical Thread Zone	18mm	23mm	16mm	19mm
Cancellous Thread Zone	0mm	0mm	12mm	15mm

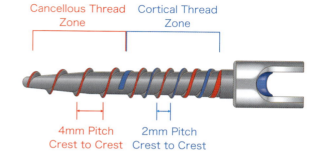

（参考出典：MAST MIDLF Procedure Midline Lumbar Fusion. Surgical Technique. メドトロニックソファモアダネック株式会社，大阪，2013）

● **ロッドの装着時：ストレートロッドを使用する（図13）**

スクリューの挿入深度を微調整後，ストレートロッドでスクリューを連結する。このような手順に従ってスクリューを挿入すれば，スクリューとロッドは制限なくスムーズに連結することができる。

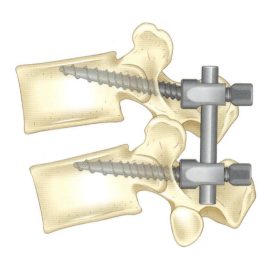
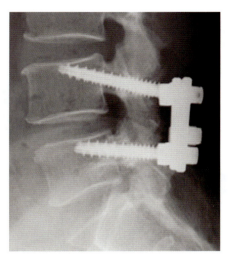

［宮下智大］

文献

1) Wray S, Mimran R, et al. Pedicle screw placement in the lumbar spine: effect of trajectory and screw design on acute biomechanical purchase. J Neurosurg Spine 2015 ; 22 : 503–10.
2) Santoni BG, Hynes RA, et al. Cortical bone trajectory for lumbar pedicle screws. Spine J 2009 ; 9 : 366-73.
3) Hynes RA, Ritland SL, et al. MAST MIDLF Procedure. Midline lumbar fusion surgical technique. Medtronic Sofamor Danek, Memphis.2012, p.13.
4) Miyashita T, Ataka H, et al. Good clinical outcomes and fusion rate of facet fusion with a percutaneous pedicle screw system for degenerative lumbar spondylolisthesis: minimally invasive evolution of posterolateral fusion. Spine (Phila Pa 1976) . 2015 ; 40 : E552-7.
5) 宮下智大，安宅洋美，ほか．MIS-PLF―経筋膜的刺入PPS併用椎間関節固定術．MISt手技における経皮的椎弓根スクリュー法―基礎と臨床応用．三輪書店，東京．2015, p.92-4.

トラブル & メルクマール 腰椎

S2 Alar Iliac Screw を用いた脊椎後方固定
（Sacropelvic fixation with S2 Alar Iliac Screw）

1 不適切な S2 Alar Iliac Screw の挿入点と挿入方向

なぜ起こるのか

　S2 Alar Iliac (S2 AI) Screw は，腰椎の椎弓根スクリューとは挿入点と挿入方向がまったく異なっている。

　仙骨は解剖学的ランドマークが乏しく，挿入点を定めにくいことも誘因である。

起こさないために

- 術前 CT 像にて S2 AI スクリューの挿入点および軌道をシミュレートし，手術計画を立てる。
- ナビゲーションが使用できる場合には使用する。
- フリーハンドでは逸脱する可能性が大きいので，術中 C アームでスクリューの軌道を確認しながら挿入する。

起きてしまったら

◆挿入点を新たに設置し直す。

オペ時のメルクマール

● **挿入点の手術計画時：術前 3D-CT 画像により S1 スクリューとインラインに並ぶように計画する（図1）**

　S2 AI スクリューの挿入点は，第 1 仙骨孔の外尾側（外縁から 1～2mm 外側，尾側縁から 1～2mm 尾側）である。術前計画した 3D-CT 画像の挿入点と術野を比べながら決定する。

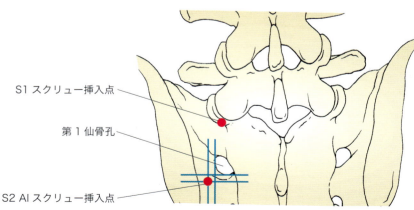

オペ時のメルクマール

● 挿入方向の決定時：外側に40〜50°，プローブをS1棘突起先端に沿わせる（図2）

POINT 外方角が不足する場合には，S1棘突起の先端をリウエル鉗子などで切除しておく。

挿入方向は，外側に40〜50°，頭尾側方向は体位により変化するので，プローブがS1棘突起の先端を通過することを指標にする[1,2]。

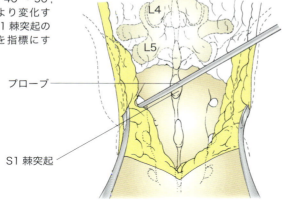
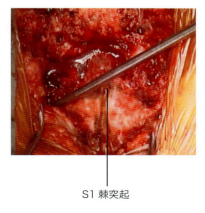

プローブ
S1棘突起
S1棘突起

2 スクリューの逸脱

なぜ起こるのか

S2 AIスクリューは，仙腸関節の硬い骨性壁を貫通する際にスクリューの方向がブレやすい。仙腸関節の形状により，内側（腹側）に向かいやすい（図3）。

内側逸脱を心配しすぎて手元が下がりすぎると，外側逸脱しやすくなる（図4）。

図3 プローブの内側（腹側）逸脱
仙腸関節の硬い骨性壁により，プローブは内側（腹側）に逸脱しやすい（赤矢印，赤丸）。

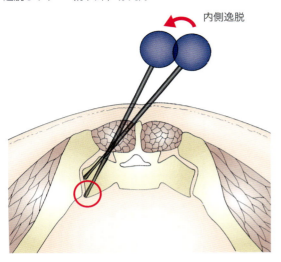

内側逸脱

図4 プローブの外側逸脱
内側逸脱しないように意識しすぎると外側逸脱するリスクがある（赤矢印，赤丸）。

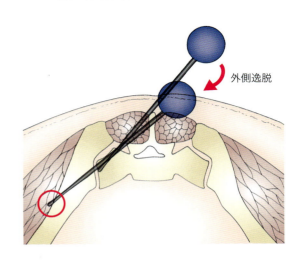

外側逸脱

S2 Alar Iliac Screwを用いた脊椎後方固定

起こさないために

- 術前 CT 像にて S2 AI スクリューの挿入点および軌道をシミュレートし，手術計画を立てる。
- シミュレートには，MPR 像を任意の角度で調整でき，2D 画像上の挿入点や挿入方向が 3D 画像上に反映できるソフトウエア（Osirx など）を使用するとよい。

起きてしまったら

- 内側逸脱では，骨盤内臓器損傷や大血管損傷の可能性があることに留意し（図5），スクリュー抜去を検討する。
- 内臓器損傷時には，腹部外科や骨盤内臓器外科（または泌尿器科，婦人科）を緊急コールして開腹手術による損傷臓器の確認と修復を行う。
- 血管損傷ではすぐに血管外科医をコールし，血管造影にて出血点を確認して塞栓術を行うか，開腹手術にて直接止血を行う。
- 外側逸脱や尾側逸脱では，上殿動脈損傷となる可能性がある（図6）[3]。著明な皮下血腫や内因性出血による血圧低下を認める場合には，血管造影を行う。

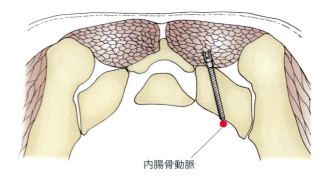

図5 スクリューの内側逸脱（内腸骨動脈損傷）

内腸骨動脈

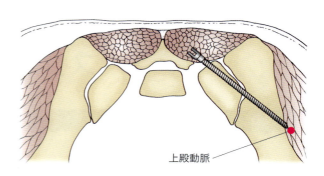

図6 スクリューの外側逸脱（上殿動脈損傷）

上殿動脈

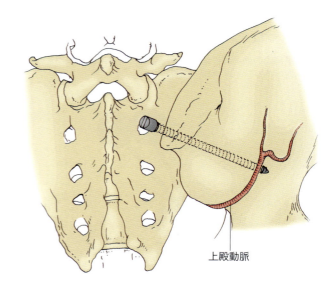

上殿動脈

オペ時のメルクマール

● スクリュー内側逸脱の確認時①：骨盤インレットビュー画像が最もわかりやすい（図7）

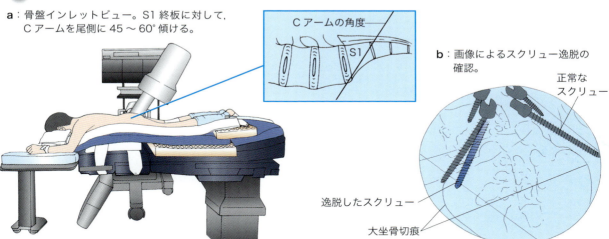

a：骨盤インレットビュー。S1終板に対して，Cアームを尾側に45〜60°傾ける。

b：画像によるスクリュー逸脱の確認。

● スクリュー内側逸脱の確認時②：挿入点から仙腸関節までが40mmを超えるときは要注意である（図8）

Point 挿入孔作製後のサウンダーによる確認で，先端に骨壁を触れない場合には，逸脱が疑われる。安全を優先し，計画より短いスクリューの選択も考慮する。

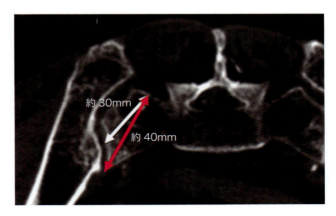

挿入点から硬い骨性壁の仙腸関節までは30mm程度であり，これが40mmを超えるような場合には内側逸脱する方向でプロービングしている可能性が高い。仙腸関節を穿孔する前に，長さをチェックする。

［赤澤　努］

文献

1) O'Brien JR, Yu WD, Bhatnagar R, et al. An anatomic study of the S2 iliac technique for lumbopelvic screw placement. Spine (Phila Pa 1976) 2009 ; 34 : E439–42.
2) Chang TL, Sponseller PD, Kebaish KM, et al. Low profile pelvic fixation. Anatomic parameters for sacral alar-iliac fixation versus traditional iliac fixation. Spine (Phila Pa 1976) 2009 ; 34 : 436–40.
3) Yamada K, Abe Y, Satoh S. Safe insertion of S-2 alar iliac screws: radiological comparison between 2 insertion points using computed tomography and 3D analysis software. J Neurosurg Spine 2018 ; Feb 16 : 1–7.

トラブル & メルクマール 脊柱変形

トラブル & メルクマール 脊柱変形

成人脊柱変形に対する変形矯正術（後方骨切り，LLIF）
(Correction for adult spinal deformity〈osuteotomy ,LLIF〉)

1 骨切り時の出血

なぜ起こるのか

Pedicle subtraction osteotomy (PSO) や vertebral column resection (VCR) は，強力な矯正が得られる一方，大量出血が問題となる。

硬膜をよけて前方へアプローチする際に，硬膜を取り巻いて存在する薄い静脈弁をもたない硬膜外静脈叢から出血することがある（図1）。

椎体掘削時，視野が悪いため，硬膜の腹側に存在している椎体からの出血のコントロールに難渋することもある。

Information
VCR でのレビューでは，平均出血量は 2,639 mL[1] であり，成人脊柱変形症例で 3-column osteotomy を行った症例における平均出血量は，PSO で 3.4L，VCR で 3.0L[2] と報告されている。

起こさないために
- 体位をとる際には，胸腔や腹腔が十分除圧できていることを確認する。
- 硬膜周囲の硬膜外静脈叢を慎重にバイポーラで凝固する。
- 骨切りを行う際，椎体外側の皮質骨を切離し，スプーン型のレトラクターを入れて側方から椎体内をのぞき込むようにしながら海綿骨を摘出する。
- Lateral lumbar interbody fusion (LLIF) を併用する。側方アプローチで大きなケージを椎間板内に設置できる LLIF の出現により，近年の成人脊柱変形手術は大きく変わってきている。LLIF を用いると，出血が従来法の約 1/3 であったとの報告[3] もある。

起きてしまったら
- 硬膜外静脈叢出血で止血困難な場合，コラーゲン製剤（アビテン®）やヒトトロンビン含有止血薬（フロシール®）を用いる。ヒトトロンビン含有止血薬は椎体からの出血に対しても有効である。
- 椎体内からの出血は，骨切りを行ってしまうと落ち着くことが多いため，素早い操作が必要である。

図1 硬膜外静脈叢からの出血

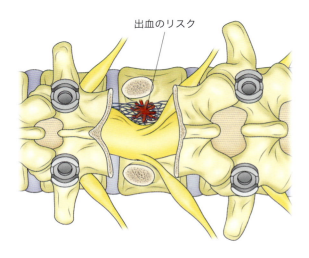

248 トラブル & メルクマール 脊柱変形

オペ時のメルクマール

● **体位セッティング時：胸腔や腹腔を十分に除圧できる体位をとる（図2）**

術中にOアームを使用するため，MAQUET operating table®とAllen Spine System®を連結して十分に除圧ができOアームのスペースを確保できるようにする。

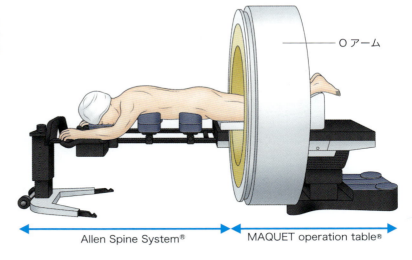

● **硬膜周囲の操作時：硬膜外静脈叢をバイポーラで慎重に凝固する（図3）。困難な場合は局所止血薬を活用する**

硬膜外静脈叢は静脈弁をもたないため，バイポーラによる慎重な凝固操作が大切である。
しかし，時に静脈叢からの激しい出血で出血点が同定できず，バイポーラなどによる凝固止血が困難な場合がある。その場合は局所止血薬を用いる。近年はトラネキサム酸の使用による出血減少が多くの手術において報告されており，後方手術を行う成人脊柱変形症例でもその効果が示されている[4]。

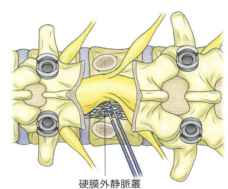

● **椎体内の骨切り時：骨ろうをつめながら手際よく海綿骨を摘出する（図4）**

椎体外壁の皮質骨を摘出し，スプーン型のレトラクターをかけて側方から椎体内が明るくみえる状態にする。

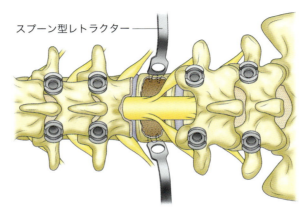

成人脊柱変形に対する変形矯正術（後方骨切り，LLIF） **249**

オペ時のメルクマール

● 高齢者の術中出血時：二期的手術の選択を考慮する（図5）

POINT 高齢者にとって大量の術中出血によりショックに陥ると生命にも関わるため，術中に出血が多い場合，手術をいったん中断する判断も重要である．近年はLLIFと後方矯正術を二期的に行うことも多い．

図5 LLIFと後方矯正術の二期的手術例

a：術前X線像．42°の側弯とともに右へのcoronal balance shiftを認め，腰痛性の間欠性跛行も認めた．

b：術後X線像．初回手術でL2/3，3/4，4/5のOLIFを行い，2日後の後方手術でT5-S2AISまで固定した．術後，全脊椎アライメント，症状ともに改善した．

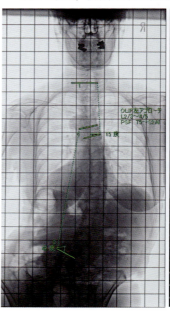
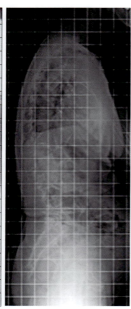
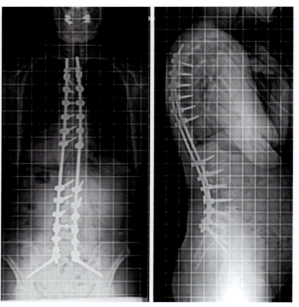

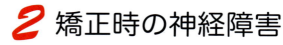

2 矯正時の神経障害

なぜ起こるのか

矯正時に脊髄，馬尾，神経根が牽引されることで生じる．

骨切りで短縮する際に神経の表面がたわんで挟まれたり，骨切り操作時の神経損傷，大量出血による虚血によって生じる．

インプラントの誤設置や逸脱によっても生じる．

Information

成人脊柱変形手術の神経合併症は，2.2～27.8%と報告[5,6]されている．高齢，長範囲固定，後弯，多椎体骨切り，再手術などが危険因子とされている（図6）．

起こさないために	起きてしまったら
■ PSO や VCR では，神経を牽引して前方の椎体操作を行うため，硬膜損傷のリスクが高い。特に腹側の硬膜損傷は修復が困難であり，慎重な操作が必要である。 ■ 矯正操作，椎弓根スクリュー設置の際には，神経モニタリングの波形変化を確認する。	◆ 術中にモニタリングの異常が起きた場合，まず神経への圧迫の有無を確認する。 ◆ 骨切り後に異常が起きた場合は，不安定性が原因となっていることもあるため，不安定性なくロッドが正確に装着されているか，前後方向にずれが生じて神経を圧迫していないか，を確認する。 ◆ 手術操作以外の全身状態による可能性もあり，冷静に原因を突き止めるためのチェックリストも有用である[7]。それでも改善しない場合には wake-up test を検討する。

図6 成人脊柱変形手術の神経合併症例（78歳，女性）

a：T12 破裂骨折に伴う後弯症。SVA17.9cm であり，立位時に著明な前傾を認める。

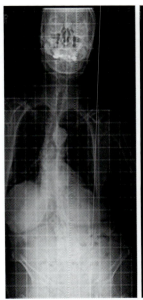
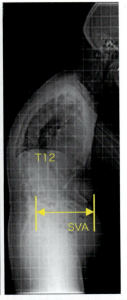

c：術後。SVA4.2cm と改善し，歩行も楽にできるようになった。

b：T12 VCR 施行し，後方から短縮して後弯を矯正した。術中脊髄モニタリングで異常はなかったが，抜管後，下肢の動きがまったくなかった。CT で骨切り部やインプラントを確認したが明らかな異常はなく，抜管後約2時間で下肢が動き始め，翌日には筋力は正常となった。一過性の麻痺の原因は不明である。

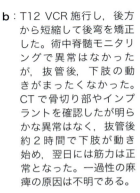
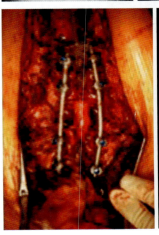
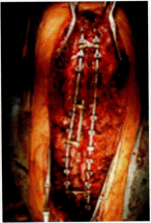
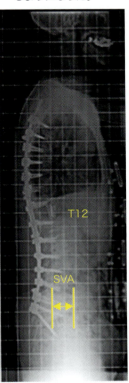

成人脊柱変形に対する変形矯正術（後方骨切り，LLIF）

オペ時のメルクマール

🔴 椎弓切除時：上下椎弓の切除を行い，骨切り時に硬膜を確認する（図7）

骨切りを行い，後弯矯正を行う場合，硬膜が短縮するが，椎弓切除の範囲が小さいと椎弓間の短縮に伴い硬膜がみえなくなる。特にPSOを行う場合には，骨切り椎体の椎弓だけではなく，上位椎弓の椎弓根下縁まで，下位椎弓の椎弓根上縁まで切離し，硬膜を確認する。

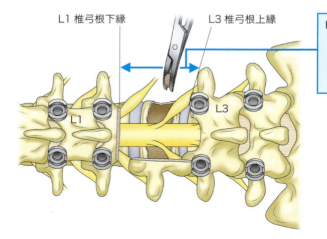

L1 椎弓根下縁　　L3 椎弓根上縁

L2PSOの椎弓除圧範囲
L1 椎弓の椎弓根下縁まで，L3 椎弓の椎弓根上縁まで除圧し，短縮時の硬膜を確認できるようにする。

🔴 骨切り後の矯正操作時①：硬膜前方の後壁が完全になくなっていることを確認する（図8）

椎体骨切り後，後方を短縮して後弯を矯正するが，その前に硬膜前方の後壁が完全になくなっていることを確認する。椎体の後壁を前方にたたき落とした後，後弯矯正時の前方からの神経圧迫を防止するために，残存する骨片があれば摘出する。特に椎間板レベルに残りやすい。
頭尾側方向に後壁が遺残していると，矯正を阻害したり，神経圧迫の原因になるため注意を要する。

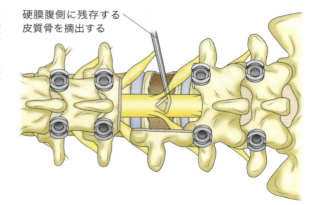

硬膜腹側に残存する皮質骨を摘出する

🔴 骨切り後の矯正操作時②：用手的に棘突起を押してモニタリングで確認しながら矯正する（図9）

矯正の際，スクリューのcompressionのみに頼るとルースニングの原因となるため，まずは用手的に棘突起を少しずつ押してモニタリングを確認しながら矯正する。用手的に動かないようであれば，骨切りが不十分ではないかチェックを行う。
前方に大きな死腔が生じ，神経がたわむ場合には，前方にケージを設置することで神経の過度の短縮を防ぐことができる。

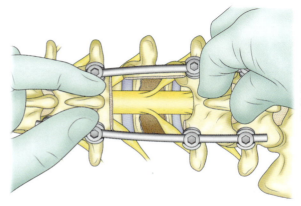

左右両側にロッドを設置し，両手で棘突起を少しずつ押して矯正する

オペ時のメルクマール

● 椎弓根スクリュー挿入時：側弯の凹側は椎弓根が細く，内側逸脱を起こすと脊髄を直接圧迫するリスクがある（図10）

> **POINT** 成人脊柱変形症例では，回旋や変形のため正確な挿入方向の決定が難しい。内側穿破が疑われる場合は，スクリューを抜去し，フックやポリエチレンテープなどへの変更が望ましい。また，術中ナビゲーションの使用も有効である。

頂椎付近の椎体，特に凹側では椎弓根が極めて細く（青矢印）注意が必要である。凹側では硬膜が接しているため（赤矢印），内側穿破が疑われるときは神経障害の可能性も考えて他のアンカーを検討すべきである。

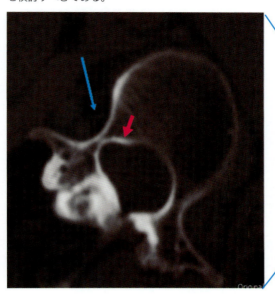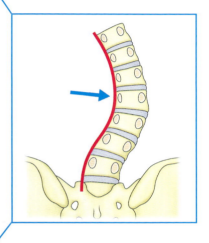

3 不適切な矯正角度

なぜ起こるのか

矯正手術の目的は良好な脊柱アライメントを獲得することであるが，十分な矯正角度をつけずに固定してしまうと，術後に疼痛や立位バランス不良が遺残する（図11）。

Glassmanらの報告[8]以前は，矢状面の矯正の重要性や目標とする脊柱アライメントの考えが一般的ではなかったが，近年は広く認識されている。

Information

脊柱変形により腰椎が後弯すると，重心が前方に移動する。立位バランスを代償するために骨盤を後傾し，膝を屈曲，胸椎後弯の減弱などの代償作用を働かせるため，疼痛や腰椎性間欠性跛行などを生じ，健康関連QOLが低下する[8]。

冠状面バランス不良により，疼痛，機能障害の悪化を起こす[9]。

Schwabらは，目標とする脊柱アライメントはSVA<50mm, PT<20°, LL=PI±9°と報告している[10]。理想とするLLを求めるため，これまでさまざまなフォーミュラが提唱されている[11-14]。

（PT：pelvic tilt, LL：lumbar lordosis, PI：pelvic incidence）

成人脊柱変形に対する変形矯正術（後方骨切り，LLIF） **253**

起こさないために	起きてしまったら
■ 腰椎変性疾患に対して short fusion を行う際にも立位全脊椎 X 線像を撮影し，骨盤を含めて評価を行い，固定範囲を選択すべきである。 ■ 術前や術中の可動性を評価し，適切な骨切り手技を選択する。過剰な骨切りを行うと偽関節のリスクが上昇する。	◆ 不適切な矯正角度で固定されている場合，固定を行っている椎体以外で矯正を検討する。 ◆ 十分な矯正が得られない場合は，固定椎間で骨切りを行うが，出血や神経障害のリスクが高くなるため，症例を十分検討する必要がある。 ◆ 矯正法として下関節突起切除や椎間関節切除があるが，これらの手技でも目標とする角度が得られない場合には PSO や VCR を行う。

図11 不十分な矯正角度による固定で遺残した立位バランスの不良例（60歳，女性）

a：約40年前に思春期側弯症に対して Harrington 手術を行い，抜去した。再度，Harrington 手術を行い，術後4年で抜去した。胸腰椎に後側弯の遺残を認める。

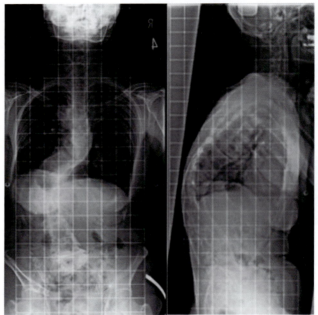

b：高度に変形し，広範囲に強固に癒着している。

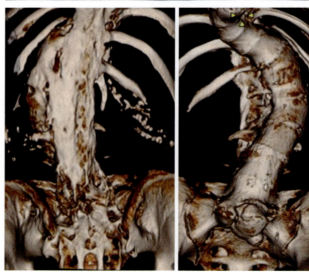

図12 全脊椎アライメントを確認せずに固定範囲を選択した例（72歳，男性）

局所のみをみて全脊椎アライメントを確認しないと，このような経過をたどることがあり，注意が必要である。

a：主訴は腰痛。L4/5に椎間板の変性，不安定性があり，L4/5椎間板ブロックで腰痛の改善があったため，L4/5椎間板性腰痛と診断し，L4/5TLIFを施行した。
b：術後も腰痛が残存し，全脊椎X線像では腰椎が後弯化していた。
c：徐々に前傾が進行し，PI45°，LL−14°の後弯，SAV23.2cm，PT39°と矢状面バランスの悪化と骨盤の後傾を認めた。
d：T9-S2AIS後方固定術後，LL44°，SVA1.0cmと改善し，腰痛は消失した。

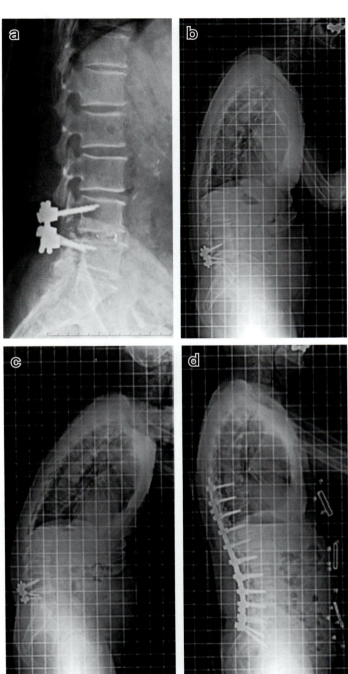

成人脊柱変形に対する変形矯正術（後方骨切り，LLIF） **255**

オペ時のメルクマール

● **矯正手術の検討時：SVA がみかけ上正常であっても，骨盤代償の有無に注意する（図13）**

    Point 矯正手術を検討する場合には，代償のない矯正をめざす必要がある。

    Point SVA が小さくても，骨盤を後傾させて代償していることがあるので，PT により骨盤代償の程度を確認すべきである。

    Point 矯正手術を検討する場合には，骨盤が後傾したまま固定することは避けるべきである。

SVA3.6cm で矢状面バランスはそれほど悪くないようにみえるが，PT32°であり，骨盤を後傾させ代償している。胸椎を前弯化（TK-10°）して胸椎でも前傾化を代償している（65歳，女性）。

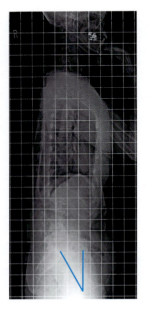

● **後方矯正手術の選択時：必要な場合は後方からの矯正を追加する（図14）**

    Point LLIF 後に撮影した腰椎前弯角をもとに，後方矯正に必要な手技を選択する。LLIF 後の LL を計測し，骨切りや cantilever technique を用いる。

a：術前 LL-5°後弯，Pl45°の症例。LLIF と後方矯正手術の二期的手術を計画した。

b：LLIF 後。L2/3，3/4，4/5 に OLIF12°ケージを設置し，LL35°となった。

c：下関節突起切離を行い，computer-assisted rod bending system (BENDINI®) を用いてさらに 15°の前弯を追加するようにロッドを作製した。術後の LL は 45°とほぼ目標値となった。

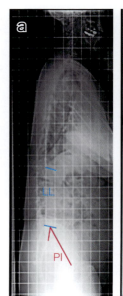 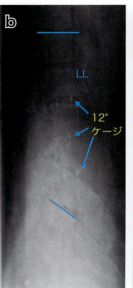 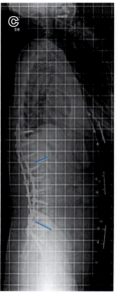

オペ時のメルクマール

● **LLIF に必要な局所前弯角の獲得時：終板損傷が起こらない程度の厚いケージ，角度が大きいケージを使用する（図15）**

> **Point** コンピューター支援器機によりロッドを適正な角度にベンディングする computer-assisted rod bending system（BENDINI®）は，目標とする LL を得るために有用である（図14）。

LLIF を行う際，終板損傷が起こらない程度の厚いケージを前方に設置するほど前弯角が増加する。
角度が大きいケージを用いると後方から矯正を行う際，ケージと終板が広く接触した状態で前弯を形成できる。

a：術前は LL13° である。
b：15°XLIF ケージを使用して LLIF を行った結果，局所での良好な前弯を獲得し，LL54° となった。

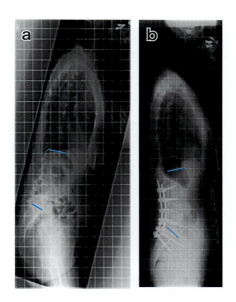

4 椎弓根スクリューのルースニング

なぜ起こるのか

成人脊柱変形症例では大きな矯正力がかかることから，椎弓根スクリューのルースニングが起こりうる（図16）。

成人脊柱変形症例では，変形のため通常より椎弓根スクリューの正確な設置が難しく，インプラントの設置不良・逸脱によっても矯正力が低下してルースニングが起こりうる。

Information

成人脊柱変形におけるインプラント合併症の発生率は，1.9～3.8%[15,16] とされている。
ポリエチレンテープで補強した椎弓根スクリューは，スクリューのみと比較して約2倍強固である[17]。

起こさないために

- テリパラチドの使用により椎弓根スクリューのトルクが増加するので，術前に使用を検討する[19]。
- UIV（upper instrumented vertebrae）のインプラントにネスプロンテープを併用したり，横突起フックの使用を行う。

起きてしまったら

◆ 術中に椎弓根スクリューのルースニングが起きてしまった場合，可能であれば径の太い椎弓根スクリューに変更するか，フックなどの他のアンカーを検討する。
◆ 術後，徐々にルースニングが起きた場合，UIV であれば上位への固定延長を検討する。S1 が緩んだ場合，終板を貫くように方向を変えて設置する[20]。

成人脊柱変形に対する変形矯正術（後方骨切り，LLIF）

図16 S1 スクリューのルースニング例（71歳，男性）

a，b：L2-S1 固定後，腰痛，殿部痛が続いた。CT にて S1（青矢印）のルースニングを認める。

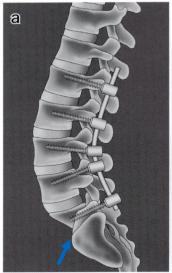

c：ルースニングしていた S1 椎弓根スクリューを抜去し，S1 スクリューは挿入方向を変え，S1 椎体上縁の終板を貫く方向で挿入（青矢印），さらに S2 スクリューで補強した（赤矢印）。頭側もルースニングしており，固定を L1 まで延長している。

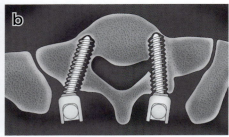

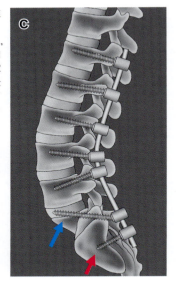

オペ時のメルクマール

● **セットスクリュー締結時：1本のスクリューに力がかからないように，smart link を通して尾側から徐々にロッドを設置する（図17）**

> **Point** 矯正時には少しずつセットスクリューを締める。

前弯をつけたロッドをまず尾側に入れ，1箇所の椎弓根スクリューに力がかからないよう，cantilever technique を用いつつ smart link を通して徐々にロッドをはめ込む。近接する椎弓根スクリューの高さが極端に異なると，ロッドを設置する際にスクリューが引き抜かれる危険があるために，高さに注意する。

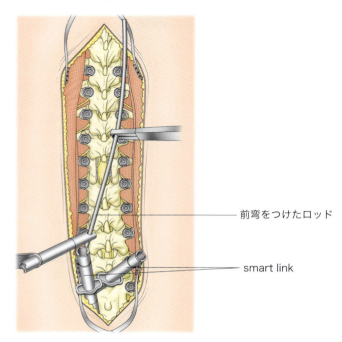

― 前弯をつけたロッド

― smart link

オペ時のメルクマール

● **矯正 X 線像で可動性がわるい時：癒合部を前方，後方から十分に解離する（図18）**

骨棘で強固に癒合している症例など，矯正 X 線像で可動性に乏しい症例は 3D CT などで十分に癒合部を確認し，必要な場合は前方，後方から解離を行う。特に頂椎凹側付近では，椎弓根径も狭く固定力が弱いため，無理にロッドをはめ込むと椎弓根スクリューがルースニングするため，十分な解離が必要である。

a：52 歳，女性。特発性側弯症の遺残で 77°の側弯を認めた。

b：矯正 X 線像では側弯部はほとんど動かず，3D-CT では後方は椎間関節で癒合，前方も椎間板の骨棘で癒合していた（青矢印）。

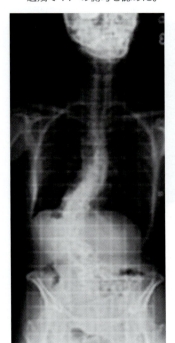
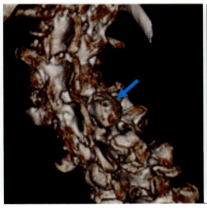
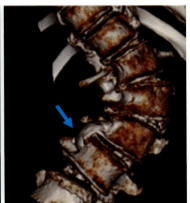

c：二期的手術を計画する。1 回目で後方から椎間関節の骨棘を切離して前方から椎間板の骨棘を切離して可動性を得た。2 回目に後方ロッドを設置したが，胸腰椎部頂椎付近の凹側スクリュー（青矢印）がルースニングしたため，同スクリューを抜去した。

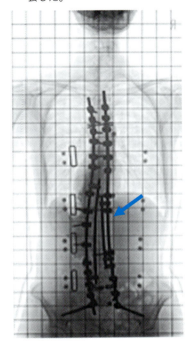

成人脊柱変形に対する変形矯正術（後方骨切り，LLIF）

オペ時のメルクマール

● スクリュー挿入時：可能であれば，正確に最適な位置に椎弓根スクリューを挿入できるナビゲーションを用いる（図19）

a：Oアームナビゲーションにパワーツールを併用してスクリューを設置する。

b：Oアームのナビゲーション画面

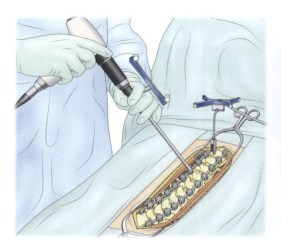 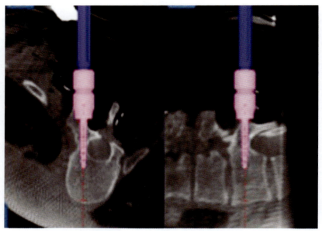

［小谷俊明］

文献

1) Yang C, Zheng Z, et al. Posterior vertebral column resection in spinal deformity：a systematic review. European spine journal：official publication of the European Spine Society, the European Spinal Deformity Society, and the European Section of the Cervical Spine Research Society 2016；25：2368-75.

2) Smith JS, Shaffrey CI, et al. Complication rates associated with 3-column osteotomy in 82 adult spinal deformity patients: retrospective review of a prospectively collected multicenter consecutive series with 2-year follow-up. J neurosurg Spine 2017；27：444-57.

3) 金村徳相, 佐竹宏太郎, ほか. 腰椎変性後側彎症 - 病態から治療まで - 腰椎変性後側彎に対する側方経路腰椎椎体間固定（XLIF・OLIF）併用矯正固定術の有用性. Orthopaedics 2015；28：76-86.

4) Peters A, Verma K, et al. Antifibrinolytics reduce blood loss in adult spinal deformity surgery: a prospective, randomized controlled trial. Spine 2015；40：E443-9.

5) Kim HJ, Iyer S, et al. Perioperative Neurologic Complications in Adult Spinal Deformity Surgery：Incidence and Risk Factors in 564 Patients. Spine 2017；42：420-7.

6) Boachie-Adjei O, Yagi M, et al. Incidence and Risk Factors for Major Surgical Complications in Patients With Complex Spinal Deformity：A Report From an SRS GOP Site. Spine deformity 2015；3：57-64.

7) Vitale MG, Skaggs DL, et al. Best Practices in Intraoperative Neuromonitoring in Spine Deformity Surgery：Development of an Intraoperative Checklist to Optimize Response. Spine deformity 2014；2：333-9.

8) Glassman SD, Bridwell K, et al. The impact of positive sagittal balance in adult spinal deformity. Spine 2005；30：2024-9.

9) Mac-Thiong JM, Transfeldt EE, et al. Can c7 plumbline and gravity line predict health related quality of life in adult scoliosis？Spine 2009；34：E519-27.

10) Schwab F, Patel A, et al. Adult spinal deformity-postoperative standing imbalance: how much can you tolerate？ An overview of key parameters in assessing alignment and planning corrective surgery. Spine 201；35：2224-31.

11) 中尾祐介, 佐野茂夫, ほか. 成人脊柱変形へのアプローチ 手術で目指すべきアライメントとは 三楽フォーミュラを用いた手術プランニング. 臨整外 2015；50：1069-76.

12) Hasegawa K, Okamoto M, et al. Normative values of spino-pelvic sagittal alignment, balance, age, and health-related quality of life in a cohort of

healthy adult subjects. European spine journal : official publication of the European Spine Society, the European Spinal Deformity Society, and the European Section of the Cervical Spine Research Society 2016 ; 25 : 3675-86.

13) Inami S, Moridaira H, et al. Optimum pelvic incidence minus lumbar lordosis value can be determined by individual pelvic incidence. European spine journal : official publication of the European Spine Society, the European Spinal Deformity Society, and the European Section of the Cervical Spine Research Society 2016 ; 25 : 3638-43.

14) Yamato Y, Hasegawa T, et al. Calculation of the Target Lumbar Lordosis Angle for Restoring an Optimal Pelvic Tilt in Elderly Patients With Adult Spinal Deformity. Spine 2016 ; 41 : E211-7.

15) Shaw R, Skovrlj B, et al. Association Between Age and Complications in Adult Scoliosis Surgery : An Analysis of the Scoliosis Research Society Morbidity and Mortality Database. Spine 2016 ; 41 : 508-14.

16) Smith JS, Klineberg E, et al. Prospective multicenter assessment of perioperative and minimum 2-year postoperative complication rates associated with adult spinal deformity surgery. J neurosurg Spine 2016 ; 25 : 1-14.

17) 濱崎貴彦, 安本正徳, ほか. 骨粗鬆症性脊椎椎体に対する椎弓根スクリュー脱転予防の工夫 ポリエチレンテープによる椎弓下ワイワリングの補強強度. J Spine Research 2012 ; 3 : 1587-90.

18) Yagi M, Akilah KB, et al. Incidence, risk factors and classification of proximal junctional kyphosis : surgical outcomes review of adult idiopathic scoliosis. Spine 2011 ; 36 : E60-8.

19) Inoue G, Ueno M, et al. Teriparatide increases the insertional torque of pedicle screws during fusion surgery in patients with postmenopausal osteoporosis. J neurosurg Spine 2014 ; 21 : 425-31.

20) Luk KD, Chen L, et al. A stronger bicortical sacral pedicle screw fixation through the s1 endplate : an in vitro cyclic loading and pull-out force evaluation. Spine 2005 ; 30 : 525-9.

トラブル & メルクマール 脊柱変形

側弯症に対する後方矯正固定術
(Posterior correction surgery for scoliosis)

1 椎弓根スクリューの逸脱

なぜ起こるのか
側弯症では椎体が回旋変形しているため，椎弓根スクリューの挿入方向は個々の椎体でバリエーションがある．頂椎部凹側やL1，L2の椎弓根は細いことが多く，スクリューの逸脱を生じやすい[1,2]（図1）．

起きてしまったら
- 内側逸脱や尾側逸脱では，神経障害のリスクがあるためスクリューを抜去する．再度スクリュー挿入を行うべきかは慎重に検討し，無理にスクリュー挿入せず，他のアンカーを使用することも検討する．
- 胸椎部での左側の椎弓根における外側には大動脈が近接しており，この部位の外側逸脱では大動脈損傷を起こしている可能性がある（図2）．術前CT画像などを参考にして，大動脈損傷が疑われる場合にはすぐにスクリュー抜去せず，血管造影を施行するか，血管外科医に緊急連絡をする．

起こさないために
- 術前CT画像にて椎弓根の大きさとスクリューの挿入方向を計測して，手術計画を立てる．
- 椎弓根径が小さい場合には，無理にスクリューを挿入せず，フックやケーブルなどの他のアンカーを使用する計画を立てる．

図1 胸椎部でのスクリュー内側逸脱例
胸椎での内側逸脱は脊髄損傷となる可能性があることに注意する．

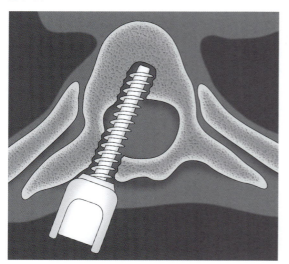

図2 椎弓根スクリューによる大動脈損傷の可能性のある例

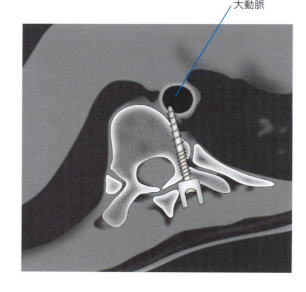

大動脈

オペ時のメルクマール

● スクリュー挿入時：3D-CT画像を術中に参考にしながら挿入する（図3）

POINT スクリューは，術前CTで決定した挿入ポイントを反映した3D-CT画像を術中に参考にしながら挿入する。

a：MPRの断面に挿入点を設置する。

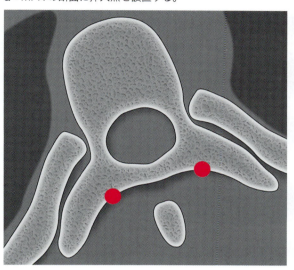

b：MPR像でマークしたポイントを反映した3D画像。

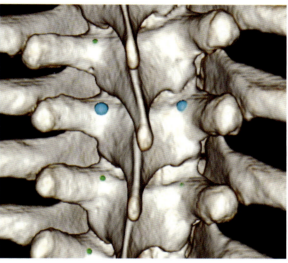

● スクリュー孔作製時：内側逸脱は浅い部分をサウンダーで確認しないとわからない（図4）

POINT 必ず，内側，外側，頭側，尾側，挿入孔の奥の5方向に骨壁があることを確認する。

POINT 内側逸脱の場合は，深さ10～20 mm程度の浅い部分に穿破があることに注意する。

スクリュー孔を作製する際，プロービングおよびタッピングした後，それぞれペディクルサウンダーで逸脱がないことを確認する。内側20mmより深い部分は椎体内なので，深い部分だけサウンダーで検証すると逸脱していないように錯覚することがある。

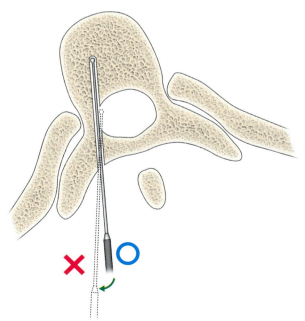

側弯症に対する後方矯正固定術

2 術中脊髄モニタリングの波形変化

なぜ起こるのか

側弯症手術では術中脊髄モニタリングは必須である。

不適切なアンカーの設置や矯正操作で神経障害を起こすことがあり、振幅の低下や潜時の延長などの波形変化が生じる（図5）。

図5 経頭蓋電気刺激筋誘発電位による波形の例

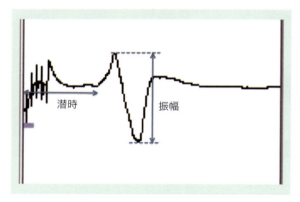

起こさないために

- いくつかの方法を組み合わせて行う多元的モニタリングが必要である。運動路のモニタリングとして経頭蓋電気刺激筋誘発電位、感覚路のモニタリングとして体性感覚誘発電位が側弯症手術に適している。
- 経頭蓋電気刺激筋誘発電位では、振幅低下60～70%、体性感覚誘発電位は振幅低下50%をアラームポイントとする[3,4]。

起きてしまったら

- まずは、手術操作をいったん停止し、手術に関わる麻酔科医、看護師、コメディカルスタッフに波形変化のあったことを伝える。
- 麻酔科医に、血圧、ヘマトクリット、動脈血酸素飽和度、麻酔深度が深すぎないか、筋弛緩薬の効果の延長がないか確認する。
- 電気コードの断線や接続の不具合がないかを確認する。
- 波形変化が現れる直前の手術操作について確認し、操作を戻すことを考慮する。スクリューを抜去したり、ロッドを外したり、牽引を緩めたり（術中牽引をしている場合）する。
- 必要であれば、術中イメージ画像（X線画像、Cアーム、Oアーム）を確認する。
- Wake-up testを考慮する。
- 回復がみられない場合には、他のスタッフ、医師にもコンサルトして、手術を続行するか二期的手術とするかを協議する[3]。

オペ時のメルクマール

● 脊髄モニタリング波形を録るタイミング：執刀前、展開終了後、インプラント（アンカー）設置後、側弯矯正前、側弯矯正後、矯正終了30分後が指標である（図6）

> POINT 手術後半になると術中出血により脊髄虚血に陥り、振幅が低下することがある。平均動脈血圧（mean arterial pressure）は90 mmHg、動脈血酸素飽和度は100%まで上昇させることが必要である[5]。

オペ時のメルクマール

図6 術中脊髄モニタリングの一過性低下例（思春期特発性側弯症，16歳，女性）

a：経頭蓋電気刺激筋誘発電位による前脛骨筋導出の波形である。ベースライン①に対し，②～⑤で経時的に振幅の漸減を認め，⑥では振幅の70％低下を認めた。骨母床作製中であり，出血が多めとなり，振幅が低下していると考え，自己血輸血を施行した。⑩では振幅はベースラインの81％まで回復した。

②展開終了後：執刀後1時間15分経過
③スクリュー設置後：執刀後2時間20分経過
④側弯矯正前：執刀後2時間35分経過
⑤側弯矯正後：執刀後2時間50分経過
⑩閉創前：執刀後3時間30分

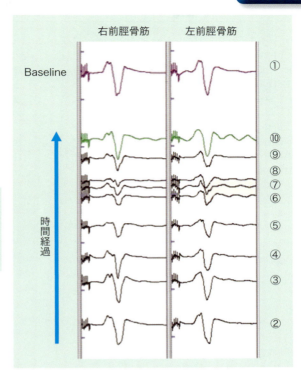

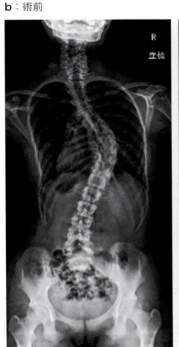

b：術前

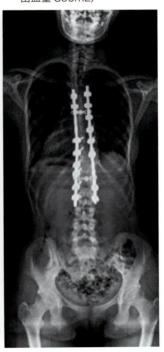

c：術後（手術時間4時間30分，出血量800mL）

［赤澤　努］

側弯症に対する後方矯正固定術

文献

1) Liljenqvist UR, Link TM, Halm HF. Morphometric analysis of thoracic and lumbar vertebrae in idiopathic scoliosis. Spine (Phila Pa 1976). 2000 ; 25(10)：1247-53.

2) Akazawa T, Kotani T, Sakuma T, et al. Evaluation of pedicle screw placement by pedicle channel grade in adolescent idiopathic scoliosis：should we challenge narrow pedicles? J Orthop Sci 2015 Sep ; 20(5)：818-22.

3) Vitale MG, Skaggs DL, Pace GI, et al. Best practices in intraoperative neuromonitoring in spine deformity surgery：development of an intraoperative checklist to optimize response. Spine Deform 2014 Sep ; 2(5)：333-9.

4) 小林　祥, 松山幸弘, 川端茂徳, ほか. 日本脊椎脊髄病学会術中脊髄モニタリングワーキンググループの過去8年にわたる多施設研究成果. 臨神生 2016 ; 44(3)：116-9.

5) Branigan TD, Roach JW. Intra-operative techniques：Principles, indications for and responses to changes neuromonitoring. Scoliosis Research Society E-Textbook, Chapter V.

トラブル＆メルクマール 脊髄

トラブル & メルクマール 脊髄

硬膜内髄外腫瘍摘出術
(Resection of intradural extramedullary spinal cord tumor)

1 大きな硬膜欠損

なぜ起こるのか

髄膜腫は硬膜を腫瘍発生母床とするため，腫瘍の完全摘出を行う際には硬膜の焼灼（Simpson Grade Ⅱ）や内層切除では不十分で，摘出術では母床硬膜を含めた摘出（Simpson Grade Ⅰ）が望ましいとの意見がある[1]。そのため硬膜を全層で摘出した場合，比較的大きな硬膜欠損を生じることになり（図1a），通常硬膜の再建が必要になる。

また，硬膜内外を占拠する Eden type1 や type2 の砂時計腫摘出の際は，硬膜貫通部も腫瘍が大きな範囲を占めていることが多いため，摘出後に硬膜欠損を生じ（図1b），硬膜再建が必要となる。

Information

Nakamura らは，摘出硬膜の病理組織学的検討で，硬膜内外層内における腫瘍細胞の残存を報告した。長期経過における再発率の検討から，若年者においては発生母床硬膜の完全摘出が望ましいとしている[1]。

Gross-total resection (Simpson Grade Ⅱ) 以上であることが重要であるとの報告[2]や，Simpson Grade Ⅰ群と Grade Ⅱ，Ⅲ群で recurrence-free survival に差がない[3]といった，母床硬膜完全摘出まで行わなくてもよいという立場の意見もある。

起こさないために

■ 髄膜腫摘出術の場合は，硬膜の焼灼や内層切除の術式を選択すれば硬膜欠損は生じない。
■ 母床硬膜全層摘出および硬膜再建は理想的な手術ではあるが，例えば胸髄腹側正中に位置する腫瘍では摘出術自体も高難度手術であり，その再建術も大変難易度の高い手術といえる。著者らは，基本的に母床硬膜を含めた全摘術を行っているが，高齢者の脊髄腹側正中発生の場合は（その手術侵襲を鑑み）焼灼に留めている。
■ Eden type1 や type2 の砂時計腫摘出術の場合は，腫瘍摘出に際し，硬膜欠損は不可避であり，再建を計画して手術に臨む必要がある。

起きてしまったら

◆ ワーキングスペースを確保することが大切である。後方手術の場合は必要に応じ，椎弓切除範囲，椎間関節切除範囲，椎弓根の掘り込みを追加し，縫合のためのスペース確保に努める。
◆ 硬膜同士の端々縫合は困難なことが多い。基本的に脊髄に対し水平方向の欠損は寄らないため，人工硬膜（ゴアテックス®），筋膜などによる欠損部の補填が必要となる。

図1 大きな硬膜欠損を生じる疾患

a：髄膜腫。

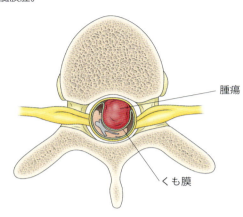

b：砂時計腫（Eden type 2）。

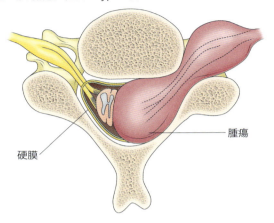

オペ時のメルクマール

🔴 硬膜再建時-1（脊髄背側または側方に位置する髄膜腫摘出後）：人工硬膜を患者硬膜の内側に設置する（図2）

a：ワーキングスペースが確保されていても，適切なサイズにトリミングした人工硬膜（ゴアテックス®）または筋膜で補填したい部位を上手に外側凸に縫合するのは技術を要する。

b：補填した人工硬膜または筋膜の1縫合糸に無理な力がかからないように，全体的にバランスをとりながら縫合することが肝要である。髄液漏防止のための工夫として，著者らは人工硬膜または筋膜を患者硬膜の内側に設置している。

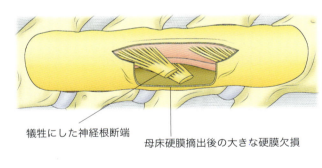

犠牲にした神経根断端　母床硬膜摘出後の大きな硬膜欠損

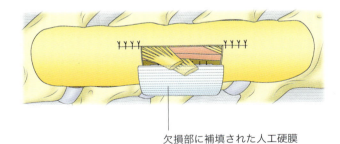

欠損部に補填された人工硬膜

c：髄液圧によって人工硬膜が患者硬膜に圧着されるように設置する。

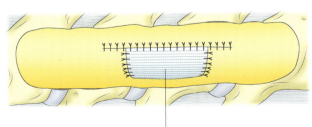

人工硬膜は髄液圧で患者硬膜に圧着されている

硬膜内髄外腫瘍摘出術　**269**

オペ時のメルクマール

● 硬膜再建時-2（胸髄脊髄腹側に位置する髄膜腫摘出後）：人工硬膜を患者硬膜の内側に設置する（図3）

Point 患者が高齢である場合，手術侵襲を考慮して硬膜の焼灼にて手術を終えるが，患者が比較的若い場合，積極的に母床硬膜を含めた全摘出と硬膜再建を施行する。

a：腫瘍摘出前に必要な範囲で神経根，歯状靱帯を切離し，脊髄を完全に遊離させる。

b：腫瘍摘出および母床硬膜全層切除後に人工硬膜を脊髄腹側に敷き込んで，対側より引き出す。

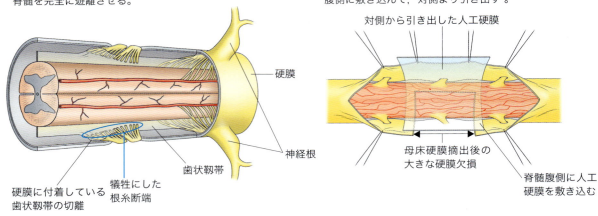

c：脊髄を全周性に取り囲むように硬膜欠損部を人工硬膜で再建する。人工硬膜は患者硬膜の内側に位置するように設置し，可能な範囲で縫合を行う。腹側正中の縫合は困難である。

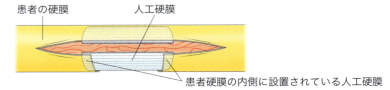

● 硬膜再建時-3（砂時計腫摘出後）：腫瘍が後根発生で前根（運動枝）が温存可能な吻合の対処法は工夫を要する（図4）

Point 運動枝が機能枝（C5-C8, Th1, L2-S1）でない高位であれば，髄液漏防止に重点を置くという観点から，当該高位の前根・後根ともに完全に凝固切離し，側方に位置する髄膜腫と同様の再建を行う（図2 参照）。

a：基本的に神経根の硬膜貫通部にて欠損が生じる。神経脱落症状を減らすべく，腫瘍と関係のない当該高位の根糸や神経根の温存に努めるが，欠損部はこれらの神経の貫通部であるため，硬膜再建の方法は工夫を要する。

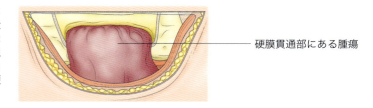

b, c：問題は腫瘍が後根発生の場合で，温存しえた運動枝が機能枝の場合である。この場合，運動枝温存に重きを置き，欠損部の硬膜再建をラフに行うという方法が考えられる。その場合，髄液漏のリスクは増す（幸いトラブルは経験していない）。

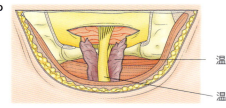

2 術後の髄液漏，低髄圧症状

なぜ起こるのか

脊髄手術では，術中および術後の髄液漏のために患者が術後に嘔気・嘔吐，頭痛などの低髄圧症状を呈することを経験する。創部ドレーン抜去後は，基本的に術部は閉鎖腔であるため髄液漏も一定量で止まるため，たとえ低髄圧症状を発症したとしても，症状は術後1週間程度で自然軽快することがほとんどある。

しかし，症状の遷延によって患者は長期臥床を強いられたり，リハビリテーションが進まないことがある。稀な合併症ではあるが，脊髄手術時の髄液漏に関連する硬膜下血腫や小脳出血が起こることが知られている。

髄膜腫摘出術はくも膜外手術であり，理論的には髄液漏のない手術が可能であるが，腫瘍被膜とくも膜の癒着などのため，くも膜を損傷せずに手術を完遂するのは困難である（図1a参照）。

神経鞘腫摘出術は基本的にくも膜下操作を含むことが多く，術中の髄液漏はやむを得ない（図5）。

起こさないために

- 重要なことは，手術時の緊密な一次縫合と死腔の最小限化である[4,5]。死腔を減らし，筋膜縫合，皮下縫合をタイトに行い，死腔を作らないようにすることが肝要である。
- 縫合部にコラーゲンシートや充填薬，フィブリン糊[6]を噴霧することで髄液漏の予防策になる。
- 創部ドレーンを工夫する。硬膜外止血操作がしっかり行われていれば，過度な吸引を避けるため創部ドレーンを硬膜外ではなく，筋層内に設置することも一案となる。また陰圧吸引を行わず，平圧にて設置することも検討する。

起きてしまったら

- 対症的には補液付加，制吐薬，鎮痛薬投与で，経過観察となる。
- 起坐位に症状は悪化するので，症状改善までは臥床安静とする。
- 経皮的くも膜下ドレナージ（腰椎ドレナージ，スパイナルドレナージ）の使用を検討する。
- 低髄圧症状が長期化している場合は，再手術による再縫合も検討される。創部またはドレーン孔などから排液が持続する場合も感染のリスクを考え，再手術を検討する。

図5 術中の髄液漏を生じた例（髄膜腫，45歳，女性）

a：術前 MRI T1 強調 Gd 造影水平断像   b：術後 MRI T2 強調水平断像

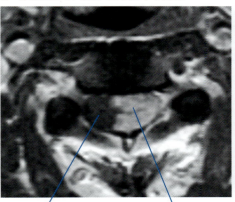
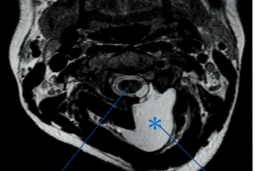

術後MRIにて髄液漏（＊）を認めたが，筋膜縫合をしっかり行うことで髄液の皮下，体長への漏出を防止できる。

脊髄　腫瘍　　腫瘍摘出により膨らんだ脊髄　髄液漏

オペ時のメルクマール

🔴 硬膜縫合時：硬膜同士の端々縫合は連続縫合，人工硬膜や筋膜パッチは結節縫合する（図6）

顕微鏡下に行う。著者らは硬膜縫合には 7-0 ポリプロピレン縫合糸を用いて1針ずつ結節縫合している。患者硬膜同士の端々縫合の場合は連続縫合でもよいかもしれないが（**a**），人工硬膜や筋膜パッチを行う症例では，小さなたわみを減らし，患者硬膜にフィットさせるため，結節縫合の方が人工硬膜，筋膜にかかる緊張を調整可能である（**b**）。しかしながら，子牛を用いた基礎実験において，髄液漏出の大部分は縫合部の針穴からであったという報告もある[7]。
硬膜非貫通性血管クリップ（vascular closure system; VCS clip®）の使用経験が報告されているが[8]，術後 MRI 撮影時のハレーションの問題もあり，著者らは使用していない。

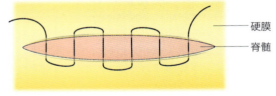

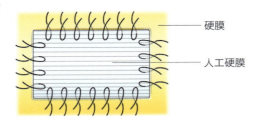

🔴 補填薬の併用時：ポリグリコール酸シートを設置し，フィブリン糊を噴霧する（図7）

吸収性組織補強材であるポリグリコール酸シート（ネオベールシート®）を縫合硬膜上に設置し，その上からフィブリン糊（ボルヒール®，ベリプラスト®）を噴霧する方法が広く用いられてきている。著者らは Nagata らの報告[9]を参考に行っている。

a：ネオベールシート® 設置前の準備。
先にフィブリノーゲンと第XII因子を主成分とするベリプラスト®A液にネオベールシート®を浸す。

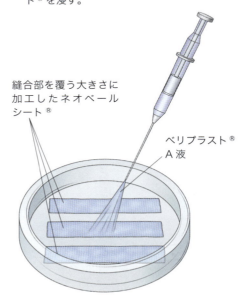

b：ネオベールシート® の設置。

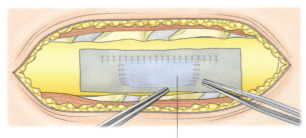

硬膜を縫合した部位を覆うようにベリプラスト®A液に浸したネオベールシート®をかぶせる

c：フィブリン糊の噴霧。
bの上に残ったベリプラスト®A液とトロンビンを主成分とするB液の混合液を噴霧する。

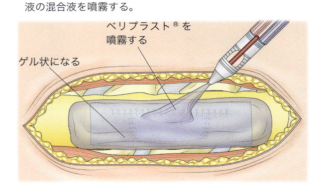

3 神経鞘腫摘出術後の神経脱落症状

なぜ起こるのか

神経鞘腫の摘出において，腫瘍学的な根治性の観点からは，発生神経根（または根糸）の正常断端での切離および腫瘍被膜を含む腫瘍全摘が求められる。

腫瘍化した神経鞘腫に機能が残っているかどうか，すなわち摘出術後にみられる神経脱落症状が腫瘍本体摘出によるものかどうかは定かでない。神経鞘腫は層構造の腫瘍固有の被膜に覆われている。腫瘍に伴走する正常神経根や根糸はこの腫瘍固有被膜の最外層に癒着していたり，層内に迷入していることも多い（図8）。

理想的には伴走正常神経温存下における腫瘍本体のみの摘出が望ましいが，癒着の程度や変性，腫瘍被膜の性状から，一部の正常神経根（または根糸）を犠牲にして摘出せざるを得ないことをしばしば経験する。

術後神経脱落症状の原因には，①腫瘍摘出行為そのもの，②伴走する，または近接した正常神経根または根糸の切離に伴うもの，③いわゆる一般的な牽引，圧迫などの術中操作での手術侵襲，の3つの可能性があると考える。

図8 神経鞘腫と周囲正常神経根（または根糸）との関係

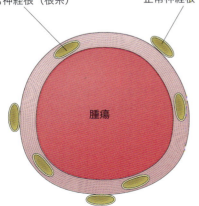

腫瘍の被膜内に迷入した正常神経根（根糸）

腫瘍の被膜に癒着した正常神経根（根糸）

腫瘍

Information

術後新たに感覚障害が生じる率は11〜15%，運動障害は2.3〜8%と報告されている[10)〜12)]。

砂時計腫に限ったデータとして感覚障害21%，運動障害12%という報告がある[13)]。

硬膜内に位置する神経鞘腫は，腫瘍固有の被膜が比較的薄いのに対し，硬膜から神経外膜に移行する外層構造をもつ砂時計腫および硬膜外腫瘍の腫瘍被膜は，多層構造をもつと考えられる[14)]。両者の術式は分けて考えるのがよい。

起こさないために

- 導入根と導出根を確実に同定する。不必要な近傍の正常神経組織の犠牲を低減させる。
- 腫瘍摘出に注力を奪われると，知らぬ間に脊髄や周辺神経根を過度に圧排していたり，牽引していることがある。術者，助手，モニターをみている外回りの医師を含め，周辺神経組織への愛護的操作に留意すべきである。
- フリーラン（free run）などの術中神経モニタリングを併用することで，神経への過度な負担を検知することができる。

起きてしまったら

- 当該神経領域の感覚鈍麻・脱失の場合，経過観察となる。しびれや痛みを伴う感覚異常を呈している場合は，対症的に投薬加療を行う。
- 当該神経領域の運動麻痺を呈している場合，リハビリテーションにて，周囲筋の強化および廃用予防のための当該支配筋の自動・他動運動療法を行う。ADL障害が強い場合は手外科に再建について相談するのもよい。
- 仙髄領域の神経切離による排尿障害については，泌尿器科の協力を得て経過を追う。排便障害は重度便秘のことが多い。消化器科とも相談しながら対症的に加療を行い，回復を待つ。

オペ時のメルクマール

● 導入根，導出根同定後の腫瘍摘出術時：脊髄から分岐直後に発生した腫瘍は piece meal に摘出する（図9）

a：腫瘍表面を丁寧に確認していくと，腫瘍内に入り込む導入根と腫瘍より末梢へつながる導出根が確認できる。

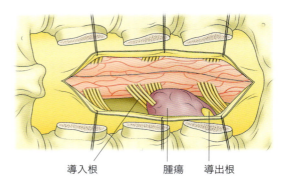

導入根　　腫瘍　　導出根

b：摘出初期段階で導入根と導出根を同定して切離することができれば，腫瘍の可動性が増し，腫瘍を硬膜外へ en-bloc で取り出すことも可能となる場合があり，手術は比較的楽なものとなる。
ただし脊髄からの分岐直後にて発生した腫瘍の摘出や脊髄腹側発生の腫瘍摘出に際しては注意が必要である。無理に en-bloc に腫瘍を引き出そうとすると，脊髄に過度な力が加わる恐れがあるため piece meal での摘出を考慮する。
著者らは腫瘍学的な全摘を確認するため，導入根および導出根の断端を腫瘍とは別病理標本として提出し，腫瘍細胞の有無について病理学的検索を依頼している。

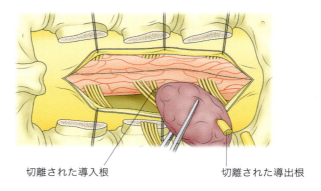

切離された導入根　　切離された導出根

● 硬膜内髄外腫瘍の摘出時：発生神経根か否か，運動枝か否かを確認する（図10）

腫瘍固有の被膜は薄く，腫瘍被膜や癒着した正常神経根（根糸）の剥離は困難であることが多い。時に発生神経根でない神経を犠牲にする必要が生じるが，神経刺激器を用いて末梢筋の収縮や筋電図の波形を確認し，運動枝かどうか確認するようにしている。万が一運動枝であった場合，再度剥離温存できないかどうか，その走行に沿って確認する。

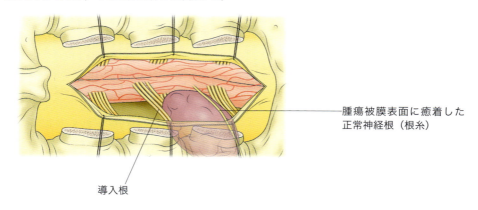

腫瘍被膜表面に癒着した正常神経根（根糸）

導入根

オペ時のメルクマール

● 砂時計腫および硬膜外腫瘍の摘出時：硬膜貫通部の処置に注意する（図11）

a：砂時計腫の被膜内摘出術。
腫瘍固有の被膜は比較的厚いことが多く，玉ねぎの皮を剥くかのごとく，1層ごとの展開が可能なことが多い。やがて最内層の腫瘍固有の被膜に到達するので，それまでの被膜は温存し，腫瘍被膜内摘出を施行する。

b：腫瘍摘出後。
問題となるのは硬膜貫通部の処置である（図4参照）。神経根は前根および後根の束となってそれぞれ硬膜を貫通する。伴走神経根を温存できた際に硬膜貫通部の硬膜再建に工夫が必要となる。

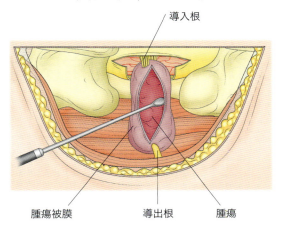
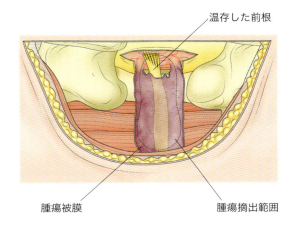

［古矢丈雄］

文献

1) Nakamura M, Tsuji O, et al. Long-term surgical outcomes of spinal meningiomas. Spine 2012；37：E617-23.
2) Heald JB, Carroll TA, et al. Simpson grade: an opportunity to reassess the need for complete resection of meningiomas. Acta Neurochir (Wien) 2014；156：383-8.
3) Oya S, Kawai K, et al. Significance of Simpson grading system in modern meningioma surgery：integration of the grade with MIB-1 labeling index as a key to predict the recurrence of WHO Grade I meningiomas. J Neurosurg 2012；117：121-8.
4) 山口 智，武田正明，ほか．髄液漏の予防と対策．脊椎脊髄ジャーナル 2012；25：801-5.
5) 徳橋泰明，上井 浩，ほか．硬膜損傷・髄液漏の予防と対策．脊椎脊髄ジャーナル 2018；31：371-6.
6) Esposito F, Angileri FF, et al. Fibrin Sealants in Dura Sealing：A Systematic Literature Review. PLoS One 2016；11：e0151533.
7) Dafford EE, Anderson PA, et al. Comparison of dural repair techniques. Spine J 2015；15：1099-105.
8) Faulkner ND, Finn MA, et al. Hydrostatic comparison of nonpenetrating titanium clips versus conventional suture for repair of spinal durotomies. Spine 2012；37：E535-9.
9) Nagata K, Shiobara Y, et al. Mesh and glue technique as a new sealing technique for the use of expanded polytetrafluoroethylene dura substitute：the experimental studies of its tolerance for pressure and long-term histological change. No Shinkei Geka 1999；27：1097-103.
10) 小澤浩司．脊椎脊髄疾患の治療戦略-砂時計腫．脊椎脊髄ジャーナル 2006；19：81-7.
11) Safavi-Abbasi S, Senoglu M, et al. Microsurgical management of spinal schwannomas：evaluation of 128 cases. J Neurosurg Spine 2008；9：40-7.
12) Safaee MM, Lyon R, et al. Neurological outcomes and surgical complications in 221 spinal nerve sheath tumors. J Neurosurg Spine 2017；26：103-11.
13) 小澤浩司．脊髄腫瘍の最新動向-神経鞘腫．脊椎脊髄ジャーナル 2009；22：68-76.
14) 磯島 晃，大橋洋輝，ほか．神経鞘腫-被膜内切除．脊椎脊髄ジャーナル 2014；27：883-8.

トラブル & メルクマール 脊髄

くも膜嚢腫の手術
(Surgical treatment for arachnoid cyst)

1 硬膜外くも膜嚢腫における交通孔の同定困難

なぜ起こるのか

硬膜外くも膜嚢腫の発生メカニズムとして，くも膜下腔との交通孔の存在がいわれている。

嚢腫の縮小と再発予防は，嚢腫を一部切開して交通孔を閉鎖することで達成される。

術前画像検査にて交通孔を同定すること，予想することにより椎弓切除範囲を短縮させることができる。好発部位の胸椎の場合，椎弓切除範囲を小さくすることで術後後弯変形を減少させることができる[1]。

しかしながら術前画像検査で交通孔を同定できない場合や，術前に予想した箇所に孔が存在しないことがある。その場合，嚢腫全体に及ぶ椎弓切除と嚢腫壁全切除，交通孔同定といった拡大手術が必要となる。

Information

Nabors らによる Spinal meningeal cyst の分類がある（**表1**）[2]。

交通孔の同定に際し，脊髄造影および造影後 CT 検査[3]，シネ MRI[4]，CISS MRI[5]，嚢腫造影[6]，術中ドップラー[7]の有用性が報告されている

多房性・複数個の嚢腫が存在する例が報告されているが，多くの場合，1つの嚢腫と1つの交通孔と考えられる。

起こさないために

■ 交通孔は硬膜が脆弱な部分に発生するとされる。最も多い部位は神経根の貫通部近傍である。このことを念頭に画像検査を施行する。また撮像された画像や再構築像を詳細に検討する。

■ 術前の画像検査で交通孔がはっきりしない場合がある。また，術前画像検査から予想した部位に交通孔がない可能性も念頭に置いて手術を行う必要がある。術前の手術説明で患者にその可能性を話しておく。

■ 交通孔の同定に難渋する可能性を考えておく必要があり，手術時間が予定よりも延長する可能性を考えて手術計画を立てる。

起きてしまったら

◆ 慌てずに嚢腫の展開を追加する。嚢腫に切開を入れ，嚢腫内から交通孔を捜索する。頻度の高い側方，硬膜の神経根分岐部を中心に観察する。

◆ どうしても交通孔を同定できない場合は，嚢腫壁を摘出後，補填薬を充填したり，フィブリン糊を噴霧して閉創する。

表1 Nabors らによる Spinal meningeal cyst の分類

type I	（cyst 内に）神経根を伴わない硬膜外髄膜嚢胞
IA：	硬膜外くも膜嚢腫
IB：	（神経根を伴わない）仙骨部嚢腫
type II	（cyst 内に）神経根を伴う硬膜外髄膜嚢胞 Tarlov's perineurial cyst 仙骨部神経根嚢腫，神経周膜嚢腫
type III	硬膜内くも膜嚢腫

（文献2より）

オペ時のメルクマール

● 交通孔の同定時：えくぼのような凹み→椎弓切除範囲を追加→髄液漏出を手がかりに探索→嚢腫全摘（図1）

a：通常嚢腫は脊髄の背側を覆うように存在しており，嚢腫を破らず交通孔を同定することは困難である．手術は嚢腫壁の一部を展開・露出後，嚢腫に切開を加え，嚢腫内に入る．嚢腫に切開を加えることで嚢腫内容は漏出する．嚢腫の内壁は光沢をもつ平滑な表面構造である．

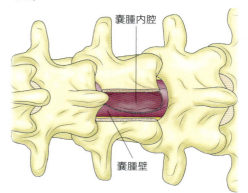

b：交通孔の部分はえくぼのような凹みであり，嵌頓した神経根を確認することができる．

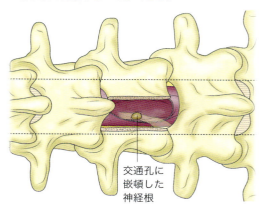

c：交通孔がみつからない場合-1．術前検査で交通孔の存在が疑われた他の候補部位の椎弓切除および嚢腫壁切除を追加して交通孔の同定を行う．

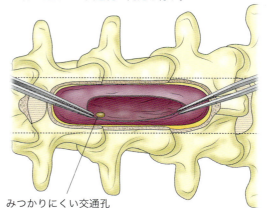

d：交通孔がみつからない場合-2．嚢腫内容を吸引し，ドライにした状態でベッドの回旋，リクライニングを調整して術野に傾斜を作製する．嚢腫内の髄液の流れを注意深く観察し，これをヒントに嚢腫内への髄液の流入路すなわち交通孔の部位を絞り込んでいく．

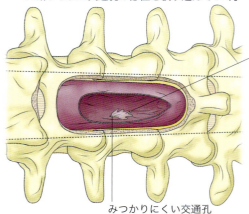

e：交通孔がみつからない場合-3．それでもみつからない場合には，嚢腫全長にわたり椎弓切除を行う．嚢腫壁背側の椎弓切除を全長にわたり施行して観察する．
さらにみつからない場合は嚢腫の全摘を行い，硬膜の欠損部を確認する．嚢腫切除の過程で欠損部を同定できることもある．また嚢腫の全摘後に術野をドライにして髄液漏出箇所を捜索する．

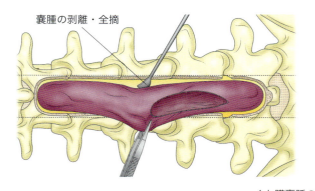

オペ時のメルクマール

● 交通孔の閉鎖時：硬膜側の交通孔が囊腫内壁でないことに注意する（図2）

嵌頓した神経根を損傷しないように留意しながら孔に切開を加え，嵌頓した神経根の解除を行いつつ，硬膜の欠損部すなわち硬膜側の交通孔も同定し，硬膜内に神経根を還納する。
硬膜をしっかり確認し，硬膜側の交通孔を（囊腫の内壁ではないことに注意）7-0 ナイロンなどで縫合する。髄液漏がないことを確認し，手術を終える。

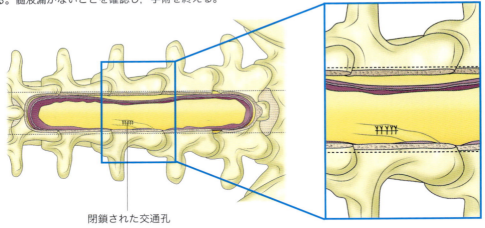

閉鎖された交通孔

2 難治性硬膜内くも膜囊腫に対する再手術での難渋

なぜ起こるのか

硬膜内くも膜囊腫は，くも膜の憩室状病変あるいは隔壁病変により髄液の灌流障害をきたす疾患である（図3）。成因として先天性，炎症，外傷が考えられている。

炎症性のものは，くも膜下出血，髄膜炎，油性造影薬などにより反応性に生じたくも膜の肥厚，癒着，線維性瘢痕により囊腫が形成される。

外傷性のものは，脊髄損傷，腰椎穿刺，脊椎脊髄手術によるくも膜の損傷により囊腫が形成される。

炎症および外傷を背景とするものは，手術侵襲による癒着の再発が起こると難治性となる。

Information

類似した画像所見を呈するものとして脊髄ヘルニアがあり，鑑別を要する[8]。

囊腫の近傍に脊髄空洞症を合併することは比較的多く経験する[9]。空洞は無処置または硬膜形成のみで自然縮小を認めたとの報告がある[10]。

起こさないために

- 出血やくも膜周囲の血液遺残は新たな癒着を助長するので，止血操作には細心の注意をはらう。
- 手術の目的は，髄液灌流障害の原因となっている肥厚した囊腫壁を切除し，髄液灌流を再獲得することである。
- 炎症性，外傷性で癒着性くも膜炎を背景とする場合，囊腫壁切除に加え，病変頭尾側のバイパス術や硬膜形成術を併用する。

起きてしまったら

- ◆癒着性くも膜炎による症状の再燃が問題となる。術後いったん改善傾向にあった症状が徐々に悪化する場合，再癒着を考える。
- ◆再手術により症状の改善が期待できるが，短期間での再増悪の可能性がある。
- ◆癒着剥離と硬膜形成術のみよりも，バイパス術を併用するほうが良好な成績を得ている。

図3 硬膜内くも膜嚢腫

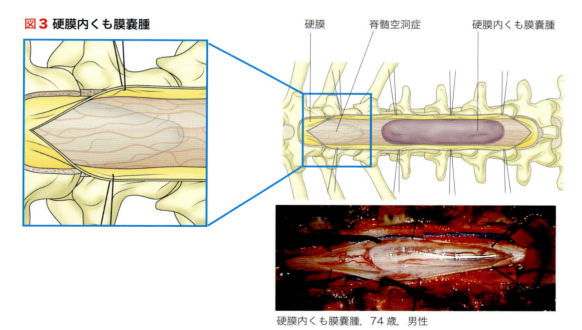

硬膜内くも膜嚢腫，74歳，男性

オペ時のメルクマール

● くも膜嚢腫の摘出時：嚢胞の頭側端・尾側端を確実に展開し，術中エコーを活用する（図4）

 POINT 手術は嚢腫壁切除（全摘）が基本となる．超音波術中エコーが有用で，嚢腫による脊髄の圧排や嚢腫壁切除による脊髄の圧排の解除，脊髄の拍動を確認できることがある．

 POINT エコーにてくも膜下腔と嚢腫の交通部を確認できることがある．

a：手術の際，くも膜と嚢胞壁との関係を確認することが重要である．術中に嚢胞の全長を確認し，頭側端，尾側端を確実に展開することでくも膜と嚢腫壁との関係がはっきりすることがある．

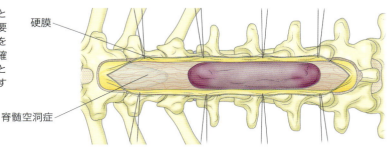

b：嚢腫展開の際にくも膜を損傷すると，くも膜下腔や嚢腫の観察に難渋し，病態把握が困難となる．くも膜を損傷しないよう注意しながら展開を進める．

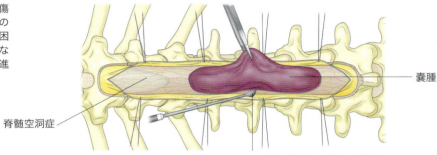

くも膜と嚢腫の付着を剥離する

オペ時のメルクマール

● 癒着性くも膜炎を背景とする病態の場合：再癒着の防止対策を検討する（くも膜下腔バイパスの併用，硬膜形成術の併用）（図5）

a：嚢腫壁切除後に頭尾側の健常くも膜下腔同士をつなぐようにバイパスを作製することを検討する。

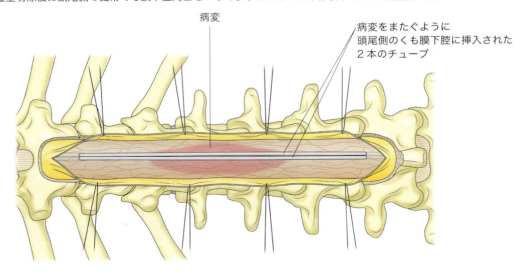

b：くも膜下腔バイパス術に加え硬膜形成術の併用も再発防止には一定の効果があると考えられる。

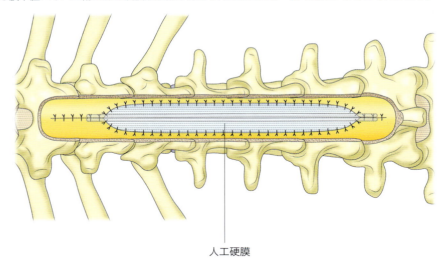

3 仙骨部嚢胞性病変の手術

なぜ起こるのか

多くは偶然発見される無症候性である。症候性のものは強い仙髄領域のしびれや疼痛を認める。患者は大腿後面や肛門，会陰部周囲の激しい疼痛やしびれを訴える。

無症候性のものがほとんどであり，嚢胞が患者の症状の原因となっているかどうかの診断，および手術適応には慎重を期すべきである[13]。

症候性の多くの症例で気分障害を訴え，軽度のうつ状態を呈していたとの報告[14]もある。症状の原因は，高い囊胞内圧による周辺神経根の圧排，神経根の癒着やくも膜下腔と囊胞の交通部での神経根の嵌頓と絞扼が考えられる（図6）。

手術成績は症状の原因によって異なることが予想される。すなわち周囲神経根の圧排による症状であれば，囊胞の縮小と再発予防により症状は改善する可能性も高いと予想される。神経根の嵌頓が原因ならば，嵌頓の解除で症状の改善は期待できる。しかし癒着が原因である場合は，剥離操作にてさらなる神経損傷の可能性があるため，改善は乏しいと考えられる。

Information
本疾患は良好な手術成績の報告が多数存在する[15]一方，手術適応に慎重な意見もある[16), 17]。手術成績に影響する因子として，患者の年齢，罹病期間，囊胞の広がりが報告されている[15]。

手術適応と術式選択
- 他疾患が除外され，保存療法抵抗性の症状を呈する場合は手術療法を考慮する。
- 手術は，経皮的な囊胞穿刺，シャント術，直接的な手術に大別される。すべての術式によって囊胞圧の減圧は達成可能であるが，症状の原因が神経根の癒着や，交通路における絞扼，嵌頓であると直接的手術しか対処できない。

術後遺残症状への対処法
- 神経障害性疼痛治療に準じ，各種鎮痛薬などの組み合わせで治療する。
- 難治性疼痛に対しては，脊髄刺激療法も考慮する。

図6 Naborsらによる分類

a：type ⅠBに相当する仙骨囊胞

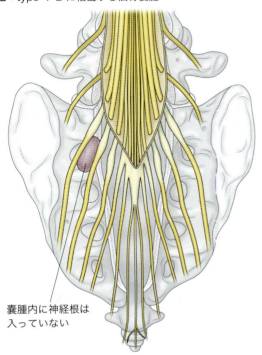

囊腫内に神経根は入っていない

b：typeⅡに相当するいわゆるTarlov's囊胞

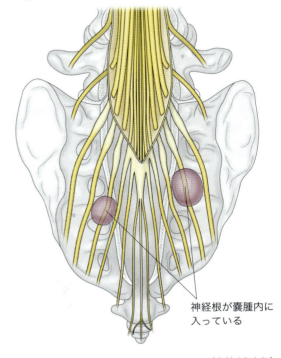

神経根が囊腫内に入っている

（文献18より）

オペ時のメルクマール

顕微鏡下の局所手術（囊胞壁部分切除，交通路閉鎖）

🔴 Nabors type Ⅰbの囊胞壁の部分切除，神経根絞扼の解除時：囊胞壁に癒着する神経根がないか周囲の観察し，囊胞外へ神経根を押し出す（図7）

a：囊胞壁外からの処置．病変部を広く展開し，囊胞と硬膜管との位置関係を確認する．Nabors type Ⅰbの場合，囊胞近傍の神経根が囊胞壁に癒着している可能性がある．囊胞壁に癒着する神経根がないか周囲を丁寧に観察し，可能ならば癒着の剥離を行う．

b：囊胞壁内からの処置．囊胞壁の部分切除を行い，内容液を吸引除去する．囊胞の内部より硬膜管側のくも膜下腔との交通部位を確認する．Nabors type Ⅰbの場合，神経根が交通孔に嵌頓し，絞扼されている可能性がある．この神経根を囊胞外へ押し出して（神経根が嵌頓しないよう），囊胞壁を内側より縫合する．

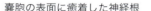

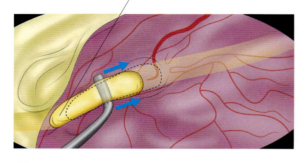
囊胞の表面に癒着した神経根

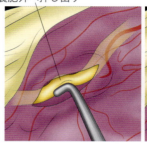
プローブで嵌頓した神経根を囊胞外へ押し出す

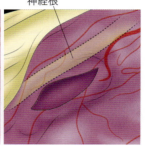
囊胞の外へ押し出された神経根

🔴 Nabors type Ⅱの交通路閉鎖時：囊胞内を走行する神経根を犠牲にするかを判断する（図8）

a：Nabors type Ⅱのいわゆる神経根を囊胞内に含む病変の場合，交通部位を神経根が通過している．そのため囊胞とくも膜下腔の交通路を完全に遮断するには神経根を犠牲にしなければならない．仙髄領域S3以下の神経根を犠牲にした場合，脱落症状として排尿排便障害をきたす可能性がゼロではなく，注意が必要である．

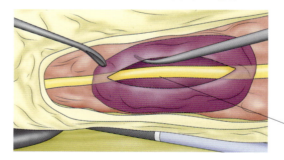
囊胞内に含まれている神経根

b：神経根を犠牲にするのが躊躇される場合，交通路をラフに縫合したり，周囲組織で被覆する方法が考えられる．

c：最後にフィブリン糊（ボルヒール®，ベリプラスト®）を噴霧して死腔を減らすとともに，髄液漏を予防する処置を行う．

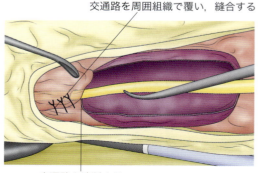
交通路を周囲組織で覆い，縫合する
交通路を遮断する

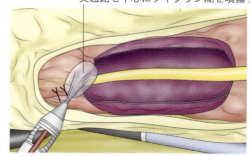
交通路を中心にフィブリン糊を噴霧する

［古矢丈雄］

文献

1) Funao H, Nakamura M, et al. Surgical treatment of spinal extradural arachnoid cysts in the thoracolumbar spine. Neurosurg 2012；71：278–84. discussion 84.

2) Nabors MW, Pait TG, et al. Updated assessment and current classification of spinal meningeal cysts. J Neurosurg 1988；68：366-77.

3) Congia S, Coraddu M, et al. Myelographic and MRI appearances of a thoracic spinal extradural arachnoid cyst of the spine with extra- and intraspinal extension. Neuroradiology 1992；34：444–6.

4) Neo M, Koyama T, et al. Detection of a dural defect by cinematic magnetic resonance imaging and its selective closure as a treatment for a spinal extradural arachnoid cyst. Spine 2004；29：E426–30.

5) Nakagawa A, Kusaka Y, et al. Usefulness of constructive interference in steady state (CISS) imaging for the diagnosis and treatment of a large extradural spinal arachnoid cyst. Minim Invas Neurosurg 2004；47：369–72.

6) Gu K, Kwon JW, et al. Digital Subtraction Cystography for Detection of Communicating Holes of Spinal Extradural Arachnoid Cysts. Korean J Radiol 2016；17：111-6.

7) Kanetaka M, Sugita S, et al. Use of Doppler ultrasonography to detect an elusive communication of a spinal extradural arachnoid cyst. J Clin Neurosci 2011；18：863-4.

8) 谷口　真. 脊柱管内囊胞性疾患. 脊椎脊髄ジャーナル 2010；23：347-53.

9) Andrews BT, Weinstein PR, et al. Intradural arachnoid cysts of the spinal canal associated with intramedullary cysts. J Neurosurg 1988；68：544-9.

10) Holly LT, Batzdorf U. Syringomyelia associated with intradural arachnoid cysts. J Neurosurg Spine 2006；5：111-6.

11) 大河昭彦. 囊腫性病変. 脊椎脊髄外科テキスト. 南江堂, 東京. 2016, p.282-6.

12) 若尾典充, 八木秀樹, ほか. 硬膜内くも膜囊胞の診断と治療. 脊椎脊髄ジャーナル 2014；27：517-22.

13) 栃木　悟, 谷　諭. Perineural (Tarlov) cyst. 脊椎脊髄ジャーナル 2015；28：883-8.

14) Marino D, Carluccio MA, et al. Tarlov cysts：clinical evaluation of an italian cohort of patients. Neurol Sci 2013；34：1679-82.

15) Burke JF, Thawani JP. Microsurgical treatment of sacral perineural (Tarlov) cysts：case series and review of the literature. J Neurosurg Spine 2016；24：700-7.

16) Kunz U, Mauer UM, et al. Lumbosacral extradural arachnoid cysts：diagnostic and indication for surgery. Eur Spine J 1999；8：218-22.

17) Lucantoni C, Than KD, et al. Tarlov cysts：a controversial lesion of the sacral spine. Neurosurg Focus 2011；31：E14.

18) Snn JJ, Wang ZY, Teo M et al. Comparative outcome of the two types of sacral extradural spinal meningeal cysts using different operation methods：a prospective clinical study. PloS One 2013 Dec 26；8（12）：e83964.doi：10.137／eCollection 2013.PMID 24386317.

トラブル & メルクマール 脊髄

癒着性くも膜炎に伴う脊髄空洞症に対するシャント術
（Shunt operation of syringomyelia in patients with arachnoiditis）

1 空洞 – くも膜下腔シャント術のシャント不全

なぜ起こるのか

　癒着性くも膜炎に伴う脊髄空洞症や，Chiari I 型奇形に合併した脊髄空洞症に対し，以前より空洞 - くも膜下腔シャント術 (Syrinx-subarachnoid shunt, 以下 S-S シャント)，または空洞 - 腹腔シャント術 (Syrinx-peritoneal shunt, 以下 S-P シャント) が施行されてきた。阿部は，くも膜の癒着が限局し，空洞の存在する高位に正常なくも膜下腔がある場合は S-S シャントを，癒着の範囲が不明瞭であったり，脊髄全般に渡り正常なくも膜下腔がない場合は S-P シャントを選択するとしている[1]。

　S-S シャントにおけるシャント不全の多くは，シャントチューブのくも膜下腔側の開口部における癒着性くも膜炎によるチューブ内腔閉塞と考えられている[2,3]。シャント不全は，比較的頻度の高い合併症である。

Information

　大田らは，脊髄損傷後に生じた脊髄空洞症に対し S-S シャントを施行した 33 例中 6 例で空洞の再発が生じたと報告した[4]。

　矢野らは，Chiari I 型奇形に合併した脊髄空洞症に対し S-S シャントを施行した長期経過観察 35 例中 8 例でシャント不全が生じたと報告している[3]。

起こさないために

- 初回手術においてくも膜下腔側のチューブ先端を侵襲のない部分に設置することが重要である。脊髄背側は手術操作が加わるため，癒着性くも膜炎が生じやすい環境にある[3]（ **図1a**) ため，脊髄腹側への設置が推奨されている[5]（ **図1b**)。
- 病変部頭尾側に新たな交通路を作製する，くも膜下腔 - くも膜下腔バイパス術 (Subarachnoid-subarachnoid bypass, 以下 S-S バイパス)[6]の適応や併用も検討する。

起きてしまったら

- 術後のフォローアップ MRI にて，いったんは縮小を認めていた空洞の再増大が確認された場合，シャント不全を疑う。症状が再燃した場合，患者と相談し，再手術を検討する。
- 再手術では，初回手術で挿入したシャントチューブを抜去し，再挿入を試みる。
- 髄液灌流のコントロールのため，ほかの短絡路作製の併用や変更についても検討する。
- 初回手術が S-S シャントのみの場合，S-S バイパスの併用を検討する。

図1 くも膜下腔側のチューブ先端の設置位置

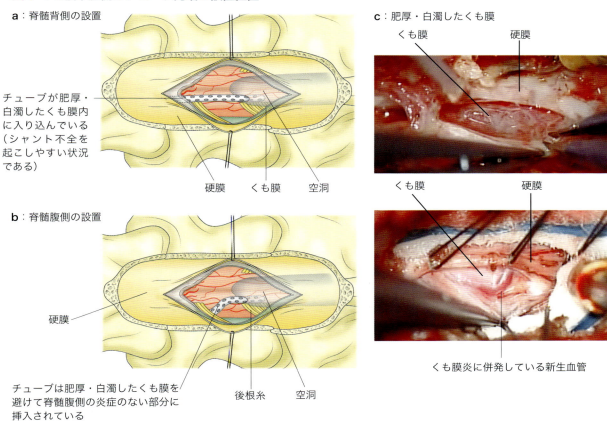

a：脊髄背側の設置
チューブが肥厚・白濁したくも膜内に入り込んでいる（シャント不全を起こしやすい状況である）
硬膜　くも膜　空洞

b：脊髄腹側の設置
硬膜
チューブは肥厚・白濁したくも膜を避けて脊髄腹側の炎症のない部分に挿入されている
後根糸　空洞

c：肥厚・白濁したくも膜
くも膜　硬膜
くも膜　硬膜
くも膜炎に併発している新生血管

オペ時のメルクマール

● S-Sシャント作製部位の決定時：健常なくも膜下腔の確認（存在）が重要である（図2）

シャントを設置する部位は，空洞の最大径と水平断における空洞の偏位にて決定する[1]。空洞近傍にくも膜下腔側のチューブを設置するための（癒着を生じていない）健常なくも膜下腔があることが前提となる。
ドレナージ側のくも膜下腔が健常であることは，シャント不全を防ぐ意味で大変重要なポイントである[5]。脊髄造影検査にてくも膜下腔の開存がどこまであるのか確認することは有用である。

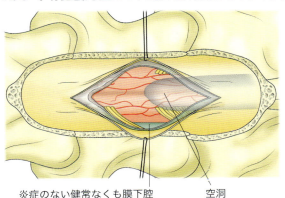

炎症のない健常なくも膜下腔　空洞

根糸　新生血管　くも膜炎に併発している新生血管

癒着性くも膜炎に伴う脊髄空洞症に対するシャント術

オペ時のメルクマール

🔴 **椎弓切除，硬膜およびくも膜の展開，脊髄の切開時：血液の混入はくも膜の癒着を惹起するため，無血野術野の作製が重要である（図3）**

a：目標とする部位の椎弓切除を行う。硬膜を展開すると，癒着部位は白濁したくも膜の炎症所見とともに，増生した血管が多く認められる。この増生した血管は脆く易損性であるが，展開時にできるだけ損傷しないように注意をはらう必要がある。出血した場合は確実に止血を行う。
後根糸の脊髄からの分岐部（dorsal root entry zone；DREZ）が切開部位となる。多くの場合，根糸は密の部分と疎の部分が存在する。空洞が透見できるくらい脊髄が薄い部位で，なるべく根糸が疎の部分にて脊髄軟膜および脊髄に切開を加える。

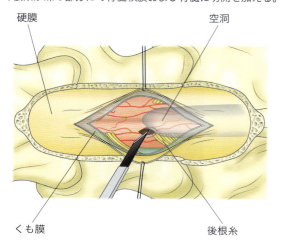

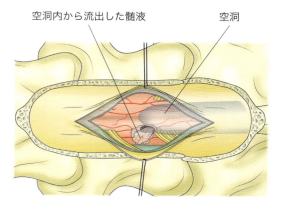

b：空洞に到達すると空洞内の髄液の流出をみる。

🔴 **シャントチューブの挿入時：くも膜下腔および空洞内にしっかりと留置することが一番大切である（図4）**

a：いったんくも膜下腔側に挿入したシャントチューブを，脊髄長軸方向に滑らせるように空洞内へ挿入する。しっかり空洞に入っている場合，通常は抵抗なく挿入可能である。抵抗がある場合は無理に挿入せず，少し引いてから挿入方向を変えたり，再挿入を試みることで，挿入操作による脊髄障害を最小限にすることができる。

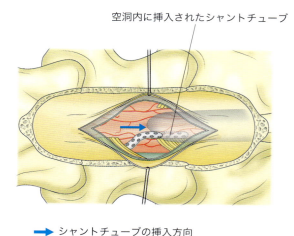

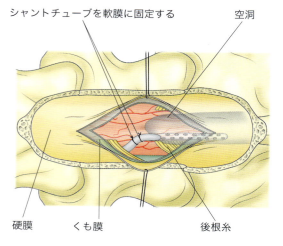

b：シャントチューブの迷入を予防するため，シャントチューブを軟膜に固定する。

オペ時のメルクマール

🔴 S-S バイパスチューブの病変部通過時：病変にはなるべく触らず，病変部頭尾側の正常な部分をチューブによって短絡させる（図5）

> **POINT** チューブは可能であれば複数本挿入したいが，残余くも膜下腔のスペースから1本しか設置できないことも多い。

a，b：癒着剥離を行った脊髄軟膜上にチューブを設置する方法。

a　背側から

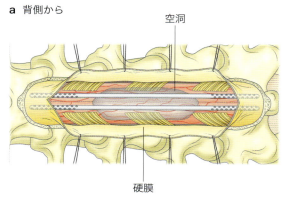

b　側方から（空洞バイパスチューブの位置はすべて硬膜・くも膜の下を通る）

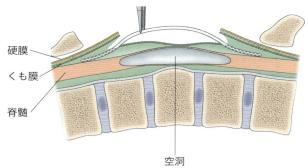

c，d：癒着剥離を行った脊髄軟膜上にチューブを設置する方法。

c　硬膜の浅層・深層

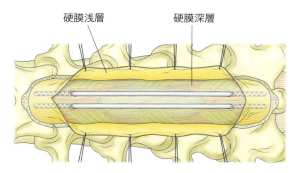

d　硬膜の浅層・深層側面図（病変部でバイパスチューブは硬膜の浅層と深層の間を通る）

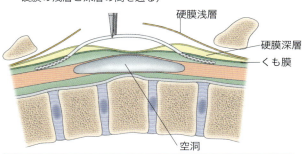

> バイパスチューブの位置は，くも膜下→くも膜・硬膜深層を貫通→硬膜浅層の下→くも膜・硬膜深層を貫通→くも膜下となる。

e，f：チューブをいったん硬膜外に出して筋層内を通過させ，再度硬膜を貫通してくも膜下腔に戻す方法。

e　硬膜外

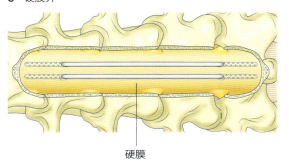

f　硬膜外側面図（病変部の高位でバイパスチューブはいったん完全に硬膜外へ出る）

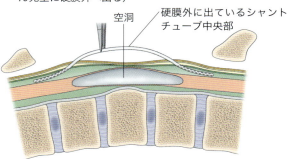

癒着性くも膜炎に伴う脊髄空洞症に対するシャント術　287

> S-S バイパスとは，S-S シャントや S-P シャントの代わりとして行われるようになってきた[6]。S-S バイパスは，癒着性くも膜炎の高位や脊髄空洞症の範囲を越えて，頭側と尾側の正常くも膜下腔同士を比較的太いチューブでバイパスし，病変部の髄液灌流を改善させる術式である。

2 隔壁を有する病変への対処

なぜ起こるのか

MRI などの画像検査の矢状断像，冠状断像において，空洞が単純な単房性の形態を示さず，分葉状のくびれを有する症例や，空洞内に隔壁様構造物が確認され，多房性を示す症例を散見する（**図6**）。しかしながら，渉猟し得る限りくびれや隔壁の成因や病理組織学的所見についての報告はない。

Information

隔壁を有する空洞に対し，神経内視鏡で空洞内を目視確認しながら隔壁を穿通させたとの報告がある[7]。

空洞内に隔壁が存在する症例においては，シャント高位について十分検討するよう述べている報告がある[8]が，一方で，たとえ隔壁が存在しても空洞内は自由交通性であるとの意見もある[9]。

脊髄空洞症の画像検査

- 通常の spin-echo 法による MRI における T2 強調像は，空洞に加え，空洞周囲にみられる脊髄の浮腫性変化やグリオーシスも髄内高信号として描出するため，T2 強調像における脊髄高信号領域は実際の空洞よりも広い範囲となる。T1 強調像において低信号となる領域が実際の空洞であることに留意する必要がある[10]。（**図7**）
- Gradient-echo 法の一種である fast imaging with steady state free precession (FISP) とよばれる heavily T2 強調像の撮像が，くも膜下腔や空洞内の詳細な構造の描出に優れている[10]。FISP の再構築画像において空洞内の隔壁や交通が最適に描出された[11]。

隔壁を有する空洞症の手術戦略

◆ 隔壁を複数認める症例に対し，すべての空洞に個別にシャントを行うことは不可能である。また，チューブ先端にて盲目的に隔壁を穿通することは，正常脊髄に無理な力がかかっている可能性もあるので大変危険である。このような症例に対しては，初回手術よりくも膜下腔 - くも膜下腔バイパス術 (S-S バイパス) の適応や併用が検討される（「*1* 空洞 - くも膜下腔シャント術におけるシャント不全」参照）。

◆ シャントを行う空洞を選択する際は，一番大きな空洞や，神経学的な責任高位に関与していると思われる空洞に対しての治療を優先することが現実的である。

図6 MRI T2強調像矢状断像（自験例）

a：化膿性脊椎炎後の癒着性くも膜炎に併発した脊髄空洞症（63歳，男性）
空洞の尾側端は多数の分葉状のくびれ（＊）を有する。

b：髄膜炎後の癒着性くも膜炎に併発した脊髄空洞症（83歳，女性）
空洞の尾側端は多房性（＊）を疑う所見である。

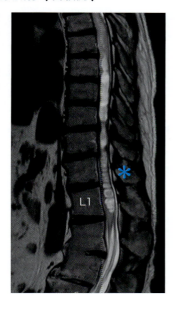
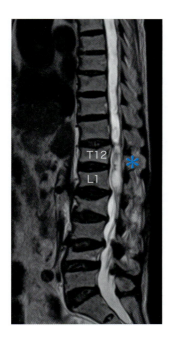

図7 MRIでみる空洞範囲（上衣腫，43歳，女性）

a：T2強調像の高信号領域。空洞の頭尾側に脊髄の浮腫性変化を認め（＊），この部分も高信号域として描出される。

b：T1強調像の低信号領域。実際の空洞範囲を示している。

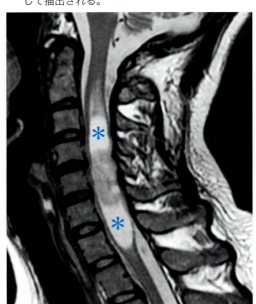
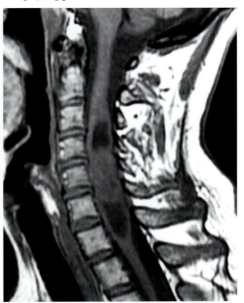

オペ時のメルクマール

隔壁を有する空洞症に対しては，S-S バイパスと S-S シャントの併用を行っている。
S-S シャントの設置位置は空洞の頭側端に挿入する場合と，頭尾側両端に挿入する場合を症例ごとに選択している。
手技の詳細は，「1 空洞 - くも膜下腔シャント術におけるシャント不全」を参照していただき，ここでは隔壁を有する症例に対する手術における最重要ポイント3つを提示する。

 POINT 1 空洞の頭尾側でくも膜下腔がしっかり確認できる部位同士で計画

バイパスチューブの先端はくも膜炎のない部分に設置するのがよい。理想的には脊髄腹側設置であるが，比較的太いチューブを用いるため，残余くも膜下腔のスペースの問題から，手技的に困難であったり，神経根や根糸の刺激になってしまうことがあるため，挿入には細心の注意が必要である。

 POINT 2 シャントを行える空洞の選択

細かな分葉状の形態を呈する空洞に対し，個々の空洞にシャントを行うことは不可能であり，そのような症例に対しては現在のところ S-S バイパス術にて空洞の縮小を期待するほかに方策はないと思われる（図6a 参照）。
隔壁が確認される空洞症において，個々の空洞が一定以上の大きさを有する空洞症の場合は，それぞれの空洞に対し個々の S-S シャントの併用を検討する（図6b 参照）。神経学的所見や各種画像検査での空洞の横断面上のサイズから，悪化している責任高位がある程度絞れる場合，その高位の空洞の縮小を期待して当該高位の空洞に S-S シャントを留置する。

 POINT 3 術中エコー検査による空洞の縮小の確認

くも膜下腔と空洞を交通させる前後において，空洞サイズを術中エコー検査にて観察することは有用である。通常，空洞に到達して空洞内容が流出すると，（程度の差はあるが）空洞の縮小が確認されることも多い。隔壁を有する病変についても同時に観察できる場合，隔壁以遠の空洞のサイズの変化について観察する。
交通させた部分については縮小がみられても，隔壁以遠では縮小が確認できない場合は，隔壁は非交通性で実際に物理的に隔壁として障害となっている可能性が示唆される。この場合，必要に応じて隔壁以遠の空洞にもう1本 S-S シャントを追加することを検討する必要がある。隔壁以遠においても空洞の縮小が確認された場合，隔壁は自由交通性であると予想され，追加の処置は不要と判断できる。

［古矢丈雄］

文献

1) 阿部俊昭. 空洞 - クモ膜下腔シャント術と空洞 - 腹腔シャント術. 脊椎脊髄ジャーナル 2000 ; 13 : 755-9.

2) Hida K, Iwasaki Y, et al. Surgical indication and results of foramen magnum decompression versus syringosubarachnoid shunting for syringomyelia associated with Chiari I malformation. Neurosurg 1995 ; 37 : 673-8, discussion 678-9.

3) 矢野俊介, 飛騨一利, ほか. 空洞 - くも膜下腔交通術 (S-S shunt). 脊椎脊髄ジャーナル 2007 ; 20 : 897-905.

4) 大田秀樹. 慢性期の治療 空洞症に対する処置. 脊椎脊髄ジャーナル 2003 ; 16 : 524-8.

5) Iwasaki Y1, Hida K, et al. Reevaluation of syringosubarachnoid shunt for syringomyelia with Chiari malformation. Neurosurg 2000 ; 46 : 407-12, discussion 412-3.

6) 植田尊善. 脊髄空洞症. 今日の整形外科治療指針 第5版. 医学書院, 東京. 2004, p.556-8.

7) Huewel N, Perneczky A, et al. Neuroendoscopic technique for the operative treatment of septated syringomyelia. Acta Neurochir Suppl (Wien) 1992 ; 54 : 59-62.

8) 神谷 光広, 佐藤 公治, ほか. 癒着性くも膜炎による脊髄空洞症の2症例. 東海脊椎外科 1998 ; 12 : 67-9.

9) Lederhaus SC1, Pritz MB, et al. Septation in syringomyelia and its possible clinical significance. Neurosurg 1988 ; 22(6 Pt 1) : 1064-7.

10) 村上友宏, 小柳 泉. 脊髄空洞症. 脊椎脊髄ジャーナル 2010 ; 23 : 423-8.

11) Hirai T, Korogi Y, et al. Evaluation of syringomyelia with three-dimensional constructive interference in a steady state (CISS) sequence. J Magn Reson Imaging 2000 ; 11 : 120-6.

索引

あ

悪性腫瘍	154
圧痛	169
圧迫止血	40,194
アトロピン	60
アビテン®	68, 80, 163, 194, 248
アレルギー	41
胃管	70
医原性椎間孔狭窄	102
移植骨	88
―設置位置	95
―の脱転	88
イソジン液	198
伊藤式 en-block 椎弓形成術	2
イレウス	162, 169
インスゥルメンテーション破損	154
インテグラン	194
咽頭痛	70
うつ状態	281
運動麻痺	15
運動療法	2
エアトーム	64, 205, 215
嚥下障害	52, 100
嚥下反射	77
炎症性腸疾患	176
エンドキャップ	193
横隔膜	114
横静脈洞	55
黄色靱帯	205, 213, 232
―骨化症	125
横突起骨折	220

か

開胸	114
外頚静脈	76
外後頭隆起	55
開窓幅	199
外側塊	29
―スクリュー	19, 29
―破壊	29
外側陥凹部	199
外椎骨静脈叢	105
ガイドワイヤー	224
外腹斜筋	166
潰瘍性大腸炎	176
下関節突起	207, 232
隔壁	288
下行結腸	170, 182
下肢腫脹	202

仮性動脈瘤	25
下大静脈	148
化膿性脊椎炎	144
環軸椎	108
―亜脱臼	50, 60
―後方固定術	38
感染	70, 162, 176
―性椎間板組織	150
環椎後結節	106
灌流圧	147
灌流障害	278
キアリ 1 型奇形	105
気管切開	76
気胸	114
偽性髄膜瘤	84, 202
気道合併症	76
気道狭窄	76
気道浮腫	76
気分障害	281
逆行性射精	162, 166
キャニュレイテッドスクリュー	93, 95
胸腔ドレーン	116
胸腔内圧	116
凝固止血法	194
胸鎖乳突筋	70
矯正角度	98
胸椎・胸腰椎後方除圧固定術	128
胸椎・胸腰椎後方除圧術	121
胸椎・腰椎前方除圧固定術	114
胸膜損傷	114, 118
胸膜癒着	114
棘間靱帯	230
緊急血腫除去術	135, 158
緊急性気胸	118
筋電図	184
空洞 - くも膜下腔シャント術	284
空洞 - 腹腔シャント術	284
空洞症	108, 110
首下がり症	103
くも膜	84, 110, 199
―下腔 - くも膜下腔バイパス術	284
―下出血	278
―嚢腫	276
グリオーシス	288
頚胸椎矯正固定術	98
経筋膜的椎弓根スクリュー	222
経頭蓋電気刺激筋誘発電位	264
経大腰筋側方アプローチ	189
頚長筋	70

頚椎
　ー後縦靭帯骨化症 ······· 80
　ー後方固定術 ······· 19
　ー前方除圧固定術 ······· 70
　ー前方椎弓根スクリュー ······· 93
　ー椎間孔拡大術 ······· 66
　ー椎弓切除術（片開き） ······· 2
　ー椎孔周囲スクリュー（PVFS） ······· 32
経皮的くも膜下ドレナージ ······· 271
経皮的椎弓根スクリュー法 ······· 128
頚部腫脹 ······· 70
頚部痛 ······· 2
痙攣発作 ······· 147
ケージ ······· 228
血管
　ー合併症 ······· 136
　ー狭窄 ······· 25
　ー損傷 ······· 144, 162, 228
　ーの切断 ······· 25
　ーの閉塞 ······· 25
血腫 ······· 76
結節縫合 ······· 272
ケリソン鉗子 ······· 66, 197, 204, 214
肩甲舌骨筋 ······· 72
顕微鏡 ······· 63, 105
ゴアテックス® ······· 126, 268
高位誤認 ······· 121, 210, 218
後咽頭腔腫脹 ······· 84
後咽頭壁 ······· 70
　ー損傷 ······· 70
後環軸膜 ······· 106
交感神経障害 ······· 166
後環椎後頭膜 ······· 105, 107
抗凝固療法 ······· 26
抗血小板薬 ······· 47
膠原病 ······· 176
後縦靭帯 ······· 156
　ー骨化症（OPLL） ······· 13, 77, 80, 123
後腎傍腔 ······· 114, 170
交通孔 ······· 276
後頭下減圧術 ······· 105
後頭骨 ······· 108
　ー頚椎後方固定術 ······· 52
　ースクリュー ······· 55
後頭静脈洞 ······· 55
後腹膜腔 ······· 163, 170, 182
後腹膜血腫 ······· 144
後壁損傷 ······· 142
後方矯正固定術 ······· 262

後方除圧術 ······· 204
硬膜 ······· 248, 268
　ー管 ······· 109, 179
　ー形成 ······· 110
　ー欠損 ······· 268
　ー修復 ······· 125
　ー切開 ······· 125
　ー損傷 ······· 9, 55, 60, 109, 125, 156, 197, 212
　ー外くも膜嚢腫 ······· 276
　ー外血腫 ······· 133, 158, 215
　ー外静脈叢 ······· 80, 194, 215, 248
　ー外静脈叢損傷 ······· 9
　ー下血腫 ······· 84, 271
　ー内髄外腫瘍 ······· 125
　ー内髄外腫瘍摘出術 ······· 268
誤嚥 ······· 77, 84
　ー性肺炎 ······· 77
呼吸障害 ······· 52
呼吸リハビリテーション ······· 118
骨移植 ······· 154
骨化占拠率 ······· 13
骨切り ······· 101, 250
骨溝 ······· 5
骨硬化 ······· 36
骨孔周囲骨折 ······· 237
骨性終板 ······· 97, 191
骨折 ······· 237
骨切除 ······· 108
骨粗鬆症 ······· 29, 131, 178, 191, 220, 229
　ー性椎体骨折 ······· 132, 136
骨ノミ ······· 209
骨盤インレットビュー ······· 244
骨盤内臓器損傷 ······· 244
骨密度 ······· 35, 131, 178
骨癒合 ······· 154
骨ろう ······· 26, 47, 202, 249
コブラスパトリウム ······· 178, 192
コラーゲンシート ······· 40, 271
コラーゲン止血薬 ······· 9, 60, 84
コラーゲン製剤 ······· 216, 248
コルセット ······· 208

さ

サージカルコットン ······· 9, 68, 74, 80, 84
嗄声 ······· 77
自家腓骨移植 ······· 154
死腔 ······· 271
軸性疼痛 ······· 2
軸椎棘突起 ······· 106

止血綿 · 40	髄膜腫 · 268
シャントチューブ · · · · · · · · · · · · · · · · · · 286	頭蓋内圧 · · · · · · · · · · · · · · · · · · 56, 147
終板骨折 · 191	スキンステープラー · · · · · · · · · · · · · · · 84
終板損傷 · · · · · · · · · · · · · 178, 186, 228	スクリューバックアウト · · · · · · · · · · · 133
出血 · 68	スチールバー · 82
術中筋電図モニタリング · · · · · · · · · · · 232	ストレートロッド · · · · · · · · · · · 239, 241
術中骨髄モニタリング · · · · · · · · · · · · 264	砂時計腫 · · · · · · · · · · · · · · · · · 268, 273
腫瘍脊椎全摘術 · · · · · · · · · · · · · · · · · 152	スパイナルドレナージ · · · · · · · · · · · · 271
腫瘍被膜 · 271	成人脊柱変形 · · · · · · · · · · · · · · · · · · 248
上下腹神経叢 · · · · · · · · · · · · · · · · · · · 166	声門 · 77
上関節突起 · · · · · · · · · · · · · · · 222, 232	生理食塩水 · 228
上気道 · 52	脊髄
上行結腸 · · · · · · · · · · · · · · · · · 170, 182	―圧迫 · 124
上甲状腺動脈 · · · · · · · · · · · · · · · · · · · 77	―虚血 · 264
症候性硬膜外血腫 · · · · · · · · · · · · · · · 133	―空洞症 · · · · · · · · · 105, 278, 284
上喉頭神経麻痺 · · · · · · · · · · · · · · · · · 77	―後方移動 · · · · · · · · · · · · · · · · · · · 13
上殿動脈損傷 · · · · · · · · · · · · · · · · · · 244	―刺激療法 · · · · · · · · · · · · · · · · · · 281
小脳	―腫瘍 · · · · · · · · · · · · · · · · · 123, 125
―梗塞 · · · · · · · · · · · · · · · 25, 47, 60	―除圧 · 60
―出血 · · · · · · · · · · · · · 56, 84, 271	―障害 · 60
―半球 · 109	―症状 · 128
―扁桃 · · · · · · · · · · · · · · · · 109, 111	―ヘルニア · · · · · · · · · · · · · · · · · · 278
静脈灌流障害 · · · · · · · · · · · · · · · · · · · 56	脊柱管狭窄症 · · · · · · · · · · · · · · · · · · 237
静脈叢 · · · · · · · · · · · · · · · 38, 68, 105	セメント充填 · · · · · · · · · · · · · · · · · · 136
―損傷 · · · · · · · · · · · · · · · · · 60, 105	セルロース製剤 · · · · · · · · · · · · · · · · · 216
静脈洞 · 58	線維性瘢痕 · 278
―損傷 · 55	前角細胞 · 17
触診 · 211	前傾靱帯切開 · · · · · · · · · · · · · · · · · · 186
食道損傷 · 70	仙骨 · 226
食道内圧 · 70	―硬膜外ブロック · · · · · · · · · · · · · 216
腎盂 · 176	―部嚢胞性病変 · · · · · · · · · · · · · · 280
腎機能障害 · 41	前腎傍腔 · 170
神経根	仙腸関節 · 243
―障害 · · · · · · · · · · · · · · · · 102, 226	前方椎弓根スクリュー · · · · · · · · · · · · 93
―症状 · · · · · · · · · · · · · · · · 128, 131	前方頚椎除圧固定術（ACDF） · · · · · 103
―損傷 · 6, 66	前方線維輪（ALL） · · · · · · 186, 202, 228
―熱損傷 · 66	―損傷 · 186
神経障害 · · · · · · · · · · · · · · · · 250, 262	臓器損傷 · 148
神経鞘腫 · 273	創滲出 · 70
神経損傷 · 162	臓側胸膜 · 114
神経ベラ · 196	総腸骨動脈 · 163
人工硬膜 · · · · · · · · · 112, 126, 204, 268	側方進入腰椎前方固定術（OLIF） · · · 169
腎周囲腔 · 170	側方進入腰椎前方固定術（XLIF） · · · 182
心静止 · 60	側弯症 · 262
腎臓 · 148, 170	鼡径ヘルニア · · · · · · · · · · · · · · · · · · 169
心不全 · 202	
髄液灌流 · 288	**た**
髄液漏 · · · · · · · · 9, 55, 60, 77, 84, 158, 226, 271	大血管損傷 · · · · · · · 119, 148, 162, 226, 244
髄膜炎 · 84, 278	大後頭孔 · 55

大静脈瘻	202
体性感覚誘発電位	264
大動脈	163
一損傷	262
大網	168
ダイヤモンドバー	64, 83, 222
大腰筋	169, 184, 189
タコシール®	119, 173
タッピング	25
タンポナーデ効果	145
遅発性食道損傷	70
超音波凝固切開装置	163
超音波メス	190
腸管	168
一穿孔	169
一損傷	184, 228
腸腰筋	163
腸腰動脈	173
椎間関節	227
一損傷	207
椎間孔拡大術	16
椎間板ヘルニア	197
椎弓根外逸脱	93
椎弓根スクリュー	19, 128, 220, 226
椎弓浮上	12
椎孔周囲骨化症	35
椎骨静脈	110
一叢	107
椎骨動脈	38, 60, 108, 110
一損傷	25, 45, 60
椎体圧潰率	142
椎体置換術	189
ツッペル鉗子	115
低血圧	135
一麻酔	194
低髄圧症状	271
テリパラチド	178, 257
一製剤	141
電気メス	221
テンポラリーロッド	124
導出根	273
疼痛	169
導入根	273
動脈血酸素飽和度	116
動脈性出血	145
動脈損傷	184
ドーム状椎弓切除	7

な

内頚動脈	38
一損傷	38
内視鏡下腰椎椎間板切除術（MED）	210
内椎骨静脈叢	105
内腹斜筋	166
軟骨終板	186, 191
難治性硬膜内くも膜嚢腫	278
尿管ステント	177
尿管損傷	176
尿閉	135
ネオベール®	126, 199, 215
ネオベールシート®	272
ネスプロンケーブル®	132
ノイロシート®	126
脳幹梗塞	25, 47, 60
脳梗塞	25
脳出血	56

は

バイアスピリン錠	47
肺炎	118
肺塞栓	136
肺損傷	114
排尿障害	135, 218
白線	166
発熱	70
馬尾	226
バルサルバ法	87
ハローベスト	13
一固定	88
反回神経麻痺	77
反跳痛	169
パントール®	166
皮下血腫	145
引き抜き強度	35
腓骨移植	88
ヒトトロンビン含有止血薬	248
ヒンジ骨折	11
ピンホール損傷	215
フィブリン糊	126, 199, 204, 213, 271, 276
ブーメラン型ケージ	229
腹横筋	166
副突起	222
腹部大動脈	148
腹壁瘢痕ヘルニア	166
腹膜損傷	166, 169
浮腫	76
プリベントロッド	239

295

プロービング・・・・・・・・・・・・・・・・・20
プローブ・・・・・・・・・・・・・・・・・243
フロシール®・・・・・・・・・・・・163, 248
プロスタルモン®・・・・・・・・・・・・166
分節静脈損傷・・・・・・・・・・・・173, 226
分節動脈・・・・・・・・・・・・・・144, 165
　―損傷・・・・・・・152, 173, 189, 226
平均動脈血圧・・・・・・・・・・・・・264
別皮切・・・・・・・・・・・・・・・・・51
ベリプラスト®・・・・・・・114, 126, 272
ヘルニア鉗子・・・・・・・・・・・・・202
変曲点・・・・・・・・・・・・・・・5, 201
ベンシーツ・・・・・・・・・・・・・・204
ペンフィールド・・・・・9, 40, 45, 63, 82, 196
膀胱直腸障害・・・・・・・・・・・・・135
傍脊柱筋・・・・・・・・・・・・・・・215
ボールプローブ・・・・・・・・・・・・213
ポリグリコール酸（PGA）シート・・・204, 213, 272
ボルスター枕・・・・・・・・・・・・・194
ボルヒール®・・・・・・・・・・・126, 272

ま

無気肺・・・・・・・・・・・・・・・・・118
メチルプレドニンコハク酸エステルナトリウム・・・・・60
メチレンブルー試験・・・・・・・・・・176
メッシュケージ・・・・・・・・・・・・154

や

有鉤摂子・・・・・・・・・・・・・・・・11
有痛性腫瘤・・・・・・・・・・・・・・202
遊離脂肪移植・・・・・・・・・・・・・204
輸血・・・・・・・・・・・・・・・・・202
癒着性くも膜炎・・・・・・・・・・278, 284
腰神経叢損傷・・・・・・・・・・・・・184
腰椎
　―後側方固定術（PLF）・・・・・・・218
　―後方除圧術・・・・・・・・・・・・210
　―後方椎体間固定術（TLIF）・・・・・226
　―前方固定術・・・・・・・・・・・・162
　―椎間板ヘルニア摘出術（Love 法）・・・194
　―ドレナージ・・・・・・・・・・・・271
腰痛性間欠性跛行・・・・・・・・・・・253
腰部脊柱管狭窄症・・・・・・・・・・・204
腰方形筋・・・・・・・・・・・・・・・169

ら

ラスパトリウム・・・・・・・・・・・・・49

リークテスト・・・・・・・・・・・・・116
リウマチ・・・・・・・・・・・・・・・176
輪状甲状筋・・・・・・・・・・・・・・77
隣接椎体骨折・・・・・・・・・・・・・140
ルースニング・・・・・・・・・・・・・257
Luschka 関節・・・・・・・・・・・74, 83
レトラクターブレード・・・・・・・・・174
連続縫合・・・・・・・・・・・・114, 272
肋軟骨・・・・・・・・・・・・・・・・114
肋骨・・・・・・・・・・・・・・・・・148
　―横隔洞・・・・・・・・・・・・・・114
　―骨膜・・・・・・・・・・・・・・・114
ロッド折損・・・・・・・・・・・・・・154
ロッドベンディング・・・・・・・・・・98
ロボットスーツ HAL・・・・・・・・・・16

A

ACDF（anterior cervical discectomy and fusion）・・・103
APS（anterior pedicle screw）・・・・・・93
arcuate foramen・・・・・・・・・・・・38

B

BENDINI®・・・・・・・・・・・・・・257
bicortical purchased screw・・・・・・・92
BMI・・・・・・・・・・・・・・・・・228
BPK（balloon kyphoplasty）・・・・・・136

C

C1 外側塊スクリュー・・・・・・・・・・38
C1 後弓切除・・・・・・・・・・・・・・60
C2 椎弓根スクリュー・・・・・・・・・・45
C5 麻痺・・・・・・・・・・・・・・15, 102
cantilever technique・・・・・・・・・256
CBT（cortical bone trajectory）法・・・234
cement anchoring・・・・・・・・・・・139
Chiari I 型奇形・・・・・・・・・・・・284
computer-assited rod bending system・・・257
cuff-leak test・・・・・・・・・・・・・76
C アーム・・・・・・・・・・・・・・・23

D・E

decortication・・・・・・・・・・・・・220
dia thermy test・・・・・・・・・・・・228
double-J カテーテル・・・・・・・・・・176
exiting root・・・・・・・・・・・・・・230

F

finger navigation · 182
FISP（fast imaging with steady state free
　precession） · 288
free run · 232
Fulcrum-extension 撮影 · · · · · · · · · · · · · · · · 140

G

Goel/Herms 法 · · · · · · · · · · · · · · · · · · · 38, 42
Gradient-echo 法 · 288
Gross-total resection · · · · · · · · · · · · · · · · · 268

H

high riding VA · 45
Hoffmann 靱帯 · · · · · · · · · · · · · · · 156, 194, 197
Hybrid 除圧固定法 · 90

I・K

inion · 55
inlay graft 法 · 88
K-line · 13

L

lateral root ligament · · · · · · · · · · · · · · · · · · 156
LLIF（lateral lumbar interbody fusion） · · · · 162, 248
Love 法 · 194
lumbarization · 218

M・N

McGregor 線 · 52, 178
mean arterial pressure · · · · · · · · · · · · · · · · 264
MED（micro endoscopic disectomy） · · · · · · · · 210
MEP 振幅 · 123
notch · 17

O

O-C2 角 · 52, 100, 178
oblique lateral corridor · · · · · · · · · · · · · · · · 172
OLIF（oblique lateral interbody fusion） · · · · · · 169

OPLL

OPLL（ossification of the posterior longitudinal
　ligament） · 13, 84

P

PCA（patient controlled anesthesia）法 · · · · · · 118
PED · 144
PEEK ケージ · 186
PGA メッシュ · 126
PLF（posterolateral lumbar fusion） · · · · · · · · 218
PMMA（polymethylmethacrylate） · · · · · · · · · 136
ponticulus postics · · · · · · · · · · · · · · · · · 38, 42
PSO（pedicle subtraction osteotomy） · · · · · · · 248
PVFS（paravertebral formen screw） · · · · · · · · · 32

R・S

remote cerebellar hemorrhage · · · · · · · · · · · · 56
retrograde ejaculation · · · · · · · · · · · · · · · · · 166
Roy-Camille 法 · 227
S2 Alar Iliac（SA AI）screw · · · · · · · · · · · · · 242
sacralization · 218

T

Tan 法 · 38, 42
Tarlov's 囊胞 · 281
TES（total en-bloc spondylectomey） · · · · · · · · 152
TLIF（transforaminal lumbar interbody
　fusion） · 226
tubular retractor · 210

U・V

UIV（upper instrumented vertebrae） · · · · · · · · 257
VCR（vertebral column resection） · · · · · · · · · 248

W・X・Z

wake-up test · 251, 264
Wiltse のアプローチ · 218
working space · 230
XLIF（Extreme lateral interbody fusion） · · · · · · 182
Z 縫合 · 114

脊椎手術合併症回避のポイント

2019年5月20日　第1版第1刷発行

- ■編集　　山崎正志　　やまざき　まさし

- ■発行者　三澤　岳

- ■発行所　株式会社メジカルビュー社
  〒162-0845 東京都新宿区市谷本村町2-30
  電話　03(5228)2050 (代表)
  ホームページ http://www.medicalview.co.jp/
  -
  営業部　FAX　03(5228)2059
  　　　　E-mail　eigyo@medicalview.co.jp
  -
  編集部　FAX　03(5228)2062
  　　　　E-mail　ed@medicalview.co.jp

- ■印刷所　シナノ印刷株式会社

ISBN978-4-7583-1868-6 C3047

ⓒ MEDICAL VIEW , 2019. Printed in Japan

- ・本書に掲載された著作物の複写・複製・転載・翻訳・データベースへの取り込みおよび送信(送信可能化権を含む)・上映・譲渡に関する許諾権は，(株)メジカルビュー社が保有しています．
- ・ JCOPY 〈出版者著作権管理機構 委託出版物〉
  本書の無断複製は著作権法上での例外を除き禁じられています．複製される場合は，そのつど事前に，出版者著作権管理機構(電話 03-5244-5088, FAX 03-5244-5089, e-mail：info@jcopy.or.jp)の許諾を得てください．

- ・本書をコピー，スキャン，デジタルデータ化するなどの複製を無許諾で行う行為は，著作権法上での限られた例外 (「私的使用のための複製」など) を除き禁じられています．大学，病院，企業などにおいて，研究活動，診察を含み業務上使用する目的で上記の行為を行うことは私的使用には該当せず違法です．また私的使用のためであっても，代行業者等の第三者に依頼して上記の行為を行うことは違法となります．